FORMULAIRE MÉDICAL

DES

FAMÍLLES

PAR

C. DE BRUC

COMTE DE BUSIGNANO

Docteur-Médecin, Chevalier de l'Ordre royal de la Couronne d'Italie,
Officier de l'Ordre royal des SS. Maurice et Lazare; Commandeur de l'Ordre Niskian Iftikar
Grand'Croix de l'Ordre équestre de S. Marino et de l'Ordre américain de S. Juan, etc., etc.;
Lauréat des Facultés de Gênes et de Modène ;
Membre honoraire des Académies royales de médecine de Palerme,
de Rome, de Messine, etc.

Description de toutes les Maladies.

Recettes, Formules et Prescriptions
des premiers Médecins français et étrangers
pour leur guérison.

Matière médicale. — Hygiène.

Memento des Mères de famille pour les Maladies
de leurs enfants, etc.

Deuxième édition

PARIS

A. DELAHAYE, LIBRAIRE-ÉDITEUR

PLACE DE L'ÉCOLE-DE-MÉDECINE.

—

1872

FORMULAIRE MÉDICAL

DES FAMILLES

DIJON, IMPRIMERIE J. MARCHAND, RUE BASSANO, 12.

PRÉFACE DE LA PREMIÈRE ÉDITION

L'ouvrage que je soumets aujourd'hui à l'appréciation du public est une œuvre bien modeste; ce n'est pour ainsi dire qu'une traduction revue et augmentée du *Formulaire médical italien* que j'ai publié à Milan il y a quelques années.

Le *Formulaire médical italien* est arrivé en très-peu de temps à sa huitième édition, et la vente s'est élevée à plus de quatre-vingt mille exemplaires; un succès aussi inattendu m'a tout d'abord fait supposer qu'il était dû à l'accueil favorable qu'avait fait à mon œuvre le corps médical et pharmaceutique; aucun formulaire médical n'ayant été publié en Italie avant le mien, je devais tout naturellement croire que la plupart des médecins et des pharmaciens s'étaient empressés de l'acquérir, et attribuer à cette cause le succès qu'il avait obtenu.

Je me trompais cependant et je découvris bientôt la véritable cause de ma réussite : mon *Formulaire italien* n'est pas, comme la plupart des ouvrages de ce genre, un recueil de recettes prises çà et là et jetées pêle-mêle ou simplement assemblées par catégories : je l'ai rédigé de telle sorte qu'il forme un véritable traité de thérapeutique. Les maladies y sont classées par ordre alphabétique et les symptômes de chaque affection y sont décrits de manière à pouvoir être reconnus, compris et appréciés par les personnes étrangères à la médecine ; après la définition et l'exposition des symptômes, se trouvent tracés les divers traitements généraux à suivre, avec les formules, recettes et prescriptions préconisées pour chaque maladie par les auteurs et médecins les plus célèbres ; voilà pourquoi mon Formulaire est devenu populaire en Italie. C'est qu'il a été *composé et écrit de manière à être utile à tous*, et j'ai pensé qu'une publication semblable serait également appréciée en France, où il existe, il est vrai, plusieurs formulaires, mais qui tous sont destinés uniquement aux médecins et aux pharmaciens.

Dans l'antiquité, chez les peuples civilisés et surtout en Grèce, l'étude de la médecine et de l'hygiène faisait partie de l'instruction première de l'homme. Aujourd'hui on veut lui apprendre tout, excepté ce qui touche de plus près à ses intérêts les plus chers, à la science de sa propre conservation.

Les médecins forment une caste de savants fort honorable sans doute, mais qui est d'une intolérance proverbiale pour tout ce qui touche à leur art; ces messieurs ne veulent pas admettre que le public puisse connaître quoi que ce soit en médecine; ils disent aux malades : *Que tout individu qui n'est pas médecin doit rester dans une ignorance complète sur tout ce qui a rapport à la construction de son être et aux maladies qui attaquent son organisme, sous peine d'être frappé d'épouvante à la moindre indisposition, épouvante qui pourrait aggraver considérablement son mal.*

Ceci est plus captieux que rationnel; c'est l'ignorance dans laquelle le malade se trouve plongé qui doit lui causer de l'effroi; en effet, il est cruel de se sentir attaqué par un mal et de ne rien connaître de ce mal, ni des moyens propres à le combattre ou à le guérir. Aussi, nonobstant les efforts des médecins rétrogrades, la loi providentielle du progrès les pousse malgré eux en avant. Autrefois ils ne prescrivaient qu'en latin, le public ne comprenait rien à leurs prescriptions; ils ne parlaient qu'une sorte de jargon scientifique presque inintelligible; aujourd'hui nous prescrivons en langues connues, et il n'y a plus que les faux savants qui ne parlent pas comme les autres hommes; ils doivent se résigner à voir l'instruction, sous toutes les formes, pénétrer dans les masses; car tout ami de l'humanité reconnaît aujourd'hui comme un devoir de travailler, dans les limites de ses moyens, au développement moral et scientifique de ses semblables:

Je sais à quoi je m'expose en écrivant ces vérités et en joignant l'application au précepte : *Invidia medicorum pessima;* mais, croyant mon œuvre utile, je m'inquiète peu des murmures ou des récriminations spéculatives de l'ignorance ou de l'égoïsme.

J'ai fait tous mes efforts pour que cet ouvrage soit à la hauteur des connaissances du jour ; j'ai même cru devoir ajouter à la suite de chaque mode de traitement allopathique les traitements homœopathiques. En présence des deux écoles allopathique et homœopathique, qui l'une et l'autre renferment les plus grandes honorabilités, j'ai voulu, dans l'intérêt des pères de familles, qui souvent sont effrayés des hautes doses allopathiques, leur indiquer, pour chaque maladie, les médicaments homœopathiques qui peuvent être employés. J'ai fait précéder le *Formulaire thérapeutique* de notions assez longuement développées sur la matière médicale, des règles à observer pour prévenir les maladies, de conseils aux malades d'après Hippocrate, de la diète et du régime à suivre, etc., etc.; je l'ai fait suivre d'un *memento* des mères de famille sur les maladies des enfants et des moyens propres à les combattre, d'un article sur les empoisonnements et les contre-poi-

sons, d'une série de recettes et formes utiles à
tous, des précautions à prendre pendant la grossesse
et des soins à donner, lors de l'accouchement, à la
mère et à l'enfant; des moyens à employer pour arriver à l'extrême vieillesse, de conseils, recettes et
formules pour conserver la beauté et l'accroître,
etc., etc. Enfin, j'ai cherché à réunir dans ce livre
tout ce qu'il importe à chacun de savoir pour se
soigner et pour soigner les siens; puisse-t-il procurer
la guérison à ceux qui souffrent, prévenir de plus
grands maux chez beaucoup, instruire et consoler,
et mon but sera rempli !

Dr C. De BRUC.

PRÉFACE DE LA DEUXIÈME ÉDITION

La rapidité avec laquelle la première édition de notre Formulaire a été épuisée nous fait croire, ou du moins nous fait espérer que le public a dû en apprécier l'utilité. On commence à comprendre qu'il ne devrait pas y avoir plus de mystères dans la science médicale que dans les autres sciences, et qu'il n'y a que les gens de routine qui puissent rejeter obstinément tout ce qui tend à éclairer les masses, dans la crainte, sans doute, que sous l'influence de la lumière leur prestige ne s'évanouisse.

Tous les médecins amis de l'humanité ont écrit et répété que l'édifice médical était sans base et sans fondement ; qu'ils construisaient une tour de Babel, que l'empirisme était partout ; que leur science était dans l'anarchie, leur profession en décadence, et qu'ils ne faisaient jamais un seul pas vers le progrès !

Ce pas ils ne pourront le faire tant que la science médicale ne sera pas popularisée, tant qu'elle restera le privilége exclusif d'une caste comme cela a eu lieu depuis deux mille ans. — Plus la science médicale sera vulgarisée, plus les médecins qui sont à la hauteur de la mission qui leur est confiée seront estimés, honorés et appréciés par ceux qui seront initiés aux sages enseignements de l'hygiène et de la thérapeutique usuelle.

Quand les pères de famille connaîtront quelque chose en médecine ils seront évidemment plus aptes à juger de quel côté est le mérite, le savoir et la conscience entre ceux qui travaillent courageusement pour le progrès de leur art et ceux qui n'ont pour mobile que l'ambition et l'intérêt personnel.

Nous espérons que le *Formulaire médical des Familles* aidera pour sa faible part à la propagation de nos principes et que le public appréciera de plus en plus le but qui nous a dirigé dans cette publication.

Dʳ C. DE BRUC.

Nous publierons sous peu un journal médical ayant pour titre : *Gazette médicale des Familles*, avec le concours des médecins les plus distingués de l'Italie, de l'Angleterre, de l'Espagne et de l'Amérique, où nous avons conservé de nombreux amis parmi les sommités de la science.

La *Gazette médicale des Familles* tiendra à résumer tout ce qui sera jugé utile aux familles, ou pour mieux dire à la société en général en hygiène, médecine, matière médicale, pharmacie, chimie, physique, etc., etc.; non pas d'une manière purement théorique, mais avec les recettes, formules et prescriptions nécessaires pour en rendre l'application pratique à la portée de tous.

Le but de cette publication est de faire pénétrer dans toutes les classes de la société de saines notions sur l'art de guérir, sur les moyens de conserver sa santé, et sur les formules à employer dans les diverses maladies.

Cette publication étant faite dans un but d'instruction populaire son prix d'abonnement sera au-dessous de celui de tous les journaux de médecine connus.

Elle contiendra chaque année 1,500 recettes utiles à tous. Elle paraîtra tous les mois; son prix sera de 3 fr. par an, 3 fr. 50 par la poste.

Pour l'abonnement, on peut toujours s'adresser à Paris, à M. Delahaye, libraire, place de l'Ecole-de-Médecine.

AVIS

aux malades qui achèteront ce volume

———

Beaucoup de malades pourront se guérir eux-mêmes à l'aide de ce livre ; mais il s'en trouvera qui, ayant des maladies complexes, seront embarrassés dans le choix des médicaments qui pourraient leur convenir. D'autres auront besoin d'une médication combinée par suite de complications dans leur affection, et par rapport à leur âge et à leur tempérament.

Ceux qui voudraient obtenir de nous un renseignement ou même une consultation motivée, pourront nous écrire, et nous nous empresserons toujours de satisfaire à leur désir.

Ils pourront nous adresser leur lettre (*franco*) au bureau de la *Gazette médicale des familles*, 8, rue Thomassin, à Lyon (Rhône).

TABLEAU DES ABRÉVIATIONS

Comme beaucoup de personnes étrangères à la médecine pourraient ne pas comprendre quelques abréviations contenues dans ce volume, nous croyons devoir en donner ici le tableau :

Ph. Lond. . .	Pharmacopée de Londres.
F. H. P. . . .	Formulaire des hôpitaux de Paris.
Gram.	Grammes.
Décigr	Décigrammes.
Centigr. . . .	Centigrammes.
Milligr	Milligrammes.
Q. s	Quantité suffisante.

aa. *ou* ana . . De chaque.
F. s. a . . . . Faites selon l'art.
M. s. a. . . . Mêlez selon l'art.
P. E. *ou* ââ. . Parties égales.

POIDS ET MESURES

La loi a établi le système décimal.

Le *gramme* est l'unité des poids nouveaux.

Il équivaut à un centimètre cube d'eau distillée à son maximum de densité.

Les fractions du gramme sont :

Le *décigramme*, qui est la dixième partie du gramme ;

Le *centigramme*, qui est la centième partie du gramme et le dixième du décigramme ;

Le *milligramme*, qui est la millième partie du gramme, la centième du décigramme et la dixième du centigramme.

Les unités du gramme sont distinguées par la virgule que l'on met à la droite des chiffres. — Exemples :

$$1, \text{ gram.}$$
$$2,$$
$$20,$$

Les décigrammes sont placés à droite de la virgule et s'écrivent ainsi :

$$0,1 \text{ gram.} = 1 \text{ décigr.}$$
$$0,4 \qquad 4$$
$$0,6 \qquad 6$$

Les centigrammes sont placés à la droite des décigrammes et s'écrivent ainsi :

$$0,01 \text{ gram.} = 1 \text{ centigr.}$$
$$0,05 \qquad 5$$
$$0,08 \qquad 8$$

Rapport des poids décimaux à la livre et à ses divisions.

1 kilogr. vaut	2 livres.	1 gram.	18 grains.
750 gram.	1 livre 1/2.	1/2 gram.	9 grains.
675 gram.	1 livre 1/4.	1 décigr.	2 grains.
500 gram.	1 livre.	50 centigr.	9 grains.
470 gram.	15 onces.	5 centigr.	1 grain.
32 gram.	1 once.	50 *milligram.*	1 grain.
4 gram.	1 gros.	25 milligr.	1/2 grain.
2 gram.	36 grains.	5 milligr.	1/10 grain.
1 1/2 gram.	27 grains.	1 milligr.	1/50 grain.

DOSES

Les doses que nous avons indiquées dans cet ouvrage sont en général celles qui conviennent à un adulte.

Pour un adulte, dose entière prise pour l'unité, 1
Au-dessus d'un an . . . . 1/15 à 1/12 de dose.
A deux ans 1/8
A trois ans 1/6
A quatre ans 1/4
A sept ans. 1/3
A quatorze ans 1/2
A vingt ans. 2/3
De vingt à soixante ans 1
Au-dessus de cet âge, on suivra la gradation inverse.

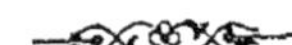

CADRE

DES

MÉDICAMENTS HOMŒOPATHIQUES

et de leurs abréviations

A

Abréviations	Explications
Acon.	*Aconitum.*
Alo.	*Aloès.*
Alum.	*Alumen.*
Alumin.	*Alumina.*
Ammoniac.	*Ammoniacum.*
Amm. carb.	*Ammonium carbonicum.*
Ant. cr.	*Antimonium crudum.*
Arg. n.	*Argentum nitricum.*
Arn.	*Arnica.*
Ars.	*Arsenicum.*
Art.	*Artemisia.*
Assa. f.	*Assa fœtida.*
Asp.	*Asparagus.*
Aur.	*Aurum.*
Aur. m.	*Aurum muriaticum.*

B

Bar. m.	*Baryta muriatica.*
Bell.	*Belladona.*
Bism.	*Bismutum.*
Bor.	*Borax.*
Bry.	*Bryonia.*

C

Calc. ac.	*Calcarea acetica.*
Calc. c.	*Calcarea carbonica.*
Calc. ph.	*Calcarea phosphorata.*
Camph.	*Camphora.*
Canth.	*Cantharis.*
Caps.	*Capsicum.-*
Carb. an.	*Carbo animalis.*
Carb. v.	*Carbo vegetabilis.*
Cast.	*Castoreum.*
Cham.	*Chamomilla.*
Chin.	*China.*
Chin. s.	*Chininum sulphuricum.*
Cic.	*Cicuta.*
Cinc. s.	*Cinconinum sulphuricum.*
Citr. ac.	*Citrum acidum.*
Coccul.	*Cocculus.*
Coff.	*Coffea.*
Colch.	*Colchicum.*
Coloc.	*Colocyntis.*
Con.	*Conium.*
Cop.	*Copaive.*
Croc.	*Crocus.*
Cub.	*Cubèbe.*
Cupr.	*Cuprum.*

D

Dig.	*Digitalis.*
Dulc.	*Dulcamara.*

E

Euphorb.	*Euphorbium.*
Euphr.	*Euphrasia.*

F

Ferr. acet.	*Ferrum aceticum.*
Ferr. c.	*Ferrum carbonicum.*
Ferr. met.	*Ferrum metallicum.*
Ferr. mur.	*Ferrum muriaticum.*

G

Gent.	*Gentiana.*
Graph.	*Graphites.*
Guaj.	*Guajacum.*
Gum. g.	*Gummi gutti.*

H

Hep. s.	*Hepar sulphuris.*
Hydr. ac.	*Hydrocyanicum acidum.*
Hyosc. n.	*Hyosciamus niger.*

I

Ial.	*Ialappa.*
Iatr.	*Iatropa.*
Ign.	*Ignatia.*
Iod.	*Iodium.*
Ipec.	*Ipécacuanha.*

K

Kal. c.	*Kali carbonicum.*
Kal. hydr.	*Kali hydrojodicum.*

L

Lach.	*Lachesis.*
Lact. s.	*Lactuca sativa.*

Lact. v.	*Lactuca virosa.*
Laur.	*Laurocerasus.*
Led.	*Ledum.*
Lob.	*Lobelia.*
Lup.	*Lupulus.*
Lyc.	*Lycopodium.*

M

Magn. c.	*Magnesia carbonica.*
Magn. s.	*Magnesia sulphurica.*
Merc. sol.	*Mercurius solubilis.*
Merc. subl.	*Mercurius sublimatus.*
Mez.	*Mezereum.*
Morph.	*Morphina.*
Mur. ac.	*Muriaticum acidum.*

N

Natr. m.	*Natrum muriaticum.*
Natr. nitr.	*Natrum nitricum.*
Natr. s.	*Natrum sulphuricum.*
Nitr.	*Nitrum.*
Nitr. ac.	*Nitri acidum.*
Nux v.	*Nux vomica.*

O

Ol. an.	*Oleum animale.*
Op.	*Opium.*

P

Phosph.	*Phosphorus.*
Phosph. ac.	*Phosphori acidum.*
Pin. s.	*Pinus silvestris.*
Plat.	*Platina.*
Plumb.	*Plumbum.*
Plumb. ac.	*Plumbum aceticum.*
Puls.	*Pulsatilla.*
Ran. b.	*Ranunculus bulbosus.*
Ran. s.	*Ranunculus sceleratus.*
Rat.	*Ratania.*

R

Rhab.	*Rhabarbarum.*
Rhus t.	*Rhus toxicodendron.*
Rut.	*Ruta.*

S

Samb.	*Sambucus.*
Sass.	*Sassaparilla.*
Sec.	*Secale.*
Senn.	*Senna.*
Sep.	*Sepia.*
Sil.	*Silicea.*
Sol. n.	*Solanum niger.*
Spong.	*Spongia.*
Stann.	*Stannum.*
Staph.	*Staphisagria.*
Stram.	*Strammonium.*
Strychn.	*Strychninum.*
Sulph.	*Sulphur.*
Sulph. ac.	*Sulphuris acidum.*

T

Tabac.	*Tabacum.*
Tart.	*Tartarus emeticus.*
Tereb.	*Terebentina.*
Thuj.	*Thuja.*

U

Urt.	*Urtica.*
Uv.	*Uva.*

V

Valer.	*Valeriana.*
Veratr. alb.	*Veratrum album.*

Z

Zinc.	*Zincum.*
Zinc. s.	*Zincum sulphuricum.*

NOTIONS

DE

MATIÈRE MÉDICALE

NARCOTIQUES

Le premier degré d'action des narcotiques consiste en une légère exaltation des facultés intellectuelles, en un état fébrile qui ressemble à l'ivresse; puis en un léger trouble dans les idées. Plus tard les sens s'assoupissent, les mouvements volontaires se perdent, le sommeil survient accompagné de songes et de visions.

Ordinairement, lorsqu'il en a été pris une dose trop forte, une sorte de coma succède au sommeil; du coma on passe au prolapsus et finalement à la mort.

Les narcotiques sont employés par le médecin pour procurer le sommeil et calmer les douleurs dans les maladies longues et rebelles.

Il est un fait bien avéré dans la thérapeutique des

médicaments narcotiques, c'est qu'il y a des personnes qui s'y habituent facilement, et alors on peut en porter la dose à une forte quantité.

Opium et ses produits.

L'opium est le médicament le plus recherché de la matière médicale. Administré à petite dose, il produit un état de calme qui amène le sommeil; à doses plus élevées, lorsqu'il n'existe pas de cas particuliers de tolérance, il agit comme stimulant, exalte les fonctions intellectuelles, et détermine ensuite un sommeil profond et agité.

Morphine et sels de morphine.

La morphine et les sels qui se forment avec ses bases représentent avec beaucoup d'exactitude les propriétés narcotiques de l'opium. Ils deviennent excessivement précieux lorsqu'ils peuvent être employés par la méthode endermique.

Codéine.

La codéine est un des principes actifs de l'opium; ses propriétés hypnotiques sont analogues à celles de la morphine, mais beaucoup moins efficaces. On l'emploie contre la coqueluche et la gastralgie. La codéine est un médicament très-cher; mais heureusement pour les pauvres, on peut remplacer cinq centigrammes de codéine par un centigramme de sel de morphine.

Lactucarium.

On donne le nom de lactucarium au suc épaissi qui coule naturellement des incisions que l'on fait à la tige de la laitue cultivée.

Le suc de laitue cultivée se prescrit comme léger sédatif.

Haschisch.

Le nom haschisch, qui, en arabe, signifie *herbe,* fut
donné par les Arabes au chanvre indien cultivé dans la
haute Egypte. On s'en sert pour se procurer une sorte
d'ivresse toute particulière. Le haschisch remplace les
boissons alcooliques dans l'Inde et dans une partie du
nord de l'Afrique. Il est vanté contre la chorée, diverses
névralgies et névroses, et contre le choléra.

Solanées vireuses.

Les espèces employées sont le *datura stramonium,*
la *belladone* et *les hyoscyamus albus et niger,* ou
jusquiame blanche et noire; racines, feuilles et graines
sont toutes vénéneuses et également employées. L'action
de ces diverses plantes est presque semblable et diffère
seulement par les degrés d'intensité. Le stramonium est
le plus actif, puis vient la belladone et en dernier lieu la
jusquiame. Administrés à haute dose, ils produisent des
vertiges, de la stupeur, des troubles dans la vue, dilatation énorme de la pupille, agitation, délire, hallucination,
et si la substance a été donnée à dose très-forte, à l'extrême agitation succède le collapsus, le refroidissement
et enfin la mort.

Tabac (feuilles).

Il se rapproche des autres solanées vireuses par son
action stupéfiante, mais il s'en éloigne par ses propriétés
irritantes plus prononcées.

Aconit napel (racines et feuilles).

Poison narcotique, âcre, plus puissant dans l'état frais

que dans l'état sec, doué à petite dose de propriétés diurétiques et diaphorétiques.

Il est vanté contre la syphilis constitutionnelle, le
rhumatisme chronique, l'amaurose, les affections cancéreuses ; il est très-efficace contre les névralgies récentes,
l'angine, la bronchite et principalement contre les fièvres
puerpurales.

Le caractère essentiel de l'aconit est d'agir sur les
fonctions de la peau ; il a aussi une propriété éliminatrice
spéciale qui le rend souvent utile dans les maladies où
la perturbation de l'activité cutanée a la plus grande
part.

Il diminue la fréquence du pouls, et calme les douleurs
produites par la fièvre ; c'est le médicament antiphlogis·
tique par excellence.

Ciguë (phellandrium).

La ciguë a des propriétés vénéneuses très-puissantes.
Administrées à petite dose, les préparations de ciguë
passent pour sédatives.

On les prescrit contre l'asthme, la coqueluche, les
toux rebelles, le priapisme et beaucoup d'affections nerveuses.

Acide cyanhydrique.

L'acide cyanhydrique pur est le plus terrible de tous
les poisons connus. Les préparations de laurier cerise et
d'amandes amères agissent par l'acide cyanhydrique
qu'ils contiennent ; elles s'emploient dans les mêmes cas
où cet acide est indiqué.

On les prescrit comme antispasmodiques. Le cyanure
de potassium et le cyanure de zinc jouissent des mêmes
propriétés.

ANTISPASMODIQUES

On donne le nom d'antispasmodiques aux médicaments qui exercent sur le système nerveux une influence spécifique, tendant à faire cesser le trouble de ses fonctions et à calmer les contractions désordonnées des muscles connues sous le nom de spasmes.

Les médicaments antispasmodiques à dose modérée n'agissent pas comme poisons ; ils agissent promptement, mais les effets sont de peu de durée. Quand un antispasmodique ne produit rien, on devra avoir recours de suite à un autre sans hésiter, et parmi le grand nombre qui existe, on en trouvera un plus efficace.

Oxide de zinc.

On l'administre à l'intérieur contre toutes les névroses, la coqueluche, la toux convulsive, et une quantité de maladies convulsives essentielles, principalement chez les enfants. C'est un médicament parfois efficace, souvent incertain.

Ether sulfurique.

L'éther sulfurique marque le passage des stimulants aux antispasmodiques. Il est très-souvent utile contre les névroses de l'estomac.

Il calme les spasmes, les convulsions. On s'en sert en applications externes contre certaines névralgies et particulièrement contre la migraine.

On fait souvent respirer l'éther pour combattre les syncopes, les évanouissements, etc., etc.

Ether nitrique, acétique, hydrochlorique.

Ils ont les mêmes propriétés, ils s'emploient aux mêmes doses et sous la même forme que l'éther sulfuriquc. L'éther acétique est indiqué pour frictions sur les parties affectées de rhumatisme.

Chloroforme.

Il se présente sous l'aspect d'un liquide limpide et transparent comme l'eau.

Il se dissout facilement dans l'alcool et l'éther ; l'eau le précipite. Le chloroforme possède la propriété antispasmodique des éthers, c'est le meilleur agent anesthésique.

Camphre.

Le camphre pris à l'intérieur détermine des effets qui peuvent se résumer de la manière suivante :

1° Excitation locale ; 2° sédation ; 3° réaction fébrile. A haute dose, huit à quinze grammes par exemple, il peut empoisonner en déterminant une sursédation qui amène la syncope, des sueurs froides, l'abolition des sens et la mort.

Ce qui prédomine ordinairement dans les effets du camphre, c'est la seconde période de sédation. Ce remède est très-efficace pour combattre les accidents nerveux qui compliquent les maladies inflammatoires ou les fièvres éruptives. On le vante contre les névralgies dans diverses affections spasmodiques, dans la nymphomanie. Il est très-utile dans la blennorrhagie accompagnée de douleurs.

C'est un des antiseptiques les plus employés et qui mérite toute la préférence comme destructif des insectes microscopiques qui se développent au début de la putréfaction.

Racine de valériane.

C'est un médicament quelquefois utile dans la série indéterminée des accidents qu'on appelle *nerveux*, con-

nus sous la dénomination de vapeurs, d'hystérie et de
spasmes.

Acide valérianique.

Acide liquide, huileux, volatil, auquel la valériane
doit ses principales propriétés. Dans les potions on peut
le prescrire à la dose de deux à six gouttes ; il s'emploie
plus souvent à l'état de valérianate de zinc, de fer et de
quinine.

Valérianate de zinc.

Les effets physiologiques du valérianate de zinc ne
sont pas plus prononcés que ceux de la valériane ou du
zinc pris séparément. Une dose de quinze centigrammes
est suffisante pour calmer une névralgie ou modérer le
paroxisme d'une violente migraine.

Gommes résines des ombellifères.

Les gommes résines des ombellifères occupent un
rang distingué parmi les antispasmodiques. Elles sont
d'une grande utilité dans la série indéterminée des accidents nerveux qui naissent sous l'empire des affections
hystériques et vaporeuses : dans les coliques venteuses
avec constipation, et principalement dans les affections
nerveuses des organes de la respiration.

Musc.

Antispasmodique qui est employé pour combattre les
accidents nerveux graves, compliquant parfois certaines
maladies inflammatoires, comme la pneumonie et la
fièvre typhoïde. Il est efficace également contre la coqueluche, et parfois contre l'asthme.

Castoreum.

Autre antispasmodique dont l'action se rapproche de celle des gommes résines ombellifères. Il est surtout utile dans l'aménorrhée accompagnée de gonflement douloureux et tympanitique du ventre, dans les coliques nerveuses.

Tilleul, Oranger.

Les fleurs de tilleul et les feuilles d'oranger sont les antispasmodiques le plus en usage, quoique les moins actifs. Ils s'emploient en infusion ; leurs eaux distillées forment la base de la plupart des potions antispasmodiques.

TÉTANIQUES

On appelle tétaniques les médicaments qui agissent d'une manière spéciale sur la moelle épinière, et donnent lieu à des contractions brusques et passagères, quelquefois d'une grande violence, suivies d'une raideur tétanique plus ou moins durable.

Les véritables médicaments tétaniques sont fournis par les strychnées.

Strychnine.

La strychnine est le principe actif de la noix vomique, de la fève de saint Ignace et de l'upas-tieuté. Cet alcali végétal est un des poisons les plus violents. Il peut donner la mort à la dose de cinq centigrammes. On l'emploie avec succès pour le traitement des paralysies qui ne sont pas sous la dépendance de lésions organiques incurables et dans la chorée. Il a parfois été reconnu utile dans l'amaurose, dans la colique de plomb et les accidents qui en dérivent, l'emphysème pulmonaire, les vomissements nerveux, les gastralgies chroniques, l'impuissance, la spermatorrhée. Le sulfate, le chlorhydrate et le nitrate de strychnine sont solubles ; ils agissent comme la strychnine et plus rapidement.

Brucine.

C'est le principe actif de la fausse angusture. Elle se trouve également dans la noix vomique, elle agit comme la strychnine, mais à une dose cinq et même dix fois plus forte ; elle est employée pour combattre les mêmes affections.

STIMULANTS

On donne le nom de médicaments stimulants à toutes les substances qui ont pour effet de produire une augmentation de l'énergie des fonctions vitales et qui déterminent une espèce de fièvre passagère. Ils se divisent en diffusibles et non diffusibles. L'activité des premiers se développe avec une rapidité extrême ; l'action des seconds est plus lente. Les effets des premiers disparaissent promptement, ceux des seconds durent beaucoup plus. Les diffusibles sont l'alcool, le vin, les éthers.

Térébenthines.

Administrées à l'intérieur, elles agissent comme des excitants puissants, leur action se porte surtout sur les membranes muqueuses de l'appareil génito-urinaire. Elles sont très-utiles dans les catarrhes chroniques de la vessie ou de l'urètre et dans certaines diarrhées muqueuses.

Essence de térébenthine.

Stimulant énergique très-utile pour combattre la sciatique. Elle est aussi recommandée pour détruire les concrétions biliaires, pour combattre la péritonite puerpérale.

Poix de Bourgogne.

On en fait des emplâtres qui déterminent une excitation très-prononcée à la peau, accompagnée de rougeur et de petits boutons. Elle est recommandée contre les rhumatismes chroniques.

Colophane.

On l'emploie en poudre pour arrêter les hémorrhagies; à cet effet on la met sur de petites pièces de toile qu'on applique fortement sur la partie.

Huile de cade.

C'est une huile pyrogénée provenant de la distillation des troncs de vieux genévriers. Elle est efficace à la dose de vingt gouttes contre les vers. Trois à quatre frictions de cette huile guérissent la gale.

Goudron.

L'eau de goudron est employée à l'intérieur dans la première période de la phthisie et dans les bronchites chroniques. On prescrit le goudron à l'extérieur contre plusieurs affections de la peau.

Baume de Copahu.

Il jouit des mêmes propriétés que la térébenthine, mais il se recommande par une action plus prononcée sur l'appareil génito-urinaire. On le prescrit de préférence contre la blennorrhagie et les leucorrhées rebelles.

Baume de Tolu et du Pérou.

Ces produits se rapprochent des térébenthines par leur action. On les prescrit spécialement dans les bronchites chroniques, les broncorrhées et dans les maladies chroniques des organes de la respiration.

Benjoin, Acide benzoïque, Storax.

Il s'emploie seulement à l'extérieur en teintures ou en fumigations dans les cas de tumeurs indolentes et dans les maladies des organes respiratoires ; mais il ne faut pas oublier que ces fumigations sont très-excitantes, par suite de l'acide benzoïque qu'elles contiennent. Le storax a les mêmes propriétés.

Myrrhe.

Administrée à l'intérieur, elle jouit de propriétés toniques stimulantes très-marquées qui la rendent utile pour faciliter la digestion.

Cubèbe.

Le cubèbe possède une action spéciale sur les organes génito-urinaires, qui le rend précieux dans la leucorrhée et surtout dans la blennorrhagie même à l'état aigu.

Poivre noir, Poivre blanc.

Le poivre et le pipérin sont des stimulants énergiques employés quelquefois avec succès pour combattre certaines fièvres intermittentes rebelles. Le poivre a quelquefois été utile dans l'angine gangréneuse.

Genièvre.

Il s'emploie comme stimulant dans quelques cas d'hydropisies passives avec atonie du canal digestif et dans les catarrhes anciens de la vessie. On l'emploie aussi en fumigations dans les rhumatismes musculaires.

Absinthe.

Ce médicament peut se classer parmi les stimulants généraux et les toniques ; il se rapproche des premiers par son essence, et des seconds par son principe amer. Il est employé utilement pour relever les forces digestives dans les dyspepsies et les chloroses.

L'armoise se rapproche de l'absinthe par ses propriétés, mais elle est moins active.

Camomille romaine.

Stimulant carminatif des plus usités pour relever les forces digestives et pour combattre les coliques. On le prescrit toujours sous forme de tisane qui se prépare avec cinq ou six têtes de camomille pour une tasse d'eau bouillante.

Ombellifères aromatiques.

On emploie très-souvent les graines d'anis, les racines et les graines d'angélique ; plus rarement les graines de fenouil, de carvi, de coriandre. Toutes ces substances ont les mêmes propriétés. Elles sont presque uniquement employées contre les douleurs nerveuses de l'estomac ou des intestins accompagnées de flatulences.

Hysope, Lierre terrestre.

Ces deux plantes ont des propriétés stimulantes peu énergiques ; on les donne fréquemment dans les bronchites chroniques et les autres affections pulmonaires chroniques ; leurs infusions servent presque toujours à recevoir d'autres médicaments plus actifs.

Menthe.

La menthe poivrée plaît par son odeur et sa saveur généralement connues ; elle est bonne dans les affections atoniques et nerveuses de l'estomac et pour les coliques venteuses ; c'est un excitant qui se rapproche beaucoup des antispasmodiques.

Romarin, Sauge, Lavande, Mélisse.

Ces plantes appartiennent à la famille des labiées qui sont employées le plus souvent comme stimulants antispasmodiques et légèrement sudorifiques. Elle sont recommandées pour diverses affections nerveuses éphémères, et servent à ranimér l'organisme après un refroidissement.

Cannelle.

C'est un excitant général souvent adopté pour stimuler les organes digestifs dans les cas de prostration générale des forces, de gastralgie indolente.

Vin.

Le vin agit comme diffusible par l'alcool et comme tonique par le tanin et par la matière colorante qu'il contient. Le vin légèrement astringent, comme le vieux Bordeaux, convient dans les diarrhées chroniques avec atonie du canal digestif. Les vins légers et acides, comme le vieux Bourgogne, sont excellents pris avec de l'eau, au début de certaines fièvres adynamiques ; mais pris purs ils sont spécialement utiles pour rétablir les forces épuisées par une longue maladie.

Café, Thé.

Le bon café est un des meilleurs et des plus agréables excitants connus. Il facilite la digestion, dispose aux travaux intellectuels. On s'en sert quelquefois en médecine pour combattre les fièvres intermittentes, mais surtout pour s'opposer au sommeil occasionné par l'empoisonnement avec les opiacés ou autres narcotiques.

Fleurs d'arnica.

L'arnica est un excitant assez énergique ; sa première action s'exerce sur l'organe digestif, nausées, coliques, puis ensuite sur le système nerveux ; on l'emploie comme agent perturbateur dans les rhumatismes chroniques, paralysies, amauroses. C'est encore un remède populaire pour remédier aux accidents occasionnés par les chutes et les contusions ; dans ces cas il agit comme agent de substitution.

Crucifères.

Elles jouissent de propriétés stimulantes assez énergiques qui les font spécialemeut employer dans les divers accidents provenant d'un état scrofuleux ou scorbutique, et dans quelques cas de dyspepsies, d'hydropisies, et contre certaines maladies de la peau. Les plus usitées sont : Les graines de moutarde blanche et noire, les racines de raifort sauvage, les feuilles de cochlearia, de cresson et de beccabenga.

Luppulin.

Tonique stimulant dont on se sert pour les enfants qui ont des dispositions scrofuleuses, sous forme de tisane ; on la prépare avec une petite quantité de luppulin pour une tasse d'eau bouillante sucrée avec un sirop antiscorbutique.

Noyer.

Plusieurs parties de cet arbre sont employées en thérapeutique. La décoction de Pollini contient une grande

proportion de brou de noix. Négrier a publié un travail
très-important sur l'emploi des préparations de feuilles
de noyer dans toutes les périodes des affections scrofuleuses.

Acide carbonique.

Lorsque ce gaz se trouve mêlé en trop grande quantité avec l'air qu'on respire, il produit l'asphyxie ; dissout dans l'eau spécialement par compression, il compose
une boisson connue sous le nom d'eau gazeuse, très-utile
contre les symptômes de vomissements et pour stimuler
l'appétit.

Chlorure de sodium ou Sel marin.

On a vanté le sel marin administré à l'intérieur pour
combattre la phthisie; ce stimulant augmente l'appétit et
facilite la digestion.

Chlore, Chlorure de chaux et Chlorure de soude.

Les chlorures de chaux et de soude sont adoptés pour
désinfecter. On se sert principalement de ces préparations à l'extérieur. Ils ont été reconnus utiles en dissolutions très-diluées pour combattre la gangrène d'hôpital,
les plaies vénériennes dégénérées, les plaies de mauvaise
nature.

Acide nitrique (eau forte).

A l'état de concentration, c'est un poison corrosif des
plus puissants. Etendu d'eau jusqu'à agréable acidité, il
est utile dans de nombreuses maladies comme le diabète,
certaines maladies du foie.

Acides chlorhydrique, hydrochlorique, muriatique.

A l'état de concentration, c'est un des poisons corrosifs

les plus violents ; mêlé avec l'eau jusqu'à ce qu'on ait obtenu une acidité agréable, c'est un des stimulants qu'on adopte quelquefois contre les fièvres typhoïdes, les maladies de foie et dans les affections de la peau. Il est très-utile dans les gargarismes détersifs.

Suie.

La suie est plutôt employée à l'extérieur qu'à l'intérieur contre diverses maladies de la peau, la teigne.

Charbon végétal pulvérisé.

Il est quelquefois employé à la dose de un à dix grammes, pour combattre des cas de dyspepsie, de cardialgie, de pyrosis, accompagnés d'haleine fétide. C'est en outre un dentifrice très-usité. On s'en sert également à l'extérieur, soit seul, soit associé au quinquina pour combattre la gangrène et la pourriture d'hôpital.

Electricité-Galvanisme.

Moyen excitateur très-puissant dans certains cas de rhumatismes, de névralgies et de paralysies.

EXPECTORANTS

On donne le nom d'expectorants aux médicaments stimulants qui agissent secondairement et d'une manière toute spéciale sur la muqueuse de l'organe pulmonaire. Leur administration a pour objet de favoriser l'expulsion des matières contenues dans les canaux bronchiques.

Polygala de Virginie.

La racine de polygala est un excitant énergique, qui, administrée à haute dose, produit des vomissements ; on s'en sert principalement dans la dernière période des bronchites et dans les affections rhumatismales. On le préconise également comme emménagogue.

APHRODISIAQUES

On donne le nom d'aphrodisiaques aux médicaments stimulants qui ont pour objet de ranimer les forces des organes génitaux.

Cantharides.

Elles sont presque exclusivement réservées pour l'usage externe. Administrées à l'intérieur à petite dose, elles constituent un poison irritant des plus dangereux.

Phosphore.

Administré intérieurement à dose élevée, le phosphore est un poison qui brûle et décompose les parties avec lesquelles il se trouve en contact. A petite dose, son action agit sur le système nerveux et sur l'organe génital. On le prescrit principalement dans les fièvres adynamiques, avec prostration extrême des forces, et dans la dernière période des maladies graves et désespérées qui ont un caractère adynamique. On le recommande aussi contre certaines paralysies, mais il ne faut jamais oublier que c'est un médicament très-dangereux. On ne doit adopter que les préparations où il est en dissolution, en ayant soin de les renouveler souvent, car elles s'altèrent promptement.

Vanille.

Stimulant agréable qu'on emploie pour parfumer les aliments. Il est vanté comme aphrodisiaque.

EMMÉNAGOGUES

On appelle médicaments emménagogues des agents qui ont la propriété de provoquer l'écoulement menstruel. Les véritables emménagognes appartiennent souvent aux classes les plus opposées, selon que les règles sont suspendues, soit par faiblesse générale, soit par altération dans la composition du sang, soit par sa trop grande plasticité.

Sabine, Rue.

La sabine est un violent emménagogue, qui donne souvent lieu à un grand nombre d'empoisonnements, lorsqu'on veut l'employer pour faire avorter. On la préfère à tout autre remède dans l'atonie de l'utérus et dans les métrorrhagies rebelles.

Armoise.

Les feuilles, les extrémités et la racine de l'armoise s'emploient comme emménagogues et antihystériques.

Safran.

Stimulant général qui entre dans un grand nombre de préparations composées; mais administrée seule, cette substance est prescrite uniquement comme emménagogue. Elle est quelquefois donnée à petite dose comme stomachique et antispasmodique.

Seigle ergoté.

De toutes les propriétés du seigle ergoté, la plus importante et la moins incontestable est celle de solliciter les contractions utérines dans les cas d'inertie de la matrice. Le seigle ergoté doit toujours se prescrire avec réserve et prudence, car il existe des exemples bien prouvés où il a déterminé la mort du fœtus et de la mère.

Il est parfois utilement employé contre certaines para-lysies.

Ergotine (ext. aq. de seigle).

Extrait mou d'un brun rouge, très-homogène, d'une odeur agréable de viande rôtie, d'un goût un peu piquant et amer. Employée contre l'hémorrhagie.

MÉDICAMENTS ÉMÉTIQUES

On nomme émétiques les médicaments qui provoquent les vomissements, et qu'on prescrit à cet effet.

Emétique, Tartre stibié.

L'émétique, employé à l'extérieur, est un irritant assez énergique. A l'intérieur, il agit comme vomitif et comme purgatif, ou contro-stimulant, suivant la dose qui est administrée. Le kermès et le soufre doré d'antimoine ont aussi des propriétés vomitives ; ils s'emploient rarement à cet effet, parce que, dans ce cas, il faut les administrer à doses dix fois plus grandes que l'émétique.

PURGATIFS

On donne le nom de purgatifs aux médicaments qui facilitent ou augmentent de beaucoup les évacuations alvines. Les médicaments composant cette classe ont été divisés en drastiques, cathartiques et laxatifs.

Vératrine.

Base organique d'une âcreté extrême. Administrée à petite dose à l'intérieur, elle provoque des vomissements

et des évacuations accompagnés de violentes coliques.
On s'en sert dans certains cas de paralysies; c'est un
remède très-dangereux. On la vante aussi contre le tic
douloureux, les rhumatismes et dans les névralgies.

Huile de croton.

Irritant très-énergique qui demande à être employé
avec la plus grande circonspection. Purgatif précieux
par sa grande énergie chaque fois qu'il est nécessaire
d'obtenir une puissante dérivation sur le canal intestinal.

Coloquinte.

Drastique irritant des plus puissants; il ne peut être
employé que lorsqu'il s'agit de produire une dérivation
énergique sur l'organe gastro-intestinal, dans quelques
hydropisies et écoulements chroniques opiniâtres; on
doit l'employer avec beaucoup de précaution.

Gomme-gutte.

Purgatif drastique hydragogue très-puissant; on le
prescrit chaque fois qu'il est nécessaire d'obtenir des
évacuations séreuses très-abondantes.

Scammonée.

Excellent purgatif drastique hydragogue à employer
lorsqu'il s'agit de provoquer d'abondantes et faciles évacuations alvines séreuses, comme dans les cas de consti-
pation.opiniâtre, d'anasarque et autres hydropisies passives; son action se porte naturellement sur l'intestin
grêle. N'ayant aucun mauvais goût, elle est très-précieuse
dans la thérapeutique pour les enfants. Dose de 0,50
centigrammes à 1 gramme pour un adulte.

Jalap.

Purgatif énergique très-employé dans la médecine des pauvres. A dose élevée, il peut déterminer une vive irritation de l'appareil gastro-intestinal.

Aloés.

L'aloès est un excellent purgatif·drastique qui détermine peu d'irritation locale; son action se développe lentement, son usage augmente l'énergie des fonctions de l'estomac. On le conseille pour ramener les hémorrhoïdes lorsque leur suppression donne lieu à de graves accidents.

Il est utile dans l'aménorrhée; c'est un des moyens les plus puissants adoptés pour combattre les congestions encéphaliques. Il est contre-indiqué pour les femmes à l'époque où les fonctions de la matrice viennent à cesser, pour les femmes enceintes, pour les malades atteints de la pierre, ou tourmentés de rétention d'urine.

Calomel (mercure doux).

Proto-chlorure de mercure, très-bon purgatif sûr et facile, mais qu'il ne faut pas continuer longtemps, parce qu'il n'y a aucune préparation mercurielle qui provoque aussi promptement la salivation. Dose, 50 centigrammes à 1 gramme comme purgatif.

Sulfate de magnésie et de Soude.

Ces deux purgatifs sont très-fréquemment employés; leur effet se manifeste après trois à quatre heures. Les évacuations alvines sont séro-bilieuses, se succédant rapidement, cessant d'ordinaire après huit à dix heures. Le sulfate de soude et le sulfate de magnésie administrés pendant longtemps n'occasionnent que rarement des irritations gastro-intestinales; cette précieuse propriété permet d'en continuer l'usage pendant plusieurs jours sans qu'il en résulte aucun danger.

Magnésie calcinée, Carbonate de magnésie.

Ces deux substances agissent comme absorbantes des acides qui, quelquefois, se développent dans les organes digestifs; elles sont utiles dans le pyrosis et dans les empoisonnements par les acides. Elles sont légèrement purgatives; leur action, doucement laxative, est d'une grande utilité pour le traitement de certaines gastralgies. La magnésie est très-souvent associée à la rhubarbe.

Citrate de magnésie.

Les malades, qui ne peuvent que difficilement prendre les médicaments, seront doucement purgés avec 20 à 30 grammes de citrate de magnésie.

Crème de tartre soluble.

Purgatif peu énergique; on le donne pour maintenir la liberté du ventre. Ses propriétés purgatives et tempérantes le rendent précieux dans certains cas : tandis que tous les purgatifs augmentent le flux menstruel et hémorrhoïdal, la crème de tartre les modère. Comme purgatif, dose : 15 à 20 grammes. Comme tempérant, 2 à 10 grammes.

Rhubarbe.

Excellent toni-purgatif qui ne produit aucune colique et qui ne fatigue pas l'estomac. Il relève plutôt l'appétit et stimule tout l'organisme. C'est le meilleur purgatif pour les enfants; mais à l'effet purgatif succède bientôt une constipation opiniâtre.

Aussi la rhubarbe est-elle contre-indiquée dans les maladies purement inflammatoires. Elle est utile dans les diarrhées atoniques ou bilieuses, pour le traitement de la dyssenterie épidémique; elle est indiquée pour la dyspepsie apyrétique.

A petite dose, la rhubarbe agit comme tonique et stomachique.

Séné (feuilles de).

Un des purgatifs les plus certains et les plus usités; il détermine de fréquentes coliques, d'autant plus vives que le sujet est plus constipé; pour diminuer l'intensité de ces coliques, on l'associe quelquefois à des substances aromatiques, surtout à l'anis.

Manne, Mannite.

Purgatif dont l'action est très-lente, mais qui se prolonge longtemps et ne détermine aucune irritation; il n'a pas l'inconvénient de laisser de la constipation. La mannite purge comme la manne et a l'avantage de ne pas avoir de goût désagréable.

Cassia, Tamarin, Prunes, miel.

Laxatifs légers, utiles quand on veut tenir le ventre libre dans une maladie inflammatoire. Le tamarin se distingue par son acidité; c'est un laxatif tempérant. Dose 20 à 60 grammes. Le cassia détermine comme le séné des coliques et de la flatulence, mais purge plus doucement. Dose 60 grammes.

Les pruneaux sont un laxatif délicieux. Le miel jouit aussi de propriétés laxatives. Les fleurs de pêcher et les roses pâles sont également de légers laxatifs, utiles dans le traitement des maladies des enfants. (Voyez pour le tamarin un article spécial ci-après.)

SUDORIFIQUES ET DIAPHORÉTIQUES

On donne le nom de sudorifiques aux médicaments qui augmentent la transpiration cutanée. Les véritables sudorifiques sont plus rares qu'on ne le croit ; la plus grande partie des tisanes qu'on emploie comme sudorifiques ne doivent cette propriété qu'à l'eau chaude.

Hydrothérapie.

L'hydrothérapie compte aujourd'hui de nombreux partisans ; toutefois il faut dire, pour rester dans le vrai, que parmi le grand nombre de malades qui font usage des applications d'eau froide, il en est bien peu qui en éprouvent du soulagement.

Elle convient toutes les fois que l'indisposition provient d'un défaut d'excitation du système cutané ou d'un défaut de réaction de l'organisme contre le principe morbide.

Bains à vapeur.

C'est un des agents les plus précieux de la médication sudorifique. On administre un bain à vapeur en mettant le malade dans un appareil spécial où l'on fait arriver la vapeur d'eau simple ou chargée de principes volatils aromatisés. Ces bains rendent de grands services dans les affections rhumatismales et pour les maladies de la peau, dans les grands refroidissements et même dans certaines maladies aiguës.

Ammoniaque liquide, Alcali volatil.

Administré à l'intérieur à haute dose, l'ammoniaque agit comme poison caustique des plus puissants ; à petite dose et allongé d'une manière convenable, il procure

une excitation générale très-rapide, la peau se couvre de
sueurs, la sécrétion des reins et des muqueuses devient
plus abondante, mais peu de substances ont une action
plus passagère.

Carbonate d'ammoniaque.

Stimulant diaphorétique très-énergique. Il est employé
dans tous les cas où est indiqué l'ammoniaque, principalement dans la scarlatine et les convulsions des enfants.

Acétate d'ammoniaque.

Stimulant qui, donné à l'intérieur, agit comme l'ammoniaque. C'est un agent diaphorétique très-usité et
souvent prescrit dans la dysménorrhée, à la dose de dix
à cent grammes dans une potion ou tisane.

Hydrochlorate d'ammoniaque.

Pris à l'intérieur c'est un stimulant énergique qui agit
commes les autres sels d'ammoniaque. On s'en sert souvent à l'extérieur comme résolutif et sédatif dans les inflammations superficielles, les tumeurs indolentes, et dans
certaines angines rebelles.

Phosphate d'ammoniaque.

Bukler rapporte de nombreuses observations où la
goutte et la gravelle urique ont été heureusement modifiées par l'usage du phosphate d'ammoniaque. Administré à l'intérieur à haute dose il agit comme purgatif, à
dose plus faible il s'absorbe partiellement, dans ce cas il
opère comme excitant général avec une action toute spéciale sur la peau.

Sulfures alcalins.

Les sulfures alcalins administrés à l'intérieur à haute

dose agissent comme poisons corrosifs très-puissants, à petite dose ils agissent comme stimulants généraux et ont une action spéciale sur la peau et les voies respiratoires.

Ils sont employés contre le croup et la coqueluche, mais le plus souvent en bains et lotions dans les maladies de la peau et surtout dans les rhumatismes.

Sulfure de soude.

Le sulfure de soude est employé contre le lichen et l'eczema, à la dose de cinq grammes.

Gaïac (résine et bois).

Les préparations de gaïac administrées à l'intérieur agissent comme stimulants ; on les dit diaphorétiques, ce qui n'est pas bien prouvé ; elles sont employées contre les affections syphilitiques, goutteuses, rhumatismales et scrofuleuses.

Daphné mezereum.

Le daphné mezereum était autrefois employé pour l'usage externe; depuis quelques années on s'en sert sous forme de tisanes et de sirop dans les syphilides constitu-tionnelles et les maladies rebelles de la peau. C'est un agent dont il faut faire usage avec précaution.

Salsepareille.

Cette plante jouit d'une légère propriété stimulante, elle passe pour diaphorétique; elle est ordinairement employée à haute dose contre les maladies syphilitiques et contre le rhumatisme et la goutte.

Douce-amére.

Excitant diaphorétique utile dans le traitement de la

gale, de la lèpre, des scrofules, dans les affections syphilitiques constitutionnelles et dans toutes les affections qui proviennent de la suppression d'une maladie de la peau.

Sureau (fleurs).

C'est un sudorifique très-souvent usité ; on s'en sert en fomentations comme résolutif. Les fruits de sureau sont aussi diaphorétiques.

Pensée sauvage.

Les feuilles et les fleurs de cette plante sont employées comme dépuratifs dans les affections légères de la peau.

Bardane, Romarin, Fumeterre, Saponaire.

Toutes ces substances ont une propriété tonique et dépurative peu marquée. On les prescrit dans les maladies de la peau, dans les syphilides constitutionnelles, la goutte, le rhumatisme, l'ictère.

DIURÉTIQUES

On donne le nom de diurétiques aux médicaments qui ont une action spéciale sur les reins, pour en augmenter la sécrétion.

Scille, Digitale.

La scille à haute dose est un poison irritant ; mais à dose légère c'est un diurétique précieux et sûr. Elle est utile dans les affections de poitrine, dans celles où une matière épaisse, visqueuse s'attache aux ramifications des bronches. Quand la scille est employée comme diurétique, on l'associe presque toujours à la digitale.

Colchique (bulbes et semences).

Le colchique à haute dose est un poison irritant déterminant des vomissements et des évacuations alvines.
Employé à dose peu élevée il n'a aucune action nuisible
sur le canal intestinal, il agit alors comme diurétique.

Fleurs de Genêt.

Employées avec succès dans l'albuminurie.

Nitrate de potasse.

Le nitrate de potasse et la majeure partie des sels
neutres augmentent la sécrétion urinaire. La dose du nitre comme diurétique est de six décigrammes à deux
grammes pour un litre de tisane.

Médicaments alcalins.

Ils sont spécialement employés contre les affections cal-
culeuses, surtout quand ces affections dépendent d'une
surabondance d'acide urique. Ils sont également utiles
dans la goutte et dans les gastralgies occasionnées par un
excès d'acide.

CONTRO-STIMULANTS

Ces remèdes ont pour effet de diminuer le stimulus
morbide et le mouvement fébrile ; ils sont prescrits pour
combattre les inflammations aiguës, surtout celles des organes respiratoires.

Antimoniaux.

Les antimoniaux sont des remèdes contro-stimulants
le plus souvent usités dans la pneumonie, l'hépatite et le
rhumatisme articulaire aigu.

L'émétique est regardé comme le meilleur de tous les contro-stimulants, après lui vient le kermès et l'antimoine diaphorétique lavé.

Sous-nitrate de bismuth.

Beaucoup de maladies de l'estomac sont traitées avec avantage par le sous-nitrate de bismuth. Son emploi convient aux personnes qui ont des digestions pénibles, accompagnées d'éructations, aux personnes sujettes à la diarrhée. Il se prend en poudre à la dose de dix à vingt centigrammes dans du miel.

Nitrate de potasse.

Le nitrate de potasse à haute dose est un des plus précieux agents de la médication contro-stimulante, il est surtout utile contre les maladies inflammatoires où les antimoniaux ne sont pas indiqués, comme dans la période des inflammations de la fièvre typhoïde, de la fièvre scarlatine et du rhumatisme articulaire aigu. Dans cette dernière maladie on le donne à la dose de vingt grammes pour un litre de tisane.

Digitale (feuilles de).

La digitale administrée à haute dose purge et fait vomir ; à petite dose elle produit deux effets : l'un agissant sur la circulation et l'autre sur la sécrétion urinaire. Elle ralentit la circulation jusqu'à diminuer la fréquence du pouls à trente et même à vingt pulsations par minute.

ANTIPHLOGISTIQUES

On appelle antiphlogistiques les médicaments propres à combattre les inflammations.

ÉMOLLIENTS

On donne le nom d'émollients à des médicaments qui ont la propriété de relâcher le tissu des organes avec lesquels ils sont en contact et de diminuer leur ténacité. Les principaux émollients sont les suivants : la gomme arabique, la gomme adragante, la fécule, le lichen privé de son principe amer, la mauve, le lin, l'althæa, la consoude, l'orge, le chiendent, le,riz, l'avoine, la mie de pain, les amandes douces, le sucre de lait, la gélatine et la chair des animaux.

Emollients huileux.

Les émollients huileux sont 'des remèdes très-utiles comme antiphlogistiques. A l'intérieur on les donne contre les phlegmasies du poumon ; à haute dose ils deviennent laxatifs. Les plus usités parmi cette classe sont l'huile d'amandes douces, celle d'huile d'olive. Les huiles de noix, de pavots et de lin se donnent sur:out en lavements.

TEMPÉRANTS

Ainsi nommés à cause de l'action qu'ils ont de remédier à l'excessive irritation.

Acide citrique, tartrique, oxalique.

Tous ces acides administrés dans leur état de pureté agissent comme caustiques, mais allongés avec de l'eau ils ont un goût agréable d'acidité et forment alors une série de remèdes employés contre les inflammations, le scorbut et la jaunisse. Les fruits qui donnent un jus acide jouissent des mêmes propriétés.

TONIQUES

Cette classe de médicaments est nombreuse; elle peut se diviser en deux séries : toniques spécifiques et toniques corroborants. Les toniques spécifiques sont aussi nommés toniques radicaux antipériodiques et fébrifuges; ils sont spécialement indiqués quand il s'agit de combattre une cause morbide intermittente. Les corroborants sont des modificateurs du sang et des solides.

Quinquina, Sels de quinine et Cinchonine.

Le quinquina et les sels de quinine sont regardés à juste titre comme de véritables spécifiques des fièvres intermittentes simples. Ils jouissent aussi de la propriété de diminuer le volume de la rate. Ils sont employés avec succès contre les fièvres pernicieuses intermittentes. Les préparations de quinquina sont encore employées contre la gangrène et la pourriture d'hôpital. Donné à haute dose, le sulfate de quinine peut déterminer de la céphalalgie, occasionner une surdité passagère, troubler la vue et même occasionner la mort.

Iodure de fer et de quinine.

Ce sel est très-efficace dans la chlorose, nulle autre préparation ne relève aussi promptement les forces du malade que cette préparation ; il est employé avec avantage contre les affections scrofuleuses.

Valérianate de quinine.

L'association de l'acide valérianique avec la quinine a donné de bons résultats, les graves accidents qui peuvent survenir dans le système nerveux, par suite de l'administration du sulfate de quinine doivent engager les malades à faire usage du valérianate de quinine.

Gentiane (racines de).

La racine de gentiane est un de nos meilleurs amers indigènes. Les préparations de gentiane sont usitées pour stimuler l'appétit et raviver les forces dans l'anémie, et la chlorose.

Petite centaurée.

La petite centaurée est un tonique amer employé pour combattre les fièvres intermittentes ; elle est utile pour relever l'appétit.

Quassia, Simarouba, Columbo, Angusture.

Ces quatre substances jouissent de propriétés médicales analogues ; elles sont toniques et nullement astringentes ; elles sont utiles pour relever les forces dans l'anémie, dans les affections scrofuleuses, ou scorbutiques ; pour combattre la diarrhée provenant d'une atonie de l'appareil digestif, et pour arrêter les vomissements qui accompagnent certaines maladies asthéniques.

Lichen d'Islande.

Le lichen d'Islande doit ses propriétés à deux principes : 1° un principe amer : le cétrarin, qui est tonique ; 2° un principe nutritif connu sous le nom de lichénine. Privé de son principe amer, le lichen est employé dans les catarrhes, bronchites et même dans la phthisie pulmonaire à son début.

Gland torréfié.

Fruits du quercus robur, employés contre les affections scrofuleuses et l'atonie des organes digestifs.

Fer et ses préparations,

Le fer est considéré comme spécifique de la chlorose.

On commence d'abord par donner les préparations insolubles : le fer, l'oxide de fer et le carbonate ; plus tard, on peut faire prendre les préparations solubles : le lactate, le tartrate.

Quand le fer est administré pendant longtemps, il produit la constipation ; on y ajoute alors un peu d'aloès ; si, au contraire, la diarrhée se déclare, on ajoute quelques gouttes de laudanum de sydenham ou un peu d'opium.

En général, les préparations de fer conviennent dans les anémies.

ASTRINGENTS

On entend par astringents des médicaments qui ont la propriété de resserrer les tissus sur lesquels on les applique. On divise les astringents en deux classes bien distinctes : 1° ceux tirés du règne végétal, 2° et ceux tirés du règne animal.

Tannin.

Astringent végétal excellent; employé avec succès contre les hémorrhagies et l'hémoptysie, et surtout dans les diarrhées séreuses, les fièvres d'accès et l'asthénie.

Cachou.

Le cachou est un excellent astringent ; par son mode d'action il se rapproche du tannin, sans cependant pouvoir lui être comparé. Il est surtout employé dans les dyspepsies accompagnées de diarrhée, dans le scorbut et les hémorrhagies.

Ratanhia.

Son action astringente se rapproche de celle du tannin ;
elle est moins prompte et moins énergique.

Monésia.

L'extrait du monésia est indiqué dans l'hémoptysie,
dans les flux muqueux et sanguins et dans les diarrhées
de toutes espèces. A l'intérieur, il se donne à la dose de
huit à seize grammes par jour, soit en pilules, en sirop
ou en teinture, ou bien encore à la dose de quatre à huit
grammes dans un peu d'eau sucrée ou dans une infusion
amère.

Astringents indigènes.

Beaucoup de substances indigènes furent successivement employées comme astringentes, nous citerons les
principales : Les racines de bistorte et de tormentille, les
roses de Provins, les feuilles de ronces, etc. Toutes ces
substances sont plus ou moins astringentes et peuvent
être employées suivant l'effet qu'on veut obtenir.

Acétate de plomb, Carbonate de plomb.

Ce sel administré à haute dose agit comme un poison
irritant ; donné en petite quantité il détermine à la longue
la colique de plomb.

Acétate neutre de plomb.

Employé à l'intérieur pour combattre la diarrhée col-
liquative, l'hémorrhagie passive, les sueurs nocturnes des
phthisiques.

Sous-acétate de plomb liquide.

Employé ordinairement pour l'usage externe, comme

agent de substitution contre les ophthalmies, les inflammations superficielles de la peau, les brûlures, les contusions. Il faut être prudent quand on administre le sousacétate de plomb en collyre.

Alun.

Administré à haute dose, il agit comme un poison irritant ; à dose convenable c'est un des plus précieux remèdes astringents employés pour combattre les écoulements muqueux, les hémorrhagies passives, les diarrhées rebelles, la colique de plomb. A l'extérieur il est employé en injections, lotions et en gargarismes. L'alun calciné est usité pour détruire les chairs fongueuses et arrêter les hémorrhagies.

Acide sulfurique.

L'acide sulfurique concentré est un poison corrosif ; allongé dans une certaine quantité d'eau, il constitue une boisson tempérante et astringente.

La tisane acidulée avec l'acide sulfurique convient dans les fièvres bilieuses, typhoïdes, les dyssenteries, les diarrhées chroniques, les hémorrhagies passives. Il est encore employé pour combattre la colique de plomb.

MERCURIAUX

Les préparations mercurielles dominent la thérapeutique des maladies syphilitiques, elles sont généralement admises pour combattre les inflammations des membranes séreuses, la péritonite, l'hydrocéphale aiguë, les tumeurs blanches, les engorgements des viscères et surtout ceux du foie et dans beaucoup de maladies de la peau pour y détruire certains parasites. Il est dangereux de se servir

*

dans un même traitement et dans le même jour d'une préparation mercurielle insoluble et d'une préparation iodique.

Proto-chlorure de mercure (calomel).

Administré à dose élevée il agit comme purgatif, il est employé comme vermifuge, à dose moins élevée il possède toutes les propriétés des mercuriaux et détermine la salivation.

Deuto-chlorure de mercure (sublimé corrosif).

Poison corrosif des plus puissants qui demande beaucoup de précaution dans son application.

Proto-iodure de mercure.

Excellent remède réunissant les propriétés de l'iode et du mercure.

OR ET SES COMPOSÉS

La préparation d'or la plus employée et la plus sûre est le chlorure d'or et de soude préconisé par Chrestien de Montpellier. Il se donne à dose altérante et convient surtout dans les affections syphilitiques constitutionnelles et dans la majeure partie des maladies du système lymphatique, dans les maladies rebelles de la peau.

ACIDE ARSÉNIEUX ET SES COMPOSÉS

Les préparations arsénicales sont de violents poisons, néanmoins elles sont administrées à l'intérieur avec avantage, on les donne à la dose de cinq milligrammes au plus.

Elle sont usitées principalement contre les fièvres intermittentes rebelles , dans certaines maladies de la

peau; elles sont aussi vantées dans les catarrhes pulmonaires, les bronchites capillaires et surtout contre la gastralgie.

IODE, IODURE

L'iode administrée à haute dose est un poison irritant;
à dose altérante l'iode et les préparations iodurées sont
principalement employées contre le goitre, les affections
scrofuleuses, les tumeurs blanches, les blennorrhagies et
bubons syphilitiques, les rhumatismes chroniques, certaines maladies de la peau, etc. Les propriétés emménagogues des préparations iodurées les font recommander
dans les menstruations difficiles. On doit les administrer
avec prudence et surtout en supprimer l'usage quand on
s'aperçoit qu'il survient de l'amaigrissement.

POUDRE D'ÉPONGE CALCINÉE

L'expérience a démontré que pour avoir un bon médicament dans l'éponge il faut la réduire en poudre après
l'avoir très-légèrement torréfiée. Le produit obtenu par
cette torréfaction doit être de la couleur de l'éponge et
non noir, sinon il aurait perdu toutes ses propriétés. Il
contient de l'iodure de calcium.

HUILE DE FOIE DE MORUE

Cette huile est efficace pour combattre le rachitisme,
les tumeurs des os, elle est vantée contre le rhumatisme
articulaire, la pneumonie chronique et la phthisie.

NITRATE D'ARGENT

Le nitrate d'argent est très-employé; il est utile pour
détruire les chairs fongueuses, cautériser les plaies de
mauvaise nature, les boutons de variole, l'impetigo. La

solution de nitrate d'argent est un des meilleurs agents de substitution. Elle est employée dans un grand nombre de phlegmasies chroniques; les inflammations du pharynx, des fosses nasales, de la bouche, du vagin, de l'intérieur du canal de l'urètre, de la vessie sont traitées avec succès par le nitrate d'argent.

Beaucoup d'inflammations aiguës de mauvaise nature sont facilement modifiées par une solution de ce sel, le croup, l'angine catarrhale, la blennorrhagie, l'ophthalmie blennorrhagique sont de ce nombre.

SULFATE DE CUIVRE

Le sulfate de cuivre est un des agents les plus énergiques de la méthode de substitution dans certaines ophthalmies chroniques: il suffit de toucher l'extrémité de la paupière avec un fragment de sulfate de cuivre pour la modifier heureusement.

Le sulfate de cuivre entre dans beaucoup de collyres, il ne faut s'en servir que lorsque la maladie est passée à l'état chronique.

SULFATE DE ZINC

Administré à l'intérieur c'est un émétique violent; à dose altérante il est considéré comme astringent et antispasmodique; mais il est principalement employé pour l'usage externe. Il forme la base d'un grand nombre de collyres qui sont utiles dans les ophthalmies rebelles et chroniques.

OXIDE DE ZINC (tuthie)

La tuthie ou l'oxide de zinc pur entre dans la confection de beaucoup de pommades anti-ophthalmiques.

BORATE DE SOUDE

Il est employé en gargarismes contre les affections aph-

theuses et la salivation excessive, sous forme de pommade pour calmer le prurit ; autrefois il était vanté à l'intérieur comme fondant et comme sédatif.

CRÉOSOTE

La créosote est une substance pyrogénique douée d'une
grande activité et qui cautérise vivement la muqueuse
avec laquelle elle est mise en contact.

VERMIFUGES

On donne le nom de vermifuges à des médicaments qui
ont la propriété de détruire les vers intestinaux.

Grenadier (écorce de).

L'écorce de grenadier est employée contre le tænia ;
l'écorce fraîche est préférable à la sèche.

Kousso (brayera).

C'est le produit des fleurs du brayera anthelminthica,
excellent tænifuge.

Fougère mâle.

La fougère mâle est un excellent remède contre le tænia non armé. Elle ne convient pas pour le tænia armé ; à
celui-ci il faut l'écorce du grenadier.

Mousse de Corse.

Précieux vermifuge employé chez les enfants à cause
de la facilité à leur faire prendre cette préparation, utile
contre les lombrics.

Semen-contra.

Premier des anthelminthiques ; donne de la répugnance à prendre aux enfants ; utile contre les lombrics et les ascarides.

Santonine.

Le semen-contra contient deux principes également efficaces pour détruire les lombrics : l'huile volatile et la santonine ; cette dernière substance est préférée à cause de son insapidité.

RÈGLES GÉNÉRALES

POUR

PRÉVENIR LES MALADIES

Pendant l'enfance, il faut éviter les refroidissements. Une petite toux est souvent le prélude d'une phthisie pulmonaire, et quand les parents négligent de soigner promptement des indispositions légères, ils ont trop souvent dans la suite à soigner des maladies de langueur, des consomptions qui parfois sont mortelles.

Les personnes douées d'un tempérament pléthorique doivent souvent se purger, si elles veulent éviter de graves maladies.

Il faut en tout temps se préserver de l'humidité, du froid aux pieds, des courants d'air et des brusques variations de température.

Ne pas habiter une chambre sans cheminée. Par la cheminée l'air se renouvelle incessamment, et le courant d'air étant établi au-dessous de la hauteur de la poitrine de l'homme, il assainit l'appartement sans danger.

Changer souvent de linge et surtout après une abondante transpiration. Se laver le corps très-souvent; dans l'été, prendre des bains de courte durée; dans l'hiver, des bains tièdes; faire, après ces bains, une promenade.

Prendre ses repas à des heures régulières autant que possible. Se reposer après le repas une demi-heure; faire une promenade ou s'appliquer à quelques travaux manuels.

Tout travail d'esprit de quelque durée doit être fait à jeun, ou trois heures après le repas.

Ne pas trop prolonger les veillées, et ne pas séjourner trop longtemps dans des lieux peu aérés ou dans des lieux où l'air est vicié par la réunion d'un grand nombre de personnes.

Les gens de la campagne sont dans l'erreur de croire qu'il est bon pour la santé de dormir dans les écuries pendant l'hiver; l'air des écuries est vicié par des fermentations putrides et par la respiration des animaux.

Il ne faut jamais en quoi que ce soit forcer la nature, ni par un travail corporel trop fatigant, ni par le travail de l'esprit.

Il faut être sobre des plaisirs vénériens et savoir en toute chose éviter l'excès.

Se purger au printemps et en automne, ne pas manger en hiver une nourriture trop échauffante, en été une nourriture trop débilitante.

Boire au commencement du repas son vin très-mélangé avec de l'eau, et pur quelquefois à la fin.

Ne pas manger des fruits verts et faire un très-sobre usage de pâtisserie.

Ne jamais boire de l'eau provenant d'une source près de laquelle se trouvent des fumiers, des eaux stagnantes, des immondices.

En se conformant à ces simples règles d'hygiène, on se préservera de beaucoup de maladies et, par conséquent, on épargnera la dépense des médecines et les visites du médecin. On n'aura pas en outre la crainte de voir sa santé altérée souvent par des traitements dangereux et des saignées inopportunes, qui abrégent la vie et laissent des convalescences interminables.

De la Santé.

L'état de la santé parfaite peut être défini l'exercice libre et facile de toutes les fonctions nécessaires à la conservation de la vie.

Hippocrate, Tissot et Buchan ont dit :

La santé est le patrimoine que chacun a le plus grand intérêt à conserver, ce qui explique la tendance de l'homme à rechercher en tout temps la lecture des livres de médecine publiés en termes faciles et compréhensibles pour chaque intelligence.

De la Maladie.

La maladie est l'opposé de la santé. C'est une altération d'une ou de plusieurs fonctions du corps humain.

Des différentes espèces de maladies.

Les maladies se divisent ordinairement en externes et en internes.

Les maladies externes sont celles qui attaquent des organes sensibles à la vue.

Les maladies internes sont celles qui attaquent des parties ou organes qui sont hors de la portée de nos sens.

Le mode dans lequel apparaissent les maladies en détermine le type; elles sont *continues*, *rémittentes* ou *intermittentes*.

De la maladie aiguë et chronique.

L'affection aiguë est celle qui débute par des symptômes d'une certaine intensité, ayant des périodes distinctes qu'elle parcourt régulièrement et qui ne durent pas moins de quatre jours ni plus de quarante.

La maladie chronique est celle qui suit un cours lent, sans périodes suivies, sans crises, et qui le plus souvent se prolonge indéfiniment sans jamais guérir.

Des crises dans les maladies aiguës.

La crise indique en pathologie chaque changement qui survient dans le cours d'une maladie.

Les crises favorables sont ordinairement le prélude du rétablissement des fonctions; elles consistent en une sueur abondante, en un dépôt dans les urines, en une hémorrhagie, en un flux bilieux qui indique que l'état morbide diminue, ou cesse, et que le principe vital qui était entravé, comme enchaîné par la maladie, est désormais plus libre dans son action, et s'efforce d'éliminer le principe morbifique par les voies des sécrétions, lesquelles reprennent une énergie d'autant plus grande qu'elles avaient été plus fortement comprimées ou suspendues.

Métastase.

La métastase indique le changement de forme d'une maladie ou le transport de son produit sur quelque organe.

De l'inflammation.

L'inflammation est le résultat d'une irritation produisant un mouvement de fluxion vers la partie du corps qui en est le siége. Son état aigu est toujours accompagné de rougeur, de chaleur et de tension.

Il ne faut pas confondre l'inflammation avec le gonflement, ou avec la tuméfaction; l'hydropisie et l'œdème ne sont point des inflammations.

On appelle *gastrite* l'inflammation de l'estomac. *Cérébrite* l'inflammation du cerveau, *arthrite* celle des articulations, *métrite* celle de la matrice, *pneumonie* celle du poumon, *hépatite* celle du foie.

De la gangrène.

On appelle gangrène l'extinction de l'action organique d'une partie molle quelconque avec réaction de la puissance vitale dans les parties contiguës.

C'est la mort et la décomposition partielle, bien que la vie continue dans le reste de l'organisme.

La gangrène reçoit un nom spécial, suivant la profondeur où elle pénètre; on appelle *escharre* toute plaque brune ou noire ou des espèces de croûtes formées par du tissu mort et résultant de la désorganisation de la peau ou de toute autre partie superficielle.

Les plaies, les ulcères soumises à une atmosphère chargée d'émanations putrides, comme dans les hôpitaux, peuvent devenir gangréneuses.

La gangrène se développe chez les vieillards sans cause connue; elle attaque premièrement les pouces, puis gagne les pieds, les jambes jusqu'au ventre; dans ce cas, la mort sénile est inévitable.

La gangrène est toujours occasionnée par l'inflammation; lorsqu'elle se produit, les douleurs diminuent subitement; la tension et la tuméfaction des parties tombent. Il se manifeste un calme apparent, un calme trompeur, l'action vitale est vaincue.

Modifications des sécrétions dans les maladies.

Les dépôts qui se forment dans l'urine méritent une sérieuse attention; quelques-uns contiennent du mucus, du pus, du sang et aussi du sperme.

Les dépôts de matières salines ou sédimenteuses augmentent à la fin des maladies inflammatoires et sont très-favorables. L'urine rouge et sédimenteuse épouvante les malades, et c'est à tort; quoiqu'elle dénote un trouble de l'économie, elle est le plus souvent un phénomène favorable. Dans le diabète, l'urine est très-abondante, et la présence du sucre ne laisse aucun doute sur cette maladie.

Dans l'albuminurie, on trouvera dans les urines de l'albumine qui n'entre pas dans la composition normale de ce produit.

Sueurs dans les maladies.

La transpiration cutanée est plus ou moins irrégulière dans les maladies. La sécheresse de la peau est un symptôme défavorable; mais quand la moiteur y succède, elle est d'un bon augure, puisqu'elle annonce qu'il s'opère une réaction générale.

Aspect de la peau.

Dans les inflammations spontanées, la peau est rosacée et humide; elle devient terreuse dans les fièvres intermittentes; couleur de paille dans les cachéxies avancées; couleur orangée dans les maladies du foie. Elle prend une légère teinte violacée quand il y a stase de sang dans les veines, comme au commencement des accès de fièvres.

Dans le choléra et dans la peste, cette teinte est plus prononcée.

Dans les fièvres graves et dans les fièvres typhoïdes en particulier, on voit apparaître sur la peau des petites macules rouges semblables à des piqûres de puces; toutes ces modifications de la peau annoncent une altération du sang.

Du pouls.

Le pouls, en général, dans l'état de santé, donne 110 pulsations par minute dans le premier âge; 100 vers l'âge de deux à trois ans; 80 pulsations à la puberté; 60 à 70 dans l'âge adulte, et 50 à 60 chez les vieillards.

Dans les affections aiguës, le pouls est dur, plein, fort et fréquent.

Dans les maladies fébriles, où l'état septique domine, il est plus faible.

Dans les affections nerveuses, il est vif, serré; à l'approche d'une crise favorable, il offre de la flexibilité et de la largesse; il devient petit, filiforme à la suite de grandes pertes de sang.

A l'approche de la mort, il disparaît ou remonte, et souvent n'est plus appréciable.

Du chaud.

La chaleur du corps s'élève lorsqu'il y a fièvre; elle descend au contraire au-dessous du degré normal quand l'économie languit.

La calorification organique est pervertie dans les maladies nerveuses, dans certaines névroses et dans les vives émotions.

CONSEILS D'APRÈS HIPPOCRATE.

Dans beaucoup de cas, surtout dans les maladies aiguës, l'hygiène et les soins font autant que la médication, et très-souvent quelques moyens familiers éprouvés par l'expérience, unis aux soins toujours si intelligents d'une mère, d'une fille, d'une sœur, d'une femme, d'un ami, font plus que les drogues savamment formulées par certains médecins.

C'est ce que disait il y a vingt-deux siècles le père de la médecine; et c'est ce qu'on doit encore répéter aujourd'hui. Hippocrate disait aussi que l'homme était double, *homo duplex;* qu'il fallait le savoir traiter au physique et au moral. En effet, combien de maladies ont leur cause dans les déceptions, la trahison, les perfidies, l'injustice, les écroulements des plus légitimes espérances, les délaissements imprévus de l'amitié et de l'amour.

Il appartient seul aux parents et aux amis de l'affligé de ramener par des soins affectueux et assidus la paix dans un cœur agité et la tranquillité dans cette âme troublée, sinon on doit craindre de le voir succomber à une maladie de langueur, à une phthisie pulmonaire ou à une consomption lente.

« Il faut, dit Hippocrate, mettre la plus grande propreté à tout ce que les malades doivent manger et boire. Il faut que tout ce qui les touche soit doux, mollet et souple. Il faut leur accorder tout ce qui ne peut leur nuire, et même tout ce qui ne causerait qu'un mal facile à réparer; ainsi, on doit leur accorder de l'eau fraîche quand ils en demandent, ou bien un peu de viande, un peu de vin, ou la liberté de passer d'une chambre à l'autre quand ils le désirent. »

« On doit leur tenir des discours qui les intéressent et qui les raniment; enfin, il faut autant que possible les mettre dans la situation qu'ils souhaitent, ne jamais les abandonner. Il ne faut pas désespérer de la guérison de celui qui, jusqu'au dernier moment, demande avec instance des secours, des conseils et des remèdes; car,

assurément celui-là veut vivre, et par cette ferme volonté du croyant, il peut parvenir encore à se sauver et
à déjouer le fâcheux pronostic qu'on aurait inconsidéré-
ment porté sur son état. »

Diète et régime à suivre pendant les traitements homœopathiques.

Nous donnons ces règles, non pas que nous soyons
partisan de la médecine homœopathique, mais parce
qu'elles conviennent également dans les traitements allopathiques.

Pendant un traitement, la diète doit, avant tout, avoir
pour objet de ne pas détruire l'action des substances médicamenteuses.

Hahnemann a dit : *Les aliments ne doivent rien contenir de médicinal.*

Voici les aliments dont on peut user en suivant le traitement homœopathique. Nous dirons toutefois, entre pa-
renthèse, que les personnes qui suivront un traitement
allopathique feront bien de se conformer à ces règles, qui
sont excellentes pour les deux modes de traitements.

Aliments permis.

Viandes de bœuf, de mouton, viandes blanches comme
celles de veau, agneau, chevreau; le gibier est permis à
la condition qu'il ne soit pas faisandé.

On peut manger des soupes de pain ou de semouille, de
riz, d'orge, de pâtes de Gênes, de tapioca.

Les poissons de toutes espèces sont permis, ainsi que
les farineux, excepté les pois et les fèves.

Le jardinage, les petits pois, les haricots verts, la chicorée, les cardons, les épinards peuvent être permis.

Sont aussi permis les fruits doux, oranges, poires, figues, raisins, cerises, abricots.

Aliments qui sont défendus.

La chair de cochon, d'oie, de canard, le gibier faisandé.

Les viandes salées, jambon, thon, saucisson, anchois.

Sont aussi nuisibles tous les végétaux et épices conser-
vés dans le vinaigre, comme les oignons, les asperges,
radis, fenouil, câpres, piment.

Les fruits qui n'ont pas atteint leur degré de maturité, les fruits acides, cédrat, pommes, grenades et citrons
sont prohibés.

Tous les aliments du règne animal et végétal, dénom-
més ci-dessus, sont prohibés toutes les fois qu'ils sont
préparés avec des substances aromatiques.

Le bouillon devra être préparé sans poivre ni persil,
mais seulement avec de l'eau et du sel et un oignon ou
poireau.

J'en dirai autant pour les ragoûts, les fritures et autres préparations qu'un cuisinier habile sait rendre ainsi
plus agréable au goût.

Toutes les autres préparations des pâtissiers et confi-
seurs, à l'exception de quelques gelées rafraîchissantes,
doivent être bannies de la cure homœopathique ; la
plus grande partie des pâtisseries étant préparées avec
des essences de cannelle ou de vanille, elles sont prohi-
bées; c'est par la même raison qu'on ne doit faire usage
que du chocolat homœopathique.

Boissons.

Le café, boisson à laquelle la plus grande partie des
hommes sont habitués dès leur enfance, est très-nuisible
à l'action des médicaments homœopathiques.

Cette boisson doit être expressément interdite dans les
maladies ; elle est permise seulement aux personnes âgées,
en petite quantité et encore mélangée avec du lait. Dans le

temps où l'on prendra le café on suspendra la cure homœopathique.

Même observation pour le tabac à fumer, comme pour le tabac à priser ; on doit en modérer l'usage autant que possible.

Tout ce que je viens de dire sur le café peut se dire sur l'usage du thé, de l'eau-de-vie et du rhum et autres liqueurs spiritueuses.

Le vin devra être bu avec beaucoup de modération, mélangé avec de l'eau et toutes les fois qu'on pourra s'en passer ; en éviter l'usage pendant le traitement des maladies.

L'expérience a démontré qu'il faut seulement observer strictement ces préceptes dans les jours où l'on fait usage des remèdes ; quand le malade suspend ses remèdes il peut manger et boire ce qui lui plaît.

Restent surtout prohibés les parfums, les odeurs et les dentifrices.

Les émotions fortes, les afflictions sont certainement des causes très-défavorables à l'action de la vertu des remèdes homœopathiques, et le médecin doit recommander aux parents et amis du malade d'éloigner de lui tout sujet d'inquiétude, de tristesse et de douleur ; toute leur sollicitude doit se porter vers cet objet.

MÉDICAMENTS

QUE NOUS RECOMMANDONS SPÉCIALEMENT COMME POUVANT GUÉRIR LA OU TOUS LES AUTRES MOYENS ONT ÉCHOUÉ.

Médicaments spéciaux de la pharmacopée SAMUEL THOMPSON.

Si les médicaments spéciaux ont pris une grande faveur près du public, c'est que, il faut le reconnaître, ils ne sont pas sans rendre de grands services aux malades.

En effet, un remède spécial est toujours composé d'une manière conforme et identique par son inventeur, et les prescriptions des médecins ne sont pas toujours remplies dans les mêmes conditions ; des erreurs funestes sont souvent commises ; des substitutions d'un remède à un autre ont lieu plus souvent encore, et nous croyons faire chose utile à nos lecteurs en leur indiquant les médicaments de Samuel Thompson, comme des remèdes excellents, hors ligne, et guérissant les maladies graves, pour lesquelles ils sont indiqués ; nous ajouterons que voilà quinze ans que nous les prescrivons et toujours avec un succès que nous avons vainement cherché dans toute autre médication.

Un mot sur les découvertes médicales de Samuel Thompson.

Parmi les découvertes médicales les plus extraordinaires de notre siècle, les plus importantes pour l'humanité sont sans contredit celles du Dr Thompson.

Cet homme éminent, natif d'Asthed, en Amérique, descendait d'une famille chez laquelle l'art de guérir était traditionnel, d'une de ces familles de *guérisseurs* si renommés par leurs secrets merveilleux et qui, il y a cent ans encore, étaient les seuls médecins des diverses parties de l'Amérique du Sud. Homme de haute intelligence, S. Thompson comprit qu'il ne pouvait lui suffire d'avoir hérité des secrets de sa famille, qu'il devait étudier, approfondir ceux de la science académique ; il fit des études régulières et fut reçu docteur en médecine.

Dès les premières années qu'il passa comme interne dans les hôpitaux d'Europe, il sut apprécier à leur juste valeur, tous les systèmes tour à tour préconisés, puis bientôt abadonnés, et voyant le néant des œuvres de ses devanciers, il chercha à créer, avec l'aide des secrets traditionnels qu'il possédait, une médecine supérieure à ce qui avait été fait jusqu'alors. Il composa une nouvelle matière médicale, résumant toutes les découvertes faites par lui et par les divers membres de sa famille qui avaient exercé l'art de guérir ; il ne tarda pas à s'acquérir un nom immortel, tant par les ouvrages qu'il publia que par les milliers de guérisons merveilleuses qu'il opéra.

Aussi le Dr Rusch écrivait-il dans son ouvrage sur l'Amérique.

« Le docteur Samuel Thompson a toujours guéri par « sa méthode, quatre-vingt-dix-neuf malades sur cent, « dans les cas traitables.

« Il est de notoriété publique que ses succès furent « dans de telles proportions, et je puis assurer que tous « ceux qui suivront sa méthode ne perdront pas deux « malades sur cent. »

Le Dr Mattson dit page 3 dans son *Traité de médecine Thompsonienne* : « La méthode de Samuel Thompson « semble miraculeuse, elle guérit en peu de temps des « maladies qui ont résisté pendant des années aux « traitements les plus savamment combinés. »

Le Dr Stephens écrit dans son *Traité des maladies chroniques*, page 212 : « Je me suis servi des médicaments « de la pharmacopée de Samuel Thompson dans quarante « mille cas environ et avec un succès surprenant. Ils fu« rent toujours administrés sans que les malades en « éprouvassent le moindre trouble, et le résultat, pour « ainsi dire constant, fut la guérison. »

Tous les auteurs qui ont écrit sur S. Thompson ou qui ont expérimenté ses médicaments, sont de la même opinion que nous sur leur valeur comme agents curatifs.

La pharmacopée de S. Thompson se compose d'un assez grand nombre de médicaments dont la plupart sont introduits en Angleterre, en Espagne et en Italie.

Aujourd'hui nous sommes heureux de faire savoir que sept des plus importants se trouvent maintenant en France, préparés d'après les formules vraies de Samuel Thompson.

Ces médicaments se composent :

1° De ses gouttes dépuratives et toniques n° 1 ;

2° De ses gouttes dépuratives et toniques n° 2 ;

3° De ses pilules purgatives et dépuratives ;

4° De sa pommade antiherpétique n° 1 ;

5° De sa pommade antiherpétique n° 2 ;

6° De sa poudre stomachique et antiseptique ;

7° Enfin de ses gouttes régénératrices et hygiéniques.

Énumération des maladies pour lesquelles ces médicaments conviennent.

GOUTTES DÉPURATIVES N° 1.

Ces gouttes conviennent dans toutes les maladies où le sang a besoin d'être dépuré ou enrichi et fortifié d'une manière douce, sans heurter l'organisme. Elles ramènent en peu de temps la fraîcheur de la santé et la force, là où la pâleur, la maigreur, la faiblesse et les douleurs semblaient pour ainsi dire indiquer que la mort avait déjà marqué sa victime.

Elles sont le spécifique de toutes les maladies scrofuleuses et de toutes celles qui sont sous la dépendance du principe lymphatique. — Elles sont toniques et dépuratives. On en obtiendra des succès merveilleux dans les engorgements glandulaires, tumeurs blanches, suppurations profondes, fistules dans quelques parties qu'elles soient situées, exostoses et caries des os, tumeurs du sein et des ovaires, induration de la matrice, dans les écoulements d'oreille et la surdité qui en résulte, toutes les maladies du cuir chevelu, les ulcères de toute nature, plaies des jambes, etc.

4

Dans les maladies syphilitiques secondaires et tertiaires, sous quelque forme qu'elles se manifestent, telles
que pustules à la gorge, dans la bouche, dans le nez, bubons, ophthalmies syphilitiques, exostoses, périostites,
douleurs ostéocopes, gourmes, ulcères, etc.

Ces gouttes sont surtout indispensables pour la guérison des *lupus voraces, scrofuleux* ou *serpigineux* et des
cancroïdes.

Les maladies de la peau les plus rebelles, celles qui
ont résisté aux traitements les plus savants sont guéries
par les deux pommades et les gouttes dépuratives du
Dr Thompson et ses pilules purgatives.

Nous avons fait le voyage d'Amérique pour étudier,
dans le pays (même de Thompson), les effets de cette médication, et nous pouvons affirmer que, depuis notre retour,
nous avons obtenu, à l'aide de ces médicaments, un succès constant pour la guérison des lupus, cancroïdes, acnés,
eczemas, lèpres et ulcères rebelles.

Ces gouttes conviennent aussi dans la suppression des
règles, la chlorose, les flueurs blanches, les palpitations,
les spasmes nerveux, l'hystérisme ayant sa cause dans
la pauvreté du sang.

Elles sont spécifiques des maladies lymphatiques et
scrofuleuses des enfants, croûtes de lait, ozène, engorgements des glandes du mésenter, ou carreau, amaigrissement, état de langueur, petite toux sèche, oppression,
faiblesse digestive, perte d'appétit.

Elles sont souvent utiles pour la guérison des cas désespérés de rhumatismes articulaires, douleurs arthritiques avec gonflement des articulations.

Enfin chaque fois qu'une maladie aura résisté à plusieurs traitements et qu'on pourra supposer qu'elle provient d'une âcreté dans les humeurs ou d'un vice de sang,
soit héréditaire, soit par suite de syphilis, gale, miasmes
respirés, etc., ou encore par contact impur, ou faiblesse

de tempérament, on devra faire usage des gouttes de
Thompson et on n'aura pas lieu de s'en repentir.

GOUTTES DÉPURATIVES N°, 2.

Pour faire un traitement dépuratif complet on doit
prendre les gouttes dépuratives n° 1 et n° 2, simultané-
ment.

Elles conviennent dans les mêmes cas. Cependant, si
on ne voulait prendre qu'une sorte de gouttes, il faudrait
prendre le n° 1 de préférence au n° 2. Celui-ci ne développant véritablement toute son action qu'étant pris avec
le n° 1, ou après le n° 1.

PILULES PURGATIVES ET DÉPURATIVES.

Elles sont comme l'indique leur nom, purgatives et dépuratives, elles conviennent comme traitement principal et comme traitement adjuvant. Elles sont spécifiques
des embarras gastriques, des flatulences, engorgements
du foie, des congestions cérébrales, des vertiges, des attaques apoplectiques et des paralysies consécutives, de la
constipation, du rhumatisme articulaire et goutteux,
de l'asthme, des vomissements, de l'œdème des jambes,
des hydropisies, des névralgies, des sciatiques, de la cataracte commençante.

Elles conviennent comme traitement adjuvant ou
comme faisant partie du traitement dans toutes les maladies de la peau, dans toutes les affections où il faut
purifier le sang et les liquides de l'organisme, comme
dans les ophthalmies scrofuleuses, les engorgements
glandulaires, les tumeurs blanches, les plaies et ulcères,
les maladies syphilitiques, tant primitives que secondaires et tertiaires ; dans les convulsions, l'épilepsie, la
chorée ou danse de saint Gui, dans les fistules, contraction des membres, engorgements du sein et de la matrice ; dans les boutons au visage, cancroïdes, lupus,

eczema, teigne, ulcères gangréneux ; dans l'amaurose, l'amblyopie, dans les affections abdominales chroniques, dans l'impuissance, la stérilité, dans les affections scorbutiques, etc., etc.

POMMADE ANTIHERPÉTIQUE N°s 1 ET 2.

Le malade devra bien distinguer le n° 1 du n° 2 dont les effets sont complétement différents. La pommade n° 1 convient surtout pour les *lupus* et *cancroïdes,* qu'elle guérit d'une manière, on peut le dire, miraculeuse et toujours certaine.

Elle convient d'ailleurs dans toutes les maladies de la peau, même les plus rebelles ; plaies, ulcères de mauvaise nature, herpes, eczema, teigne, croûte de lait, sporiasis, lèpre, éléphantiasis, éruptions syphilitiques, bubons, chancres, végétations, pustules, gerçures, excoriations, ophthalmies scrofuleuses et syphilitiques, ulcères fistuleux, tumeurs blanches, glandes engorgées ou en suppuration, duretés et engorgements du sein.

Chaque fois qu'un malade aura tenté en vain divers traitements contre une maladie de la peau, de quelque gravité qu'elle soit, ou des engorgements, indurations, plaies de mauvaise nature avec chairs fongueuses, croûtes, végétations, etc., il pourra trouver sa guérison à l'aide de la pommade Thompson n°s 1 et 2, ses gouttes dépuratives et ses pilules purgatives.

Cette pommade est également résolutive en frictions sur les glandes, les indurations scrofuleuses, etc.

Le n° 2 de la pommade Thompson ne s'emploie d'ordinaire, quand elle est indiquée, qu'une fois par semaine, par exemple pour les *lupus voraces ;* après une semaine de traitement avec la pommade n° 1, on fait une fois une légère application de la pommade n° 2. Sous son influence, la chaleur de la peau est augmentée, une suppuration s'établit, une poussée se fait en dehors ; trois ou quatre heures après cette application, on applique de la pommade n° 1, et la guérison est énormément activée. (Voyez ci-après *Mode d'emploi.*)

Cette pommade n° 2 convient dans les lupus voraces ou serpigineux, cancroïdes, maladies de la peau avec induration, tumeurs, duretés, chairs fongueuses, végétations.

POUDRE STOMACHIQUE ET ANTISEPTIQUE.

Elle est spécifique de la plupart des maladies de l'estomac, faiblesse digestive, crampes, borborygmes, flatuosités, aigreurs, douleurs, vomissements, gonflement épigastrique, perte d'appétit ; elle convient dans les maladies du foie et de la rate, dans les diarrhées aiguës ou chroniques. Mais c'est surtout comme antiseptique que cette poudre possède une grande puissance. Le Dʳ Thompson a démontré chimiquement et pratiquement que l'état septique ou putride tend à se déclarer dans l'organisme en même temps ou peu après la maladie, et que dans la majorité des cas l'usage de la poudre stomachique et antiseptique abrégera de beaucoup l'affection en en annulant les principes délétères et destructeurs.

Cette poudre purifie l'haleine, l'estomac, les intestins, tous les viscères ; à elle seule elle procure des guérisons merveilleuses et inespérées.

Voici comment s'exprime Samuel Thompson dans son *Traité des Maladies chroniques :*

« Dans les maladies longues, une cause d'aggravation
« du mal, et souvent la cause immédiate de la mort, se
« trouve dans l'infection déterminée par la fermentation
« des matières morbides et excrémenticlles.

« Sans aucun doute l'altération des matières morbides

« n'est pas toujours la cause première de la maladie;
« mais les désordres qu'elle cause dans l'organisme dé-
« terminent et accélèrent le moment fatal. Eloignez la
« cause de ces désordres et la nature et l'art auront le
« champ libre pour triompher du mal à son principe.

« Chaque fois qu'une maladie se révèle dans l'orga-
« nisme, il se produit immédiatement un état septique.
« Citons quelques exemples :

« L'acte de la digestion dans l'état de santé ne cause
« aucune putréfaction ; elle est un acte de changement
« et d'assimilation ; mais quand l'estomac ou les intes-
« tins sont obstrués ou affaiblis par une cause quelcon-
« que et que la digestion ne se fait qu'imparfaitement,
« les produits excrémentiels prennent une odeur fétide ;
« c'est là le commencement de l'état septique ; le bien
« être général éprouve de suite une altération. Cet effet
« est commun à toutes les maladies ; bien plus, l'absti-
« nence prolongée amène dans l'organisme un état ana-
« logue ; c'est ce qui a été maintes fois prouvé lors des
« grandes famines ; l'haleine, chez les gens qui souffrent
« de la faim, prend très-promptement une odeur insup-
« portable ; c'est l'état septique qui se révèle ; cette féti-
« dité de l'haleine provient de l'exhalation des mem-
« branes muqueuses déjà prédisposées à la fermentation
« putride.

« Aussitôt que commence l'état septique, une immen-
« sité d'animalcules naissent spontanément dans l'orga-
« nisme, y vivent et y exercent leurs ravages tant que
« la maladie subsiste. Ne pouvant vivre que là où est
« l'état septique, ils meurent dès que la santé est réta-
« blie. Si la santé ne se rétablit pas, ils dévorent après
« la mort le corps dont ils ont pris possession à l'appa-
« rition de l'affection.

« Si ce n'était un fait positivement acquis à la science,
« l'esprit humain se refuserait à croire que huit cent

« millions d'animalcules n'occupent qu'un pouce cube
« d'eau ou de matière en putréfaction, et cependant ces
« animalcules microscopiques sont des êtres doués d'or-
« ganes qui ont vie et accomplissent leurs fonctions. »

Quand on considère que l'état putride ou septique
suffit pour développer dans l'organisme des miriades
d'animalcules, on comprendra facilement pourquoi les
antiseptiques sont d'une haute importance dans le traitement des maladies.

Et voilà pourquoi la poudre stomachique et antiseptique du docteur Thompson convient dans une infinité
d'affections ; et elle est indispensable toutes les fois qu'on
a la bouche mauvaise, le goût altéré, les urines anor-
males, de la diarrhée ou une constipation opiniâtre.

GOUTTES RÉGÉNÉRATRICES

ET HYGIÉNIQUES.

Ces gouttes sont le spécifique de toutes les maladies
qui proviennent de l'abus des plaisirs vénériens à quelque âge que ce soit : impuissance, spermatorrhée, faiblesse des reins, spasmes nerveux, palpitations, affaiblissement général, pollutions nocturnes, mélancolie, vertiges provenant de l'état de faiblesse.

Elles conviennent aussi dans les maladies de langueur,
les longues convalescences, et surtout quand il s'agit de
régénérer l'organisme, de fortifier et restaurer les personnes épuisées par de longues maladies et de grandes
pertes de sang.

Doses auxquelles doivent se prendre les médicaments
du Dr Thompson.

GOUTTES DÉPURATIVES Nos 1 ET 2.

Mode d'emploi.

Ces gouttes se prennent à la dose de 6 à 15 gouttes,

deux fois par jour dans un peu d'eau, soit matin et soir, soit avant les repas. On commence par 6 gouttes deux fois par jour; on en augmente le nombre progressivement. Ainsi, dans la première semaine, on prendra 6 gouttes matin et soir. La seconde semaine 8 gouttes, puis la troisième semaine 10 gouttes matin et soir, et ainsi de suite jusqu'à 15 gouttes deux fois par jour du n° 1 et du n° 2.

Si le cas est grave et la personne robuste, on peut commencer par 10 gouttes deux fois par jour de chacun des numéros 1 et 2.

Ainsi, on peut prendre les gouttes n° 1 matin et soir, et les gouttes n° 2 immédiatement avant le déjeûner et le dîner ou avant les repas du midi et du soir.

Si l'indication est de ne prendre que les gouttes n° 1, on devra les prendre avant les repas dans un peu d'eau; il en est de même pour le n° 2.

N. B. — On doit observer que lorsqu'on fait usage des gouttes de Thompson, on ne doit manger aucun aliment contenant du vinaigre, comme la salade, les sauces piquantes, etc.

Dans la très-grande majorité des cas, lorsqu'on fait un traitement dépuratif, on doit se purger une fois par semaine au moins avec les pilules purgatives de Thompson.

PILULES PURGATIVES ET DÉPURATIVES.

Mode d'emploi.

Pour les hommes la dose est de 4 à 6 pilules qu'on prend en une seule fois; pour les femmes de 3 à 5; pour les enfants d'une à deux selon l'âge. On les prend d'ordinaire lors d'un traitement dépuratif une ou deux fois par semaine; dans les cas cas graves trois fois par semaine. Quand les pilules ne purgent pas suffisamment, on en augmente la dose.

On peut boire après les pilules du bouillon aux herbes. Quelquefois une ou deux pilules prises avant le repas principal suffisent pour purger légèrement.

Quelquefois ces pilules font vomir quelques gorgées de bile; on ne doit pas s'en alarmer.

MODE D'APPLICATION de la pommade antiherpétique de Thompson, nᵒˢ 1 et 2.

Pour la guérison des *lupus voraces* ou *serpigineux*, *avec ou sans suppuration, plaies du visage avec croûtes*, on appliquera cinq à six fois par jour une forte couche de la pommade nᵒ 1 ; on fera l'application sur la partie malade sans le secours du linge ni de sparadrap. On étendra simplement la pommade sur le mal quand la maladie se trouve sur la figure. Quand elle est sur une partie du corps recouverte de vêtements, on étend une bonne couche de pommade sur un linge, et on l'applique sur le mal. Deux ou trois heures après cette application, on essuiera légèrement avec un linge fin ce qui reste de la pommade, et on en remettra une nouvelle couche ; s'il y a des croûtes qui se détachent, on devra favoriser leur décolement, parce qu'alors la pommade touchant plus intimement la partie malade, son effet sera plus puissant.

L'effet d'amélioration, même dans les cas les plus rebelles, se manifeste immédiatement, et le malade, dès le premier jour, déclare que l'ardeur du mal est déjà calmée, que la peau est plus souple, moins tendue; la guérison commence.

N. B. — En faisant usage de cette pommade, on doit prendre les gouttes dépuratives nᵒ 1 et nᵒ 2 et se purger deux fois par semaine au moins avec les pilules purgatives de Samuel Thompson.

La médication de Thompson pour la guérison des lupus,

cancroïdes, *maladies rebelles de la peau*, et plaies de mauvaise nature, est celle que nous avons suivie depuis quinze ans, époque à laquelle nous avons été en Amérique l'étudier; et depuis lors nous l'avons appliquée chaque jour avec succès, et nous ne craignons pas d'affirmer qu'elle est la seule qui guérisse véritablement et constamment.

Après huit à dix jours de traitement, il y a déjà une amélioration notable; mais, comme dans ces maladies, il y a toujours dans l'épaisseur du derme et dans les tissus sous-jacents des infiltrations ou des indurations; il faut en amener la résolution et la sortie au dehors, et bien déterger les tissus, et non pas amener une cicatrisation prématurée qui laisse en dedans tous les germes de la maladie, ce qui produit des récidives. Pour arriver à ce but, on devra appliquer une fois par semaine sur les parties les plus malades une légère couche de la pommade antiherpétique de Thompson, n° 2.

Cette pommade, de vingt à trente minutes après son application, produit un sentiment de chaleur, puis il s'établit une suppuration plus ou moins abondante au dehors; la chaleur augmente et arrive jusqu'à la douleur. Les parties se gonflent, se tuméfient quelquefois, s'enflamment même; trois heures après l'application de cette pommade n° 2, on devra commencer à appliquer de nouveau la pommade n° 1, et continuer pendant huit jours, puis remettre de la pommade n° 2, etc., etc. Il faut que les parties soient toujours recouvertes par la pommade n° 2 et la changer souvent. — L'effet de ces pommades n° 1 et n° 2 consiste à ramener les ulcérations et végétations des *lupus et cancroïdes*, qui sont de *mauvaise nature, en des ulcères simples et de bonne nature.*

Elles résolvent aussi les indurations, et ramènent, en excitant la vitalité des tissus, des maladies essentiellement *chroniques*, en des maladies pour ainsi dire *aiguës*, marchant dès lors normalement vers la résolution et la cicatrisation.

La pommade n° 2 n'agit pas comme les caustiques qui détruisent les parties sur lésquelles on les applique sans modifier la nature du mal; elle excite la vitalité, et amène, nous le répétons, des suppurations de bonne nature là où il existe des suppurations de mauvaise nature. Les caustiques renferment le mal dans les tissus sous-jacents; la pommade n° 2 amène la suppuration et fait sortir au dehors tout ce qui entretenait au dedans la maladie, ou tout ce qui était susceptible de la faire revenir.

Les pommades n° 1 et n° 2 ne sont nullement dangereuses; on peut en appliquer sur des surfaces dénudées de l'épiderme sans en craindre l'absorption.

La pommade n° 2 fait souffrir; il est mieux de ne pas en couvrir de trop grandes surfaces en une fois; on en touche les points les plus malades seulement, et on ne l'applique qu'une fois tous les huit à dix jours. Il faut bien que le malade se résigne à souffrir un peu pour guérir avec certitude, une maladie incurable qui, sans ce moyen, et sans ce traitement, continuerait à le dévorer lentement, il est vrai, mais qui le torturerait jusqu'à la mort.

Revenons au mode de traitement : tous les huit jours, on devra faire une légère application avec la pommade n° 2 sur les parties les plus malades et sur celles les plus indurées, les plus empâtées, les plus tuméfiées.

Comme nous l'avons dit, sous l'influence de cette pommade, il se produira une suppuration parfois abondante, parfois une simple exsudation qui se convertit en croûtes; puis, le lendemain, l'effet de cette pommade cessant, il se fait un travail de cicatrisation; la tuméfaction cesse; une grande amélioration se produit, à tel point que souvent, après quelques applications de la pommade n° 2, le malade se croit guéri; IL N'EN EST

RIEN! Il faut avoir la patience et le courage de continuer le traitement tant qu'on sent de la raideur, de l'induration, et que la peau n'est pas revenue complétement à l'état normal.

Le jour où le malade se fait l'application de la pommade n° 2, il croit sa maladie empirée, parce que la force de la pommade amenant de la chaleur, de la tuméfaction et de la suppuration, celui qui n'a pas l'habitude de ce mode de traitement peut croire à une aggravation. Mais qu'on ne s'y trompe pas, *plus la poussée au dehors est forte, plus quelques jours après on voit une amélioration notable se manifester.*

Le traitement externe des *lupus, cancroïdes, ulcères,* est de la plus haute importance ; mais il doit être fait conjointement avec le traitement interne qui consiste dans l'usage des gouttes dépuratives 1 et 2 chaque jour et des pilules purgatives deux ou trois fois par semaine.

Nous ne citerons pas d'observations de guérisons, cela nous demanderait un développement que ce volume ne comporte pas ; mais nous pouvons affirmer, pour encourager les malades à suivre ce traitement, que nous l'avons toujours trouvé *infaillible* quand il est bien appliqué. A l'aide de ces médicaments, nous avons guéri chaque année plusieurs centaines de malades, près desquels toutes les ressources de l'art avaient échoué.

Si des personnes atteintes de maladies très-graves, de la nature de celles qui nous occupent, voulaient avoir notre avis, soit sur le traitement, soit sur les modifications à y apporter pour des cas particuliers, nous nous ferions un plaisir de nous mettre entièrement à leur disposition ; elles devront alors nous écrire *franco* en adressant leur lettre au bureau de la *Gazette médicale des Familles,* rue Thomassin, 8, à Lyon, qui nous la fera parvenir.

La pommade Thompson n° 1 convient en outre dans toutes les maladies herpétiques rebelles, sèches ou humides; dans les ulcères et suppurations scrofuleuses, dans les fistules, tumeurs blanches; une application de la pommade n° 2 sur les tumeurs blanches, tous les huit ou dix jours, en amène la résolution très-promptement. En touchant l'orifice des trajets fistuleux avec cette même pommade n° 2, elle en amène la cicatrisation en peu de temps.

Pour la teigne et les maladies graves du cuir chevelu, il faut laver la tête avec de l'eau de savon tiède tous les matins, puis appliquer de la pommade n° 1 matin, midi et soir.

Pour les plaies des jambes variqueuses ou eczémateuses, il faut étendre de la pommade n° 1 sur des bandelettes et les appliquer sur les plaies et les parties enflammées, et bander ensuite la jambe depuis le pied jusqu'au genou.

Pour les glandes au sein, on fait des frictions trois fois par jour avec la pommade n° 1.

Pour les croûtes dans le nez et l'ozène, on introduit dans les narines des petits tampons de ouate imbibés de la pommade n° 1.

Pour les engorgements de matrice, les granulations, les maladies dartreuses ou autres du vagin, on fait des frictions sur les parties et l'on introduit des tamponnements dans la matrice, après les avoir imprégnés de pommade n° 1.

Pour tous les exanthèmes, engorgements, indurations, plaies, pustules, dartres, de nature syphilitique ou autre, la pommade n° 1 convient; on fait trois ou quatre pansements par jour; on n'emploie le n° 2 que dans les cas rebelles et à de rares intervalles.

Mode d'emploi de la poudre stomachique antiseptique.

La poudre stomachique se prend à la dose d'une cuillerée à café, dix minutes avant le repas, dans un peu de pain azime ; dans les cas graves, on peut, en outre, en prendre une cuillerée à café matin et soir. Pour les personnes très-délicates, on peut commencer par une demi-cuillerée à café deux fois par jour.

Comme antiseptique, dans la grande généralité des maladies, elle convient de préférence à tout autre médicament ; on en prend alors une demi-cuillerée deux fois par jour ; cette dose suffit pour enlever toute cause putride à l'organisme, prévenir toute fermentation septique, et, par suite, un nombre infini de maladies, et empêcher l'apparition spontanée dans l'organisme des vers infusoires ou animalcules.

Dans les époques d'épidémie, de fièvres intermittentes, de choléra, de fièvres putrides, etc., on prendra matin et soir une cuillerée à café de la poudre, et on sera à l'abri de toute atteinte des miasmes délétères.

MODE D'EMPLOI de gouttes régénératrices et hygiéniques.

Ces gouttes se prennent à la dose de six à vingt gouttes, deux fois par jour, dans un peu d'eau ou un peu de vin après les repas.

On commence ordinairement par six gouttes ; après huit jours on augmente de quatre à cinq gouttes, et ainsi de suite.

L'emploi des gouttes ne nécessite aucun régime ; toutefois, il est indispensable, quand on en fait usage, de prendre une nourriture tonique.

Régime à suivre pendant le traitement Thompson.

Dans la plupart des maladies chroniques, le régime doit être réparateur et tonique sans être excitant.

Viandes bouillies et rôties, bouillon, consommé au tapioca, poissons, œufs frais, légumes non farineux, fruits cuits, confitures, vin vieux coupé d'eau : voilà le régime. On doit s'abstenir surtout de salades, fruits verts, poids, lentilles, fèves, pomme de terre, liqueurs fortes, eau-de-vie, rhum, absinthe.

Afin que chacun sache quelle est la dépense à faire pour suivre le traitement, nous donnons ici le prix de ces médicaments.

PRIX DES MÉDICAMENTS THOMPSON :

Gouttes dépuratives nos 1 et 2.	7 fr. 25	le flacon.
Pilules purgatives	5 50	la boîte.
Pommade antiherpétique n° 1	5 25	le flacon.
Pommade antiherpétique n° 2.	10 »	Id.
Poudre stomachique	3 75	la boîte.
Gouttes régénératrices.	6 75	le flacon.

N. B. — Pour les pharmacies où se trouvent les médicaments Thompson, voir à la fin de ce volume.

HUILE DE FOIE DE MORUE MÉDICAMENTEUSE

DU DOCTEUR ET PROFESSEUR DICKSON.

Les cas dans lesquels l'huile de foie de morue peut être utile sont si nombreux, que cet agent est devenu un médicament populaire.

Dans le rachitisme et même dans la diathèse scrofuleuse, son action est des plus manifestes, et il peut être considéré comme le médicament spécifique de ces états morbides ; dans les autres maladies, il ne doit être considéré que comme médicament adjuvant.

Pour donner à cette huile une action plus complète, le professeur Dickson a eu l'heureuse idée d'y associer des médicaments héroïques qui conviennent dans diverses

maladies pour lesquelles l'huile de foie de morue est indiquée.

Il est acquis aujourd'hui à la science que l'huile de
foie de morue trop épurée, trop clarifiée, sans odeur ni
couleur, a perdu ses propriétés les plus précieuses. En
effet, l'huile de foie de morue non épurée traverse les
membranes animales beaucoup plus facilement que les
autres huiles grasses. L'huile de foie de morue trop épurée et clarifiée, en perdant par l'épuration ses principes biliaires, a perdu sa facilité de pénétration, de digestion et
d'absorption.

L'huile de foie de morue du professeur Dickson est, à
ce double point de vue, l'huile par excellence ; elle est
fabriquée de manière à lui conserver toutes ses propriétés, aussi est-elle devenue en vogue dans toute l'Amérique, l'Angleterre et l'Italie, où tous les médecins la
recommandent.

Les huiles médicamenteuses de Dickson se composent :

1° De l'huile de foie de morue à l'hypophosfite de
soude ;

2° De l'huile de foie de morue au chlorure d'or et de
soude ;

3° De l'huile de foie de morue à l'iodure de fer ;

4° De l'huile de foie de morue sulfureuse à l'hélicine.

Cas dans lesquels ces diverses huiles conviennent.

Huile de foie de morue à l'hypophosfite de soude.

Si jamais il y a eu un médicament d'une supériorité
reconnue, c'est bien celui-ci ; en effet, nous avons au sein
de tous nos organes du phosphore et des phosphates en
quantité considérable ; d'abord dans le sang et dans le
lait qui servent à les former, ensuite dans les organes
eux-mêmes, dans les os, dans les dents, dans le système

nerveux, dans le sperme, dans les chairs musculaires, et finalement dans tous les liquides de la digestion, salive, bile, suc gastrique, suc pancréatique, etc.

Si, d'une part, toutes les parties du corps humain doivent contenir des phosphates dans une proportion établie, et si, d'autre part, par suite de maladies ou de la pauvreté du lait, que des nourrices malades auront donné aux enfants, ou par toute autre cause, la proportion . normale de phosphate n'existe pas dans l'organisme, les maladies les plus graves ne tardent pas à apparaître : *scrofule*, *rachitisme*, *convulsions*, *épilepsie*, etc., etc. Il devient évident qu'un aliment contenant cette substance qui manque à l'organime et qui sera parfaitement assimilé, sera un médicament de premier ordre; car cette huile de foie de morue médicamenteuse contient véritablement deux médicaments pour un : L'excipient, l'*huile* et la substance héroïque, l'*hypophosfite de soude*.

Les auteurs sont d'accord sur ce fait que le point de départ des maladies tuberculeuses, de la consomption, de la phthisie, du carreau, se rencontre dans un état général de l'organisme caractérisé par la faiblesse, l'anémie, la pauvreté du sang, le défaut d'assimilation.

Cet état a pour condition essentielle ou le défaut ou la diminution dans l'économie du phosphore qui devait y exister normalement soit à l'état oxidable ou combustible.

Le remède spécifique de cette classe d'affection doit donc se rencontrer dans une préparation de phosphore assimilable, comme l'est l'huile de foie de morue Dickson, à l'hypophosfite de soude.

Nous en avons nous-même très-souvent constaté la supériorité contre la faiblesse de tempérament, le rachitisme, l'anémie ou pauvreté du sang, la chlorose, l'épuisement des femmes enceintes ou qui allaitent, la dentition difficile ou retardée des enfants, le marasme, la menstruation difficile chez les jeunes filles à l'époque de la puberté; dans tous les cas de faiblesse native ou de convalescence; dans les maladies de poitrine, surtout la phthisie commençante, les toux et bronchites chroniques; dans toutes les maladies tuberculeuses, dans les scrofules, l'engorgement des glandes, le carreau, la déformation et carie des os, l'épilepsie; car il est prouvé par l'analyse de l'urine des épileptiques que, dans la majorité des cas, l'urine de ces malades contient une perte considérable de phosphates; ce médicament est donc utile pour réparer ces pertes et peut à lui seul amener des guérisons.

Huile de foie de morue au chlorure d'or et de soude.

La grande réputation du célèbre docteur Chrestien, de Montpellier, peut être attribuée en partie à l'emploi très-judicieux qu'il fit du chlorure d'or et de soude dans la diathèse scrofuleuse, syphilitique et cancéreuse, quand les iodures et les mercuriaux n'avaient plus ou pas de puissance. Mais ce sel double, qui a été trop négligé dans ces derniers temps, montre surtout sa puissance en étant associé à l'huile de foie de morue. Cette association forme un médicament dépuratif et reconstituant recommandé surtout dans la carie des os, les périostites, les fistules, les tumeurs blanches rebelles, les chairs fongueuses, les nécroses, les maladies tuberculeuses de la peau, les aménorrhées, les ulcères de l'utérus, de la matrice, du sein, l'engorgement de ces parties, les ulcères et plaies des jambes; dans toutes les maladies rebelles résultant de la diathèse syphilitique ou scrofuleuse; les engorgements de l'ovaire, les rhumatismes articulaires aigus ou chroniques, avec empâtement des articulations et raideur de ces parties.

Nous avons prescrit fort souvent les huiles de foie de morue de Dickson en Italie, et notamment celle au chlorure d'or et de soude, et nous en avons obtenu les plus heureux résultats.

Huile de foie de morue à l'iodure de fer.

Tout le monde sait de quelle utilité est en médecine l'iodure de fer; mais c'est surtout associé à l'huile de foie de morue qu'il opère des guérisons sans nombre et souvent inespérées.

Nous recommandons donc de faire usage de l'huile de foie de morue à l'*iodure de fer* dans tous les cas d'appauvrissement du sang, dans les convalescences, les chloroses, les aménorrhées, les flueurs blanches, douleurs d'estomac, ramollissement des os, les scrofules, les engorgements des glandes, faiblesse digestive, anémie, hypertrophie du foie, les maladies vénériennes secondaires et tertiaires avec anémie, les affections tuberculeuses, les suppurations profondes. Toutes les fois que le sujet sera amaigri et faible, ce médicament conviendra.

L'iodure de fer, uni à une substance nutritive et corroborante, peut produire des guérisons même dans tous les cas de dépérissement les plus graves.

Huile de foie de morue sulfureuse à l'hélicine.

Les principes sulfureux de l'hélicine, unis à un aliment de la calorification comme l'huile de foie de morue, sont une combinaison unique dont les résultats pratiques ont émerveillé tous les médecins qui l'ont prescrite.

Il y a une foule de maladies, sans parler de celles de la peau, dont les sulfureux sont le spécifique; aussi n'est-il pas de thermes aussi fréquentés que ceux de Barèges, de

Bonnes, de Luchon, si renommés dans les maladies de poitrine et dans celles de l'estomac, du foie et des reins, et qui ne doivent leurs principes curatifs qu'au soufre qu'ils contiennent.

L'hélicine étant une substance sulfureuse de nature organique, elle est parfaitement assimilable; associée à l'huile de foie de morue, elle est curative au plus haut degré.

L'huile de foie de morue à l'hélicine peut être prise dans toutes les saisons et notamment pendant l'hiver, lorsqu'il est impossible de se rendre aux eaux sulfureuses. Dans un rapport à l'Académie de Paris, un auteur français s'exprimait ainsi sur l'hélicine : « Les guérisons « obtenues par l'usage de l'hélicine dans les cas de ma- « ladies de poitrine qu'on croyait positivement au-dessus « des ressources de l'art, sont une preuve irréfragable « de son efficacité; j'ai pu suivre au moyen de l'auscul- « tation pratiquée avec soin et intelligence les progrès « de la guérison qui s'opérait, la cicatrisation des ca- « vernes, la résolution des amas ou engorgements tuber- « culeux du poumon.

« Ce n'est pas seulement dans les maladies des orga- « nes de la respiration que cette substance sulfureuse « organique opère des guérisons, mais encore dans celles « pour lesquelles sont ordonnés les sulfureux, dans les « calculs biliaires, dans les maladies *hépathiques*, etc. »

Nous ajouterons qu'unie à l'huile de foie de morue, l'hélicine prend de nouvelles propriétés. On peut la prescrire dans la longue série des maladies de la peau, dans la scrofule, les maladies de l'estomac, du foie, dans tous les cas où l'on a dû faire usage du mercure (le soufre étant l'antidote de ce médicament dangereux); dans les maladies sporiques, dont le nombre est infini et dont les manifestations révétent toutes les formes; dans les traitements mercuriels, l'huile de foie de morue sulfureuse sera un adjuvant indispensable pour amener la guérison sans récidive et sans danger.

On voit par le résumé ci-dessus que les quatre huiles de foie de morue Dickson conviennent dans une série de maladies qui ont quelques analogies entre elles. Souvent dans un même traitement, on devra passer de l'une de ces huiles à l'autre et en faire usage alternativement; car, bien que n'ayant pas une action identique, chacune d'elles possède des propriétés curatives et reconstituantes qui les rendent égalememt précieuses dans les divers cas que nous avons spécifiés.

Dose à laquelle doivent se prendre les huiles de foie de morue Dickson.

Dans l'hiver, la dose pour les adultes est d'abord de deux cuillerées par jour, puis progressivement on arrive à quatre cuillerées.

Demi-dose pour les enfants, on gradue la quantité selon l'âge.

Dans le printemps et l'automne, la dose maximum doit être de trois cuillerées par jour, dans l'été deux cuillerées pour les adultes.

Le régime à suivre en faisant usage des huiles de foie de morue Dickson doit être le même que celui indiqué, page 74, pour les médicaments Thompson.

Prix des huiles de foie de morue médicamenteuses de Dickson: 6 fr. 20 la bouteille.

SIROP DE TAMARIN

DU DOCTEUR COMMANDEUR DE BRUC.

Avant de parler des propriétés du tamarin, je crois devoir faire connaître le fait qui m'a porté à donner mon nom à cette production :

Depuis plusieurs années la plupart des grands journaux de Paris et de France, ainsi que divers journaux de médecine, annonçaient pompeusement et sans mon autorisation, un sirop de *Tamarin du Dr Bruc*. Tant que je ne quittai pas l'Italie, je m'inquiétai peu de cette usurpation qu'on faisait de mon nom ; mais appelé plus tard en consultation à Lyon, il se trouva que le fabricant du *Tamarin Bruc* habitait cette ville, et n'était autre qu'un certain M. Besson, pharmacien aux Brotteaux.

Je fis inviter ce monsieur à publier son sirop sous son nom ; il ne tint aucun compte de mon invitation et je dus l'assigner devant le tribunal. Comme moyen de défense M. Besson allégua qu'il avait pris la formule de son sirop dans mon *Formulaire médical italien*, page 59, deuxième partie.

Cette recette prise dans mon formulaire ne donnait pas le droit à M. Besson de se servir de mon nom, il fut condamné à changer ses flacons et ses étiquettes, à modifier ses annonces, de manière que le public sût bien que le sirop de Tamarin qu'il publiait n'était pas préparé par moi, mais seulement d'après une recette de mon Formulaire. Par suite de ce jugement M. Besson a modifié ses annonces ainsi : au lieu du *sirop de Tamarin du Dr Bruc*, il annonce sirop de Tamarin *d'après la formule du Dr Bruc. — Ce sirop Besson n'est pas un sirop de Tamarin, c'est un mélange de Tamarin et de petit lait*, mélange que je publiai, ainsi que je l'ai dit, comme une boisson peu agréable mais rafraîchissante, et devant se prendre aussitôt après sa préparation (page 59, deuxième partie de mon *Formulaire italien*).

S'il ne s'était agi que d'un sirop semblable, je n'eusse jamais consenti à le patronner ; mais le véritable sirop de tamarin étant populaire depuis longtemps dans tout le midi de l'Europe par suite de ses propriétés rafraîchissantes, tempérantes et laxatives et par son goût agréable; son utilité étant généralement reconnue dans ces contrées, les guérisons qu'il opère étant d'ailleurs constatées par la notoriété publique, j'ai permis qu'on publiât sous mon nom le véritable *sirop de tamarin pur et sans mélange,* et je désire que ce faible appui contribue à le placer au rang qu'il mérite d'occuper.

Ce véritable sirop de Tamarin est fabriqué avec le seul fruit du tamarinier par un procédé tout particulier qui lui conserve sa saveur et ses propriétés bienfaisantes. Il est d'une acidité agréable et n'a pas ce sucré fade qui dégoûte promptement.

Mélangé à l'eau il forme une boisson des plus suaves, il facilite la digestion, assainit l'estomac et ne produit pas de borborygmes, ni de ventosités comme les autres préparations sirupeuses. Ce sirop se vend en Italie et dans tout l'Orient par cent mille flacons, et chaque jour sa vogue devient plus grande.

Comme boisson journalière c'est la plus salutaire, elle peut être prise pendant les plus grandes chaleurs; elle relève l'appetit tout en rafraîchissant.

Voici comment s'expriment les auteurs sur les propriétés du Tamarin :

« Le fruit du tamarinier est d'un goût acidulé très-
« agréable, réunissant tout à la fois les parfums et la sa-
« veur de la groseille, de la cerise, de la prune et de la
« framboise. Il est légèrement astringent et antisepti-
« que. A faible dose il arrête la diarrhée ; à doses plus
« élevées il purge très-légèrement sans tiraillements
« d'estomac et sans coliques. Il semble agir en ressérant
« les mailles du tissu intestinal et en facilitant la sécré-
« tion du foie. Le sirop de Tamarin mélangé à l'eau con-
« vient comme boisson habituelle dans toutes les mala-
« dies inflammatoires ; à lui seul il peut remplacer tou-

« tes les médecines anciennes, à goûts nauséabonds et
« détestables.

    « Il est le remède par excellence pour entretenir la li-
« berté du ventre. Il est le spécfiique des hémorrhoïdes,
« des chaleurs d'estomac, des irritations intestinales. »

Il convient dans toutes les maladies de la peau en rafraîchissant la masse du sang et en modifiant ou en guérissant la constipation habituelle.

Il convient pendant les chaleurs de l'été pour relever
et aiguiser l'appétit.

Les personnes convalescentes, maladives, faibles, fatiguées ou anémiques reprennent bientôt, par l'usage du
sirop de tamarin, de la vigueur et de la force ; leur appétit de languissant devient promptement impérieux ; la
fraîcheur et l'embonpoint qui succèdent à la paleur et à
la maigreur viennent sans beaucoup attendre donner
l'assurance du retour à une santé parfaite.

Garantie pour l'acheteur.

Tout flacon qui ne portera pas la signature du D^r commandeur de Bruc devra être refusé comme une contrefaçon ou un mélange n'ayant pas les propriétés du véritable sirop de tamarin.

Dose à laquelle on prend le Sirop de Tamarin.

On mèle le sirop à l'eau de manière à obtenir une boisson agréable. Comme boisson d'agrément, on peut en
boire à sa soif et à plaisir sans aucun inconvénient.

Dans les maladies aiguës on doit en boire quatre à six
grands verres par jour.

Dans les convalescences on doit en prendre au moins
trois verres par jour.

Pour se purger légèrement on prend un flacon entier
de sirop dans la matinée.

Pour arrêter la diarrhée et tonifier l'estomac on prend le sirop pur, sans mélange d'eau, à la dose de trois à six cuillerées par jour.

N. B. — On devra se rappeler de ne pas confondre la production du sieur Besson avec le véritable SIROP DE TAMARIN, qui seul porte la signature du Dr Commandeur De Bruc.

Prix du Sirop de Tamarin du D^r De Bruc : 1 fr. 75 le flacon.

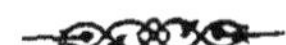

FORMULAIRE THÉRAPEUTIQUE

Pour faciliter les recherches, nous avons classé toutes
les maladies par ordre alphabétique et fait suivre après
la définition des symptômes de chaque affection, les formules les plus accréditées pour son traitement et sa
guérison.

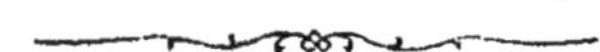

ABCÈS CHRONIQUES PAR CONGESTION

ABCÈS FROIDS, TUMEURS BLANCHES

Ils sont le résultat d'un travail inflammatoire sous-
latent; le pus, au lieu d'être blanc, crémeux, est jaunâtre, séreux, chargé de flocons albumineux. Ils se manifestent chez les individus scrofuleux, rachitiques, sous
forme de tumeurs molles, pâteuses, fluctueuses, sans
rougeur ni chaleur marquée à la peau.

TRAITEMENT GÉNÉRAL

Toniques, alimentation analeptique, vin généreux,
huile de foie de morue Dickson, viande crue, ferrugineux; frictions avec la teinture d'iode, ponction, compression, cautères, repos au lit, purgatifs répétés avec
les pilules du docteur Thompson; sirop de Tamarin de
Bruc.

Formules préconisées contre cette affection

Boisson de Russel.

Décoction de quinquina . }
Eau de mer. . . . . . . } (àâ) 200 grammes.

A prendre par cuillerée dans les vingt-quatre heures, dans les abcès froids, scrofuleux.

Tisane amère. P. H. P.

Espèces amères . . . .   8 grammes.
Eau bouillante. . . . .   1 litre.

Faites infuser pendant une heure, et passez; à prendre dans la journée.

Tisane de gentiane.

Racine de gentiane. . . . . .   4 grammes.
Eau bouillante. 1,000

Faites infuser pendant deux heures, et passez; à prendre dans la journée.

Apozème amer.

Gentiane. . . . .   5 grammes.
Camomille.   4
Sirop d'absinthe.   80
Eau bouillante. 1,000

F. s. a. A prendre par tasse dans la journée comme tonique et stomachique.

Teinture de gentiane ammoniacale. Elixir contre la scrofule.

Gentiane . . . .   32 grammes.
Carbonate d'ammoniaque. . .   8
Alcool à 21°. 1.000

F. s. a. A prendre 50 grammes dans la journée.

Potion antiscrofuleuse.

```
Carbonate de soude . . . . .      5 grammes.
```
Faites dissoudre dans
```
Eau de camomille. . . . . .    100 grammes.
```
Ajoutez.
```
Sirop de gentiane . . . . . .     50 grammes.
Teinture de quinquina . . . .     5
```
A prendre par cuillerée dans la journée.

Les remèdes que nous recommandons spécialement contre cette maladie sont : les gouttes dépuratives du docteur Thompson n° 1 et ses gouttes dépuratives n° 2 ; panser les fistules avec la pommade de Thompson n° 1, et se purger avec les pilules du même auteur. (Voir page 58.)

Voici encore un élixir purgatif qu'on peut essayer ; il remplace l'élixir antiglaireux de Guillet :

Elixir purgatif.

```
Scammonée. . . . . . . )
Jalap. . . . . . . . . . } (àà)   20 grammes.
Rhubarbe . . . . . . . )
Calamus aromaticus . . . } (àà)    5 grammes.
Genièvre. . . . . . . . )
Nitrate de potasse. . . . . .     10
Sucre . . . . . . . . . . .      250
Alcool à 18°. . . . . . . . . .1,000
```
F. s.ᵃ a. Une à deux cuillerées dans la journée.

Cataplasme maturatif.

```
Farine de lin . . . . . . . .    100 grammes. .
```
Faites un cataplasme avec une décoction de guimauves, puis ajoutez :
```
Pulpes d'oignons de lis. . . .    50 grammes.
```

> Feuilles d'oseilles   50
> Onguent basilicum.   50

Qu'on applique sur la tumeur dont on veut activer la suppuration.

Onguent basilicum.

> · Poix noire . . . .   64 grammes.
> Colophane.   64
> Cire jaune.   64
> Huile d'olives   250

F. s. a. Un onguent maturatif excitant très-employé.

Liniment stimulant anglais.
(Beaume de vie)

> Savon médicinal râpé . . . .   30 grammes.

Faites dissoudre dans :

> Esprit de serpolet . . . . . .   200 grammes.
> Essence de térébenthine . . .   250
> Ammoniaque liquide   16

Contre les humeurs froides.

Un des remèdes par excellence contre cette maladie est l'huile de Dickson à l'hypophosfite de soude et à l'iodure de fer. (Voyez page 75.)

TRAITEMENT HOMOEOPATHIQUE

Hep. sil. sulph. Calc. mer. bell.

ABCÈS AIGU (voy. FURONCLE)
(Même traitement)

ABCÈS LAITEUX

Inflammation de la glande mammaire durant l'allaitement. Tumeur rouge, chaude, passant rapidement à la suppuration.

TRAITEMENT GÉNÉRAL

Diète presque absolue, sirop de Tamarin de Bruc, quatre à cinq verres par jour. Boissons émollientes et diaphorétiques chaudes, cataplasmes.

Formules préconisées contre cette affection

Liniment antilaiteux.

Extrait de Belladone. . . }
Glycérine. . . . . } (àà) 20 grammes.

En onctions sur le sein, et recouvrez-le de taffetas. Ce liniment agit comme antilaiteux et aussi pour résoudre les abcès du sein.

Petit lait de Weiss.

Séné mondé. . . . . 20 grammes.
Sulfate de soude. 2
Fleurs de sureau . . . . }
Fleurs de tilleul. . . . . } (àà) 1 gramme.
Ipéricum . . . . }

Faites infuser pendant une heure dans 250 grammes de petit lait clarifié bouillant, passez; par petite tasse dans la journée, pour combattre les abcès laiteux.

Cataplasme contre les abcès du sein.

Axonge. . . . . }
Miel . . . . } (àà) 90 grammes.
Huile d'olives. . . . . }
Farine de seigle 90
Jaune d'œufs frais . . . . . . n° 3

S'il reste des duretés dans le sein, on fera des frictions

matin et soir avec la pommade antiherpétique de Thompson. On se purgera une fois par semaine avec les pilules
purgatives du même auteur.(Voir page 58.)

Dans les cas peu rebelles, on prendra des purgatifs
légers.

TRAITEMENT HOMŒOPATHIQUE

Atrop. hydrar. calc. hep. phos. sil.

ACNÉ INDURÉ

Dans l'acné induré, les pustules sont plus volumineuses que dans l'acné simple. La peau est indurée et conserve longtemps une teinte violacée.

Formules préconisées contre cette affection

Le seul traitement vraiment curatif de l'acné induré
consiste à appliquer quatre à cinq fois par jour de la pommade antiherpétique de Samuel Thompson sur la partie
malade; à faire usage de ses gouttes dépuratives n° 1
et n° 2; à se rafraîchir le sang en prenant quatre à cinq
fois par jour du sirop de Tamarin de Bruc (voir p. 81),
et à prendre une fois par semaine les pilules purgatives
de Thompson (voir page 58). Voici en outre d'autres formules dont on pourra essayer.

Pommade de précipité blanc.

Précipité blanc . . . .   1 gramme.
Axonge.   20
Essence de roses. . . . . . .   2 gouttes.

Dans les affections herpétiques avec prurit.

Pommade de calomel.

Calomel. . . . .   1 gramme.
Axonge.   30

Mêlez au moyen de la trituration. Le docteur Ricord remplace l'axonge par le cérat opiacé.

Pommade de calomel composée.

Calomel	2 grammes.
Camphre	0.30 cent.
Axonge.	30 grammes.
Laudanum de Sydenham . . .	6 gouttes.

Mêlez. Contre l'herpès du visage.

Pommade d'iodure de soufre.

Iodure de soufre.	1 gramme.
Axonge purifiée	30

Cette pommade s'emploie surtout dans l'acné, dans les affections squameuses et prurigineuses.

Mixture pour lotions.

Douce-amère	(ââ) une poignée.
Jusquiame	

Faites bouillir avec un peu de racines d'althæa, et appliquez sur la partie malade à l'aide d'un linge imprégné de cette décoction.

Mixture pour lotions.

Cyanure de potassium	0,5 décigr.
Emulsion d'amandes douces. .	20 grammes.

Contre les éruptions chroniques avec prurit.

Liqueur de Gowland.

Deuto-chlorure de mercure . .	0,1 décigr.
Sel ammoniaque.	0,1
Emulsion d'amandes amères. .	200 grammes.

Contre l'acné et le porrigo.

Sirop de salsepareille composé.

Salsepareille. . . . . .1,000 grammes.
Bourrache 64
Roses pâles 64
Anis 64
Sucre 1,000
Miel blanc. 1,000

F. s. a. A prendre de 60 à 120 grammes par jour, par cuillerée ou dans une tisane.

TRAITEMENT HOMŒOPATHIQUE

Bell. atrop. merc.-sol. hep. sulf.

ACNÉ SIMPLE

L'acné simple se manifeste par des pustules isolées les unes des autres sur le front et le visage des jeunes gens, et surtout des jeunes filles.

TRAITEMENT GÉNÉRAL

Bains, lavements, lotions mucilagineuses légèrement astringentes, usage longtemps continué du sirop de tamarin de Bruc. (Voyez page 81.)

Pommade à la Sultane.

Cire blanche . . , ... 20 grammes.
Blanc de baleine. 50

Faites dissoudre à petit feu, et ajoutez :

Huiles d'amandes douces . . . 100 grammes.

Triturez dans un mortier de porcelaine, afin de bien diviser cette mixture, et incorporez :

Eau de roses . . . . 50 grammes.

Baume de la Mecque . · . . .   2
Teinture de benjoin . . . . ..   12 gouttes.

Cosmétique très-utile dans l'acné simple. Une onction matin et soir.

Dans les cas rebelles, la pommade antiherpétique de Samuel Thompson guérit radicalement. (Voyez page 58.)

En même temps qu'on fera usage de sa pommade, on prendra à l'intérieur ses gouttes dépuratives n° 1 et n° 2.

TRAITEMENT HOMOEOPATHIQUE

Atrop. Carb.-v. hep. sulph.

ADHÉRENCE DE L'IRIS

Dans l'inflammation de l'iris, cette membrane qui est essentiellement contractile, forme souvent des adhérences avec celle du chrystallin.

Pommade d'atropine.

Atropine . . . .   0,25 cent.
Axonge. . . . .   5 grammes.

Mêlez exactement matin et soir; on en introduit gros commé une tête d'épingle entre le paupières.

Collyre de belladone.

Extrait aqueux de belladone. .   4 grammes.
Eau distillée. . . . .   15 grammes.

Employé pour baigner le tour de l'œil avec un pinceau dans le cas de contraction de la pupille et pour empêcher l'adhérence de l'iris.

A l'intérieur, les pilules purgatives et dépuratives du docteur Thompson, six par jour en trois fois. (Voyez page 58.)

TRAITEMENT HOMOEOPATHIQUE

Atrop. hyd nit.-acid. sulphur.

ADYNAMIE (voy. Fièvre typhoide)

AGE CRITIQUE

On entend par âge critique l'époque de la cessation des règles chez les femmes ; il arrive ordinairement en France de quarante-cinq à cinquante ans.

En général, plus les menstrues ont paru de bonne heure, plus leur cessation est précoce. Quelquefois la femme passe cette époque sans s'en apercevoir.

Les règles s'éloignent d'elles-mêmes, reparaissent de temps à autre, puis finissent par disparaître complétement.

L'âge critique est avantageux pour quelques femmes qui, seulement à partir de la cessation de leurs règles, commencent à jouir d'une bonne santé. Malheureusement il n'en est pas toujours ainsi ; souvent à cette époque des maladies terribles se déclarent, telles que des congestions, soit à la tête, soit au poumon ; des cardialgies, des tumeurs au sein, à la matrice, aux ovaires, qui, longtemps demeurées en repos, deviennent douloureuses, s'enflamment et passent à l'état cancéreux.

TRAITEMENT GÉNÉRAL

L'indication fondamentale est de détourner les congestions, de rétablir l'équilibre et de compenser ainsi la menstruation. On arrive à ce but par un exercice régulier, par des saignées répétées tous les trois mois, par l'usage longtemps continué du sirop de tamarin de Bruc (voir p. 81), par des purgatifs, le sulfate de magnésie, 30 gram-

mes dans deux verres d'eau, ou mieux encore trois à
quatre pilules purgatives du docteur Thompson prises le
matin à jeun (voir page 58). Bains tièdes, antispasmodiques.

Poudre antispasmodique.

Poudre de gomme arabique . .　　20
Oxide blanc de zinc. . . . . .　　1
Poudre de valériane . . . . .　　0,20 cent

Mêlez; faites des paquets de 30 centigrammes, trois
par jour.

Potion antispasmodique.

Sirop d'opium . . . .　　15 grammes.
Sirop de sucre. . . . .　　30
Eau de fleur d'oranger . . . .　　15
Ether sulfurique. . . . . . .　　2
Eau. . . . .　　100

Mêlez; par cuillerées toutes les heures.

Pilules antispasmodiques.

Assa-fœtida. . . . . . . }
Extrait de valériane . . . } (ââ)　50 grammes.
Extrait de belladone . . . . .　　50 cent.
Castoreum . . . .　　2 grammes.

Mêlez, et faites des pilules d'un décigramme; de une
à cinq le matin, à midi et le soir.

TRAITEMENT HOMOEOPATHIQUE

Lach. cocc. con. puls. rut. sep.

AGONIE

Comme beaucoup de personnes qui approchent les
malades, et surtout MM. les ecclésiastiques, désirent

souvent savoir à quels signes on peut reconnaître l'approche de la mort, nous avons cru devoir faire un article très-abrégé sous le titre *Agonie*.

L'agonie est le passage de la vie à la mort. En voici les principaux caractères : face cadavéreuse, yeux ternes, enfoncés, sueurs froides, extrémités froides, déglutition difficile, bruyante, pouls filiforme, fréquent et quelquefois disparu, excrétions involontaires; sensibilité éteinte, râle stercoral, extinction vitale; puis rigidité du corps après un certain temps. Beaucoup de familles émettent le désir qu'on ne sorte le cadavre de la maison que quarante-huit heures après le décès, mesure que j'approuve dans beaucoup de cas; à l'appui, je raconterai le fait suivant :

Je voyageais en Espagne; arrivé à Séville, je vis en face de l'hôtel un rassemblement. J'en demande le motif; on me répondit que ces personnes avaient été attirées là par l'agonie et la mort d'une pauvre femme qui demeurait en face. Poussé par l'instinct médical, j'entrai et je reconnus que la vie qui semblait éteinte ne l'était pas.

Je prescrivis une cuillerée à café de vin de Malaga, une seconde, puis une troisième; enfin un peu de bouillon, quand je vis de la réaction.

Le lendemain, la malade était en voie de convalescence. La malade, saignée à outrance, agonisait par faiblesse et mourait par manque de nourriture.

Ainsi, dans les campagnes où il n'existe pas un médecin pour constater légalement les décès, on ferait bien de n'ensevelir les corps que quarante-huit heures après le décès.

AIGREURS

Cette indisposition n'a pas besoin d'être définie. Celui qui s'en trouve atteint sait comprendre sa maladie; seulement nous devons dire que les aigreurs proviennent de causes diverses, et pour cela nous donnons ci-après plusieurs prescriptions pour les différents cas.

Poudre de craie composée.

(For. Lond.)

Craie préparée	200 grammes.
Cannelle en poudre.	20
Racine de tormentille . . } (àà)	100
Gomme arabique . . . . }	
Poivre de Cayenne.	15

Pulvérisez le tout. A la dose de 1 à 2 grammes par jour.

Poudre de craie composée avec opium

Poudre de craic composée. . .	200 grammes.
Opium	5

Mêlez ; contre les aigreurs et la diarrhée chronique, même dose que dessus.

Pilules stomachiques.

Magnésie calcinée	3 grammes.
Poudre de safran.	2
Poudre de cannelle.	1

F. s. a. Trente-six pilules : quatre à huit pendant la journée, dans l'atonie de l'organe digestif avec flatuosités et aigreurs.

Poudre stomachique.

Carbonate de magnésie	2 grammes.
Poudre de rhubarbe	0,5 décigr.
Poudre de cannelle	0,5

Mêlez ; dans la cardialgie et les aigreurs.

Potion absorbante.

Rhubarbe en poudre.	10 grammes.
Bicarbonate de soude	2
Sirop de sucre.	50
Eau de menthe	250

Mêlez ; deux cuillerées trois fois par jour.

Potion antiacide.

(Chevalier)

Eau distillée.	150 grammes.
Eau de Menthe.	20
Ammoniaque liquide	5 gouttes.

Mêlez ; à prendre en trois fois.

Saccharo kali.

(Blondeau)

Sucre.	1,000 grammes.
Bicarbonate de soude. . . .	20
Laque carminée pour colorer. .	q. s.

Mêlez ; 20 grammes dans un litre d'eau, à prendre par verre.

Poudre de carbonate de magnésie.

(Franck)

Carbonate de magnésie . . .	2 grammes
Poudre de rhubarbe	5 décigr.
Poudre de cannelle	5

Mêlez ; en deux fois dans la journée.

Eau de soude carbonatée.

(Soda Water)

Bicarbonate de soude	1 gramme.
Eau pure	625
Gaz acide carbonique. . . .	5 f. son vol.

Faites dissoudre le sel de soude dans l'eau saturée d'acide carbonique, et mettez en bouteilles.

TRAITEMENT HOMOEOPATHIQUE

Nux.-vom. chin. cham. cárb.-v.

ALBUMINURIE
(Maladie de Bright)

L'albuminurie est une lésion particulière des reins, à laquelle se réunit la présence de l'albumine dans les urines et le développement d'une hydropisie symptomatique.

Elle se divise en aiguë et chronique.

Forme aiguë. — Frisson, fièvre, douleur sourde à la région des reins, urine peu abondante, quelquefois sanguinolente ; elle est acide et contient une notable quantité d'albumine ; il se forme alors assez rapidement une anasarque ou une hydropisie générale.

Forme chronique. — Elle est plus fréquente que la forme aiguë, et ne présente souvent d'autres caractères que l'altération de l'urine, laquelle, traitée par l'acide nitrique ou par la chaleur, donne un précipité qui n'est autre qué de l'albumine. La région des reins est rarement douloureuse ; dans des cas très-rares l'hydropisie manque complétement.

On observe la diminution des forces musculaires ; les digestions sont pénibles, et l'œdème qui est limité d'abord à la face, puis aux extrémités inférieures, finit par gagner les cavités du péritoine et de la plèvre, et la mort ne tarde pas à arriver.

TRAITEMENT GÉNÉRAL

Dans la forme aiguë, émissions sanguines, ventouses

scarifiées sur les lombes, diurétiques, purgatifs. Sirop de tamarin longtemps continué. (Voyez page 81.) Dans la forme chronique, pas d'émissions sanguines ; diurétiques, infusions de fleurs de genêt, cautères, moxa sur la région lombaire, purgatifs, régime fortifiant.

Formules préconisées contre cette maladie

Poudre d'élatérine.

Elatérine . . . .   20 centigr.
Crême de tartre . . . .   40 grammes.

Divisez en soixante paquets : un paquet toutes les trois heures, suivant l'effet.

Vin de coloquinte.

Coloquinte. . . . .   5 grammes.
Vin de Malaga.   150

Faites macérer pendant quatre jours. A prendre une cuillerée toutes les heures jusqu'à effet purgatif.

Vin hydragogue.
(Breyne)

Jalap. Scille (aa). . . . . . .   8 grammes.
Nitrate de potasse   15

Mêlez ; faites infuser ces substances pendant trois jours dans un litre de vin blanc, trois cuillerées par jour suivant la tolérance.

Tisane de fleurs de genêt.

Fleurs de genêt . . . .   30 grammes.

Faites bouillir dans un litre d'eau jusqu'à réduction de moitié. Deux cuillerées toutes les heures. On augmente la dose progressivement.

Tisane diurétique.

Acide nitrique. . . . .　5 grammes.
Eau distillée. . . . .　1 litre.
Sirop de sucre. . . . .　100 grammes.

Mêlez. A prendre par demi-verre. Le purgatif qui convient surtout ici sont les pilules purgatives de Thompson, de trois à six par jour pendant une semaine. Se reposer pour recommencer. (Voyez page 58.)

TRAITEMENT HOMOEOPATHIQUE

Nit.-acid. jod. m.-vom.

ALIÉNATION MENTALE

MANIE, DÉMENCE, MONOMANIE

La manie est un délire général avec agitation, irascibilité, inclination à la fureur; parfois c'est une simple exaltation d'idées, et parfois une sorte de stupidité plus ou moins complète.

La monomanie est un délire partiel, ne s'attachant qu'à un seul ou à un petit nombre d'objets.

La démence est l'oblitération complète de l'intelligence.

TRAITEMENT GÉNÉRAL

Moyens moraux, isolement, douches, hydrothérapie, bains prolongés, purgatifs, sirop de tamarin de Bruc. (Voyez page 81.)

Formules préconisées contre cette maladie

Pilules de méglin.

Extrait de jusquiame . . }
Extrait de valériane. . . } (ââ)　2 grammes.
Oxide de zinc . . . .　2

F. s. a. Trente-six pilules ; à prendre une par jour. Augmenter la dose jusqu'à produire un léger effet vertigineux.

Pilules d'atropine.

Atropine . . . .   0,10 cent.
Miel et poud. de guimauves . .   q. s.

Pour faire cent pilules de dix centigrammes, contenant
chacune un milligramme d'atropine ; une à quatre par
jour progressivement.

Pilules de jusquiame iodurées.

(Gintrac)

Extrait de jusquiame. . . . .   3 grammes.
Fer porphyrisé.   2
Iode . . . .   0,50 cent.
Iodure de potassium . . . . .   1 gramme.

F. s.a. Cinquante pilules à prendre, cinq à six par jour.

Pilules de valérianate de quinine.

Valérianate de quinine . . . .   2 grammes.
Extrait de genièvre. . . . . .   q. s.

F. s. a. Vingt pilules, deux à trois par jour, suivant les
cas.

TRAITEMENT HOMOEOPATHIQUE

Atrop. hyos. op. stram. vérat. met. cupr. n.-vom.

AMAUROSE (Goutte séreine)

On appelle amaurose la diminution ou l'abolition de
la faculté visuelle. Elle se porte tantôt sur la rétine, tantôt sur le nerf optique, et quelquefois sur la partie du cerveau qui reçoit les impressions lumineuses extérieures.

Ses causes sont très-nombreuses ; nous citerons les principales. Contemplation prolongée d'objets très-éclairés, action directe des rayons solaires sur la rétine, contusions et plaies du cerveau, travaux opiniâtres, vers intestinaux, rhumatisme, goutte, métastases, pertes considérables de sang ou de sperme, chagrins, âge avancé.

L'amaurose se déclare souvent subitement, mais aussi quelquefois d'une manière lente.

L'amblyopie ou vue double est ordinairement suivie de la perte de la vue.

La pupille se dilate et reste immobile, le fond de l'œil est noir ; s'il n'existe pas de complication de cataracte ou une altération du corps vitré.

On n'éprouve aucune douleur dans l'amaurose, à moins qu'elle ne soit produite par un état congestif de la rétine ou du cerveau.

Dans ce cas, la douleur est vive ; on voit des corps lumineux, des mouches volantes, phénomènes indiquant l'existence d'une rétinite.

TRAITEMENT GÉNÉRAL

Emissions sanguines, pilules, dérivatifs internes, toniques, vésicatoires, sétons à la nuque, galvanisme, révulsifs, vomitifs, antispasmodiques et sédatifs, selon les cas. Sirop de tamarin de Bruc. (Voyez page 81.)

Formules préconisées pour les diverses amauroses

Pilules stimulantes.

Camphre . . . .
Fleur d'arnica . . . . . . } (àà) 1 gramme.
Thériaque . . . .

Mêlez ; f. s. a. Douze pilules, une toutes les deux heures.

Embrocation à l'aconitine
(Turnbull)

Aconitine. . . . .   1 gramme.
Alcool purifié. . . . . . .   120 grammes.
Faites dissoudre.

Embrocation à la vératrine.

Vératrine . . . .   1 gramme.
Alcool purifié.   16
Faites dissoudre.

Embrocation à la delphine.

Delphine. . . . .   1 gramme.
Alcool.   16
Faites dissoudre.

Ces trois formules sont employées pour combattre beaucoup de maladies des yeux. Elles sont efficaces quand on fait suivre l'une à l'autre ces trois préparations dans un intervalle de trois à quatre jours.

Utiles pour guérir l'iritis et l'amaurose. Turnbull prétend que l'opacité de la cornée et la cataracte capsulaire peuvent se guérir avec ces embrocations. Le traitement est local; il consiste à se faire des frictions sur le front deux fois par jour avec ces embrogations.

Pommade vésicante de Gondret.

Suif. . . . .   32 grammes.
Axonge.   32
Ammoniaque liquide à 25° . .   64 grammes.
Faites fondre le suif et la graisse, à une douce chaleur, dans un flacon bouché à l'émeri; ajoutez l'ammoniaque, et agitez jusqu'à parfait refroidissement. La cautérisation

de Gondret sur la partie antérieure de la tête rasée, continuée pendant plusieurs jours, est un des meilleurs moyens pour combattre l'amaurose.

Embrocation ophthalmique

(Sichel)

Solution de 25 centigrammes de strychnine dans 16 grammes d'éther sulfurique.

Trois à quatre frictions par jour contre l'amaurose torpide.

Pilules strychnine.

Strychnine . . . .   0,1 décigr.
Extrait de valériane. . . . . .   q. s.

F. s. a. Trente-deux pilules contre l'amaurose torpide ; à prendre, une le matin à jeun pendant les cinq premiers jours, une le matin et une le soir ensuite.

Embrocation ophthalmique.

Alcoolat de romarin. . . . . .   50 grammes.
Alcoolat de Fioraventi.   20
Ether acétique.   5

Mêlez ; en frictions sur le front.

Collyre d'Henderson.

Strychnine. . . . .   0,1 décigr.
Acide acétique allongé . . . .   4 grammes.
Eau distillée. . . . .   32 grammes.

Mêlez ; contre l'amaurose torpide.

Pilules de chlorure de fer

(Cunier)

Protochlorure de fer . . . . .   4 grammes.

> Aloès . . . . 50 grammes.
> Savon médicinal. 1

F. s. a. Quarante pilules : dix par jour, après les repas. Contre l'amaurose torpide.

Pommade ophthalmique

(Sichel)

> Cérat . . . .
> Pommade au garou . . . : } (ââ) 0,2 décigr.
> Strychnine . . . . 0,01 cent.

Mêlez; cette pommade sert à panser les vésicatoires que l'on applique sur le front contre les amauroses torpides; la dose de la strychnine peut s'augmenter jusqu'à cinq centigrammes par jour.

Liniment de strychnine

(Furnari)

> Huile d'olives . . . . 120 grammes.
> Ammoniaque liquide 8
> Baume de fioraventi 15
> Strychnine . . . . 0,30 cent.

Mêlez; en frictions sur le front et les tempes contre les amauroses.

Huile strychninée.

> Huile d'olives . . . . 50 grammes.
> Strychnine 1

Mêlez; quatre frictions par jour avec douze gouttes de cette huile.

L'emploi des petits appareils électro-galvaniques de Faraday, et les embrocations de Turnbull sont les moyens qui m'ont le plus souvent réussi dans l'amaurose; les vraies embrocations de Turnbull et les appareils se trouvent à la pharmacie Bertrand, place Bellecour, à Lyon et

pharmacie Giraud, place Saint-Jean, à Dijon, et dans
les principales pharmacies.

Sulph. aur. china. bellad. atrop. hyd. pulsat.

AMÉNORRHÉE

L'aménorrhée est la suppression des règles chez une
femme en âge d'être menstruée, et non enceinte; elle
est provoquée par un refroidissement brusque, par l'a-
tonie de l'utérus, par la faiblesse de la constitution, par
trop de plasticité du sang ou par la maladie d'un organe
important.

Quand le flux menstruel manque à l'époque où il doit
paraître, la femme sent dans le bas ventre de la chaleur
et des douleurs, auxquelles succèdent quelquefois des
hémorrhagies, telles que épistaxis, hémoptysie.

TRAITEMENT GÉNÉRAL

Rechercher la cause de cette suppression et la combattre. Bains de mer, bains froids, deux sangsues sur la
partie antérieure et supérieure des cuisses vers l'époque
où la menstruation aurait dû revenir.

Formules préconisées contre cette maladie

N. B. — On doit être certain avant d'administrer les préparations
ci-après que la femme n'est pas enceinte.

Sirop de safran.

Safran . . . .   32 grammes.
Vin de Malaga   500
Sucre blanc.   750

Faites macérer le safran dans le vin pendant deux jours;

passez, exprimez, filtrez et ajoutez le sucre, et faites dissoudre au bain-marie ; trente grammes dans une potion.

Teinture contre l'aménorrhée.

Gaïac. . . . .   120 grammes.
Carbon. de soude et de potasse.   6
Poivre d'Espagne pulvérisé . .   30
Alcool officinal   400

Faites macérer pendant quelques jours ; filtrez et ajoutez :

Ammoniaque liquide. . . . .   15 grammes.

Une cuillerée à café, trois fois par jour.

Espèces emménagogues.

Sommités d'armoise. . . .⎫
Racines de valériane. . .⎬ (ââ)   10 grammes.
Racines d'armoise. . . .⎪
Racines d'ellébore noir. .⎭

Employées en infusion, cinq grammes dans un litre d'eau ; une tasse matin et soir.

Boisson emménagogue.

Sucre . . . .   30 grammes.
Huile essentielle de rue .⎫ (ââ)   6 gouttes.
Huile de sabine . . . . .⎭

Triturez, et ajoutez :

Eau distillée d'armoise. . . .   150 grammes.
Eau de fleurs d'oranger   10

A prendre une cuillerée trois fois par jour.

Poudre emménagogue.

Poudre de sabine . . . .⎫ (ââ)   5 grammes.
Poudre de gingembre . .⎭
Sucre et essence de vanille. . .   40 grammes.

Mêlez ; faites seize paquets, un à deux par jour.

Quinquina dans certaines aménorrhées.

Extrait de quinquina . . . . .   4 grammes.
Sulfate de quinine.   1

F. s. a. 12 pilules.

Selon l'auteur, les sels de quinine ont une action spéciale sur l'utérus; ils possèdent la propriété de rendre le sang plus fluide, en en diminuant la fibrine et en rendant aussi plus facile l'écoulement menstruel.

Décoction d'armoise.

Armoise. . . . .   3 grammes.
Eau . . . .   1 litre.

A prendre, par tasse, matin et soir.

Lavements d'armoise.

Armoise. . . . .   20 grammes.
Eau.   500

Fumigations stimulantes.

Absinthe. . . . . ⎫
Armoise . . . . ⎬ (ââ)   20 grammes.
Thym . . . . ⎭
Eau bouillante. . . . . .1,000 grammes.

On dirige les vapeurs sur les parties sexuelles pour ramener le flux menstruel et en faciliter l'écoulement.

Pilules de Rufus.

Aloès. . . . .   20 grammes.
Myrrhe.   10
Safran   5
Sirop d'absinthe. . . . . . .   q. s.

Mêlez f. s. a. Des pilules de deux décigrammes; comme

emménagogues une à quatre par jour, comme toni-
purgatives trois à dix.

Pilules d'aloès composées.

    Aloès en poudre . . . .   50 giammes.
    Extrait de gentiane.   15

F. s. a. quarante pilules; conservez dans un vase fermé:
deux à huit par jour.

Bien que ces formules soient choisies parmi les premiers auteurs, nous recommandons tout spécialement
contre l'aménorrhée les gouttes dépuratives n° 1 du docteur Thompson, et l'huile de foie de morue du docteur
Dickson à l'iodure de fer. (Voyez pages 58 et 75.)

Lorsque l'aménorrhée provient de trop de plasticité du
sang, on guérira en faisant usage du sirop de tamarin de
Bruc. (Voyez page 81.)

TRAITEMENT HOMOEOPATHIQUE

Graflt. sepia. con. ferr. pulsatilla. sulph.

AMYGDALITE

Inflammation des amygdales, maladie fréquente de
quinze à trente ans. Elle se manifeste par des frissons,
de la fièvre, sécheresse à la gorge, difficulté d'avaler.
Une seule ou les deux amygdales sont engorgées et
enflammées.

Le malade a également difficulté à parler et à avaler sa
salive; sa tête est pesante, les douleurs se propagent souvent jusqu'aux oreilles par la trompe d'Eustache. Inappétence, langue couverte d'un enduit blanchâtre. L'inflammation se termine souvent par suppuration.

Durée de huit à dix jours.

TRAITEMENT GÉNÉRAL

Diète, incision des amygdales, cataplasmes émollients, pédiluves, sinapismes et purgatifs. Usage du sirop de tamarin de Bruc, quatre à cinq verres par jour. (Voyez page 81.)

Prescriptions préconisées contre cette maladie

Gargarisme résolutif.

Sel ammoniaque. . . . .   5 grammes.
Faites dissoudre dans
  Eau.   400
Ajoutez :
  Sirop.   50

Gargarisme acidulé.

Décoction d'orge. . . . . . .   250 grammes.
Miel rotat . . . . ⎫ (ââ)   20
Sirop de mûres. . . . . ⎭
Acide hydrochlorique.   2
Mêlez ; se gargariser sept à huit fois par jour.

Gargarisme astringent.

Tannin . . . .   2 grammes.
Miel rosat   50
Eau distillée   10
Eau de roses.   50
Mêlez ; employé pour tonifier la luette et les amygdales.

Gargarisme astringent.

Sulfate d'alumine et de potasse.   5 grammes.
Décoction d'orge.   300
Sirop.   20

Très-employé et efficace. On peut augmenter la dose d'alumine jusqu'à trente grammes.

Gargarisme astringent. F. H. P.

Feuilles de roses. . . . . 8 grammes.
Eau bouillante. 250

Laissez infuser vingt-cinq minutes ; passez, et ajoutez :

Alun . . . . 4 grammes.

Mêlez ; se gargariser quatre à cinq fois par jour.

Potion sédative.

Extrait de jus purifié de bella-
  done . . . . 5 grammes.
Eau distillée de laitue. . . . . 100 grammes.
Sirop de tolu 50

Mêlez ; par cuillerée toutes les heures.

Potion vomitive.

Emétique . . . . 0,1 décigr.
Eau distillée de menthe. . . 30 grammes.
Eau simple 200
Sirop d'ipécacuanha 50

Mêlez ; à prendre en trois fois, à une demi-heure d'intervalle, jusqu'à effet vomitif produit. En prenant cette potion au début de la maladie, on peut la faire avorter.

On devra aussi se purger plusieurs fois avec les pilules purgatives de Thompson ; les personnes qui sont sujettes aux amygdalites feront bien de se purger tous les trois mois avec les mêmes pilules, afin d'empêcher le retour de la maladie. (Voir page 58.)

TRAITEMENT HOMOEOPATHIQUE

Aconit 18. ignat. 18. belladon.

ANAPHRODISIE, IMPUISSANCE

Absence d'érections par suite d'excès vénériens ou de travaux intellectuels prolongés, et de faiblesse de tempérament.

TRAITEMENT GÉNÉRAL

Bonne alimentation, continence, bains froids, bains de mer, gouttes régénératrices du docteur Thompson, remède certain. (Voir page 58.)

Formules préconisées contre cette affection

Baume de Gilead.

Cardamome.	30 grammes.
Cannelle	30
Baume de la Mecque.	2
Teinture de cantharides . . .	1
Sucre	250

Mêlez; une cuillerée dans du vin généreux. (Remède dangereux.)

Pastilles aromatiques.

Protosulfate de fer	5 grammes.
Teintures de cantharides. . .	1
Sucre en poudre.	200
Mucilage	q. s.

F. s. a. des tablettes d'un gramme : une par jour. (Remède dangereux à cause de la teinture de cantharides.)

Potion stimulante.

Teinture de vanille . . .	} (ää)	10 grammes.
Cannelle.		

> Vin blanc généreux. . . . . . 150 grammes.
> Sirop de sucre 80

Mêlez ; à prendre en trois fois.

Tablettes mogoles.

> Sucre en poudre . . . . . . 100 grammes.
> Gomme arabique 50
> Extrait d'opium 5
> Girofle en poudre . . . . ⎫
> Macis . . . . ⎬ (āā) 60
> Noix muscade en poudre . ⎭
> Musc. . . . . 0,25 cent.

Mêlez, et ajoutez :

> Eau distillée. . . . . q. s.

Faites des tablettes de trois décigrammes ; deux à trois en se mettant au lit, pour exciter et faciliter la digestion.

Nous répétons que les goûttes régénératrices du docteur Thompson sont le meilleur spécifique contre l'impuissance, la faiblesse par suite d'excès vénériens, les longues convalescences.

TRAITEMENT HOMOEOPATHIQUE

Ign. lyc. con. cann. sep. sulph. nux.-v. phos. carb.-v.

ANASARQUE

Accumulation de sérosité dans les mailles du tissu cellulaire et surtout du tissu cellulaire sous-cutané. Cette affection diffère de l'œdème en ce sens que l'infiltration dans l'anasarque n'occupe pas seulement une partie plus ou moins limitée. L'anasarque est active, passive ou symptomatique, suivant qu'elle dépend d'une cause sthénique, d'un état de faiblesse, d'un appauvrissement du sang ou d'un obstacle au cours de ce liquide vers le cœur.

Quand l'anasarque est complète, elle est caractérisée par un gonflement général du corps et des membres, gonflement indolent qui cède sous la pression des doigts, avec aspect mou et pâteux des tissus.

Pâleur, rigidité et sécheresse de la peau.

L'anasarque se manifeste d'abord par les extrémités, et se propage de bas en haut.

TRAITEMENT GÉNÉRAL

Repos, bains; quelquefois saignée pour l'anasarque active.

Dans l'anasarque par atonie, toniques, ferrugineux, analeptiques, frictions aromatiques.

Quand elle est symptomatique d'une affection organique du cœur, du foie, des reins, il faut combattre cette affection et exciter les sécrétions et les évacuations.

Pilules purgatives et dépuratives
Du Dr Thompson

Nous placerons en première ligne pour la guérison de cette maladie les pilules purgatives du docteur Thompson; on en prend, dans ce cas, trois, matin et soir. (Voir page 58.)

Vin hydragogue.

Iris de Florence	50 grammes.
Ecorce intérieure de sureau. .	50
Racines d'aunée.	
Feuilles de séné. . . . . } (ââ)	50
Racines de jalap.	
Vin blanc.	1,000

Faites macérer pendant huit jours; à prendre un verre le matin à jeun.

Vin amer diurétique
(Corvisart)

```
Vin blanc. . . . . . . . . . .1,000 grammes.
Alcool à 34° . . . . . )
Ecorces de citron . .    . } (ââ)  60
Ecorce de winter . . . . )
Racine d'asclépiade . . . )
                           } (ââ)  30
Racine d'angélique . . . )
Baies de Genièvre. . . . )
                         } (ââ)    2
Macis . . . . . . . . . . )
Feuilles d'absinthe . . . )
                          } (ââ)   2
Feuilles de Mélisse. . . . )
```

Concassez, et faites digérer au bain de sable pendant vingt-quatre heures; passez et filtrez. Quatre cuillerées par jour dans les faiblesses de l'organe digestif et dans les hydropisies, l'anasarque.

Pilules diurétiques hydragogues.

```
Scille . . . . . . . . . )
Digitale . . . . . . . . } (ââ)   5 grammes.
Scammonée. . . . . . . )
Sirop de gomme . . . . . .     q. s.
```

F. s. a. cent pilules : quatre à douze pilules par jour, jusqu'à ce que l'effet diurétique soit produit. Pilules très-efficaces contre les hydropisies. Son effet est plus énergique quand la préparation est récente.

Pilules de scille, digitale et fer.

```
Poudre de scille. . . . . )
                          } (ââ)   2 grammes.
  Id.   de digitale. . . . )
Fer porphyrisé. . . . . . .     4
```

F. s. a. quarante pilules : deux à six par jour; excellentes dans l'anasarque liée à une maladie du cœur ou à la chlorose.

Eau diurétique camphrée.

Nitrate de potasse . . . . . .   60 grammes.

Faites dissoudre dans :

Eau de pariétaire . . . . . .   500 grammes.

Ajoutez :

Acide acétique . . . .   60 grammes.
Camphre   10
Alcool   120

Agitez, et filtrez ; une cuillerée d'heure en heure.

Tisane diurétique.

Décoction de chiendent. . . . 1,000 grammes.
Acétate de potasse   2
Sirop apéritif   60

Mêlez par petites tasses.

Frictions diurétiques.

Teinture de scille . . . . } (āā)   50 grammes.
Teinture de digitale . . . }

En frictions sur les cuisses et sur le ventre.

Pommade de vératrine.

Vératrine . . . .   0,2 décig.
Axonge . . . .   20 grammes.

En frictions pour l'anasarque et la goutte.

TRAITEMENT HOMOEOPATHIQUE

Bry. met. kal. lyc. dig. dulc. hyd. sulph.

ANÉMIE (voy. Chlorose)

Diminution de la quantité du sang et principalement
de ses globules, et augmentation du sérum ; pâleur de

la peau et des muqueuses, mollesse, faiblesse, essouffle-
ments au moindre exercice, battements de cœur bruyants,
pouls faible et petit, quoique vif. Souvent il y a éréthisme
nerveux.

TRAITEMENT GÉNÉRAL

Bonne nourriture, viandes rôties, vin vieux, préparations ferrugineuses, tisane de quassia et simarouba,
viande crue, œufs frais crus.

Formule des médicaments indiqués dans cette maladie

Pilules d'iodure de fer et quinine.

Protoiodure de fer. . . . . .   5 grammes.
Sulfate de quinine.   1
Opium . . . .   0,50 cent.
Miel . .. .   q. s.

F. s. a. Cinquante pilules : deux à quatre par jour.

Vin amer.

Quinquina gris concassé. }
Quinquina royal. . . . . } (aa) 150 grammes.
Cannelle concassée.   40
Baies de genièvre . . . }
Ecorce de citron. . . . . } (aa)   50
Ecorce de winter concassée. .   40

Faites macérer pendant huit jours dans :

Vin de Madère. . . . .   9 kil.

Ajoutez :

Carbonate de soude . . . . .   5 grammes.

Filtrez, et conservez ; cinquante grammes le matin à jeun.

Apozème amer.

Gentiane . . . .   5 grammes.
Camomille.   2

Sirop d'absinthe. . . . . . .   50 grammes.
Eau bouillante.   200

F. s. a. A prendre par petites tasses dans la journée.
Toni-stomachique.

Les médicaments que nous recommandons de préférence à tous autres, par suite des guérisons qu'ils nous ont procurées, sont :

Les gouttes dépuratives et toniques, nº 1, du docteur Thompson, et l'huile de foie de morue du docteur Dickson à l'iodure de fer et quinine. Ces deux médicaments, avec un bon régime, suffisent pour guérir les cas les plus désespérés. (Voir pages 58 et 75.)

Pastilles de lactate de fer.

Lactate de protoxide de fer . .   25 grammes.
Essence de menthe.   1
Sucre.   500
Eau distillée de menthe. . . .   q. s.

F. s. a. des pastilles de cinq décigrammes; on en prend de six à douze par jour dans l'anémie et la chlorose.

Pilules de gélis et Conté.

Lactate de fer . . . .   100 grammes.
Mucilage et poudre d'althæa . .   q. s.

F. s. a. deux cents pilules qu'on recouvre de sucre.

TRAITEMENT HOMOEOPATHIQUE

Chin. ferr. nux.-v. met. calc. sulph. vérat. phos.

ANESTHÉSIE SATURNINE

L'anesthésie est la diminution ou l'abolition de la sensibilité ; elle est parfois le symptôme d'une paralysie ; d'autres fois l'effet d'une intoxication par le plomb. C'est l'anestésie de cette nature que nous traitons dans cet article. On la reconnaît, chez les personnes qui travaillent aux préparations de plomb ou chez les peintres, à des fourmillements, à l'engourdissement, à une sensibilité obtuse, à une tactilité très-imparfaite.

Formules préconisées contre cette maladie

Pilules de strychnine.
(Magendie)

Strychnine pure.	0,1 décig.
Conserve de roses rouges. . .	2 grammes.

F. s. a. vingt-quatre pilules : une ou deux matin et soir ; on peut augmenter la dose de la strychnine progressivement, mais avec prudence.

Pilules purgatives.

Scammonée d'Alep	2 grammes.
Gomme-gutte	2
Coloquinte en poudre	2
Aloès en poudre.	1

F. s. a. des pilules de dix centigrammes : quatre à sept par jour.

Sirop de persulfure de fer.

Sirop de saponaire.	100 grammes.
Sirop de rhubarbe.	50
Sulfure de fer en poudre impalpable.	2

A prendre une cuillerée à bouche matin et soir ; se purger deux fois par semaine avec quatre pilules purgatives de Thompson. (Voir page 58.)

TRAITEMENT HOMOEOPATHIQUE

Cocc. caus. rhus. n.-vom. fer.

ANÉVRISME

L'anévrisme est une dilatation anormale du cœur ou d'une artère. Dans l'hypertrophie excentrique ou anévrisme actif, on observe de très-fortes palpitations au cœur, dont le bruit sourd n'est pas accompagné de souffle, ce qui les distingue de ceux produits par un rétrécissement.

Si l'anévrisme a son siége au ventricule gauche, l'impulsion existe de plus à gauche ; le pouls est tendu, vibrant, dur, la face animée ; il y a quelquefois de la céphalalgie, des épistaxis.

Si l'anévrisme occupe le ventricule droit, l'impulsion se manifeste à la partie inférieure du sternum ; il y a plus de difficulté dans la respiration, par le motif que les poumons reçoivent plus de sang dans un temps donné.

L'atrophie du cœur consiste dans une diminution de volume de l'organe. Elle est simple ou avec dilatation de cette cavité. Les battements du cœur sont, dans ce cas, petits et faibles ; les sons sont plutôt clairs que sourds ; le pouls est petit, mou et sans résistance.

Quand la dilatation occupe la cavité droite, il se manifeste un gonflement de la face, les lèvres sont bleues ; il se produit des eczémas, des hydropisies consécutives.

TRAITEMENT GÉNÉRAL

Repos, émissions sanguines, sangsues, purgatifs pour l'anévrisme artériel, amers, ferrugineux ; bains sulfureux pour l'atrophie du cœur, et surtout usage longtemps continué du sirop de tamarin. (Voir page 81.)

Formules préconisées contre les diverses formes de cette affection

Sirop de digitale.

Feuilles de digitale sèches. . .   10 grammes.

Eau bouillante.	400 grammes.
Sucre blanc	1,900

Laissez infuser la digitale dans l'eau pendant six heures;
passez, et ajoutez le sucre ; à prendre par cuillerée.

Sirop de digitaline.

Digitaline.	0,10 centigr.
Sirop de sucre.	2,000 grammes.

Faites une solution alcoolique de digitaline, et ajoutez le
sirop. Ce sirop contient un milligramme de digitaline par
vingt grammes de sirop; deux à trois cuillerées par
jour.

Poudre sédative.

(Fouquier)

Poudre de digitale	0,2 décigr.
Sous-acétate de plomb liquide .	5 gouttes.
Sirop de fleurs d'oranger . . .	40 grammes.

Triturez dans un mortier de verre, et ajoutez peu à peu :

Infusion de pavots	200 grammes.

Par cuillerées dans la journée, dans l'hypertrophie du
cœur; agitez chaque fois la bouteille.

Pilules de digitale et scille.

Poudre de scille.	(ãã)	2 grammes.
Poudre de digitale. . . .		

F. s. a. quarante pilules : deux à six par jour.

Poudre tempérante.

Poudre de digitale	1 gramme.
Nitrate de potasse	4
Sucre.	20

Divisez en huit paquets; un matin et soir.

Potion sédative.

(De Bruc)

Infusion légère de digitale. . .   120 grammes.
Sirop de pointes d'asperges . .   45
Sirop de fleur d'oranger. . . .   50
Sirop de vératrum viride . . .   16
Sirop de diacode   16
Eau laurier cerise.   4
Nitrate de potasse   1

Mêlez ; à prendre par cuillerée, de deux en deux heures.

Granules de digitaline.

Digitaline . . . .   5 centigr.
Sucre blanc. . . . .   q. s.

Pour faire quarante granules ; une à quatre par jour.

Bouillon purgatif et tempérant.

Crème de tartre . . . .   30 grammes.
Bouillon d'herbes. 1,000

Mêlez ; à prendre par verre.

Boisson tempérante.

Crème de tartre soluble. . . .   10 grammes.
Nitrate de potasse   2
Sucre.   50

A prendre par verre dans la journée.

Limonade purgative au citrate de magnésie.

Sous-carbonate de magnésie. .   17 grammes.
Acide citrique   28
Sirop de sucre.   60
Teinture d'écorce de citron . .   2
Eau bouillante.   450

Faites dissoudre dans l'eau chaude; à prendre en trois
fois dans la matinée.

Potion purgative.

(Cruveilher)

Huile d'amandes douces .
Huile de ricin. . . . . . } (ââ)   30 grammes.
Sirop d'althæa . . . . .

Mélez; à prendre en trois fois dans la matinée.

Dans l'atrophie du cœur, les meilleurs remèdes sont
l'huile de foie de morue de Dickson à l'iodure de fer,
dont on prend une cuillerée deux fois par jour, et les
gouttes dépuratives du même auteur; à prendre cinq
gouttes avant le dîner et le déjeuner. (Voy. p. 58 et 75.)

TRAITEMENT HOMOEOPATHIQUE

Lycop. lach. sulph. puls. guai.

Un remède homœopathique très-préconisé est le cactus
grandiflorus.

ANGINE (voy. AMYGDALITE)

ANGINE MEMBRANEUSE (voy. CROUP)

ANGINE MALIGNE GANGRÉNEUSE

C'est une inflammation de l'arrière-gorge avec formation de fausses membranes; sa nature et le pronostic
sont les mêmes que ceux du croup. Au début, symptôme de l'angine simple, quelquefois avec vomissements;
bientôt apparaît sur le voile du palais, au pharynx,
aux amygdales, une sécrétion d'un blanc grisâtre ou
jaunâtre, provenant d'une exsudation spéciale de la muqueuse.

Ces fausses membranes apparaissent sous forme de plaques circonscrites par un cercle rouge fournissant une exsudation sanguinolente qui les colore en noir; ces plaques tombent bientôt pour être remplacées par de nouvelles et ainsi de suite. Douleurs, fétidité de l'haleine, difficulté d'avaler, fièvre, épystaxis, respiration difficile, toux violente, suffocation; en un mot, il survient tous les aspects du croup.

La toux prend le timbre qui est caractéristique de cette maladie. Pouls petit et fréquent, prostration des forces. Maladie très-grave, surtout quand elle est épidémique; elle accompagne souvent la scarlatine.

TRAITEMENT GÉNÉRAL

Emissions sanguines générales, ou locales par des sangsues, au haut du cou ou sous le menton, au nombre de douze à quinze au moins; diète, pédiluves, boissons émollientes, vomitifs. Sirop de tamarin de Bruc. (Voyez page 81.)

Formules préconisées contre cette affection.

Solution de nitrate d'argent.

Eau distillée. . . . . 30 grammes.
Nitrate d'argent . . . . 2 .

On se sert d'un petit pinceau imprégné de cette solution pour cautériser les concrétions membraneuses.

Miel rosat. . . . . 8 grammes.
Acide hydrochlorique. 16

Mêlez.

Potion contre l'angine maligne gangréneuse.

Chlorate de potasse. . . . . . 2 grammes.
Sirop de sucre. 10

A prendre dans les vingt-quatre heures par petite cuillerée.

Gargarisme camphré.

Camphre en poudre. . . . . . .   5 grammes.

Pétrissez dans un mortier avec un demi-jaune d'œuf, et

Sirop de sucre. . . . .   40 grammes.

Ajoutez peu à peu :

Eau.   500
Ether sulfurique.   2

Dans l'angine maligne, se gargariser toutes les heures.

Gargarisme acidulé.

Décoction d'orge. . . . .   250 grammes.
Miel rosat . . . . ⎫
Sirop de mûres . . . . . ⎭ (àã)   20
Acide hydrochlorique.   2

Mêlez. Employé contre l'angine maligne : quatre à cinq
fois par jour; quand on est en convalescence, ont doit se
purger une fois par semaine avec trois pilules purgatives de Thompson. (Voyez page 58.)

TRAITEMENT HOMOEOPATHIQUE

Atrop. hyd. lyc. chin. met. carb.-v. lach.

ANGINE DE POITRINE

Elle se manifeste tout d'un coup par une douleur vive,
déchirante, contractive, laquelle prend naissance à la
partie inférieure du sternum, se propage à tout le côté
gauche du cou jusqu'au bas. Affection nerveuse des organes de la poitrine; elle revient par accès, et produit

un état d'angoisse inexprimable avec une grande.diffi-
culté de la respiration.

Le malade est pâle, épouvanté et souvent pris de syncopes; cette maladie frappe plus les hommes que les
femmes, et particulièrement quand on arrive à l'âge de
cinquante à soixante-dix ans.

Quand les crises deviennent progressivement plus fréquentes et plus violentes, le pronostic est très-grave.

TRAITEMENT GÉNÉRAL

Sangsues, ventouses scarifiées sur le thorax, purgatifs; et sulfate de quinine s'il y a intermittence marquée.

Formules préconisées contre cette maladie.

Liniment ammoniacal.

Huile blanche . . . .   60 grammes.
Ammoniaque   8

Mêlez. Une friction toutes les heures.

Potion antispasmodique calmante
(De Bruc)

Eau de tilleul . . . .   120 grammes.
Sirop d'éther   15
Sirop de pavots blancs   30
Eau de fleur d'oranger   8
Teinture d'ambre   1

Mêlez. Une cuillerée toutes les heures.

Pilules contre l'intermittence.

Sulfate de quinine . . . . . .   2 grammes.
Extrait de quinquina   4
Extrait d'opium. . . . . } (ää)   0,30 centigr.
Extrait de belladone. . . }

Mêlez. F. s. a. trente pilules, à prendre, une de deux en deux heures, au premier paroxysme; aussitôt qu'une crise sera passée, on devra se purger tous les deux jours avec trois pilules purgatives de Thompson, et prendre, avant le principal repas, six à huit de ses gouttes dépuratives n° 1. (Voir page 58.)

TRAITEMENT HOMOEOPATHIQUE

Met. dig. aur. acon. lach. spig. puls. rhus.

ANGINE STRIDULEUSE

FAUX CROUP

Maladie propre aux enfants; elle débute par des accès de suffocation pendant la nuit, anxiété extrême, respiration pénible, striduleuse, toux rauque, comparable aux aboiements d'un jeune chien, voix fêlée et voilée, fièvre modérée.

TRAITEMENT GÉNÉRAL

Révulsifs, fumigations de jusquiame et de belladone, vomitifs et laxatifs, tisanes adoucissantes et légèrement diaphorétiques, application d'une sangsue à chaque malléole interne.

Prescriptions préconisées contre cette maladie.

Potion d'assa-fœtida.

Assa-fœtida	8 grammes.
Acétate d'ammoniaque	30
Eau de pouliot.	90
Sirop de sucre.	30

F. s. a. A prendre par cuillerée; excellent dans l'angine striduleuse.

Lavement d'assa-fœtida.

Assa-fœtida	8 grammes.
Huile d'olives	80
Décoction d'althæa.	50

A prendre en une fois.

Potion vomitive.

Tartre stibié.	0,10 centigr.
Eau	100 grammes.
Sirop d'ipécacuanha	45
Eau de fleur d'oranger.	15

Mêlez. A prendre en six fois, de quart d'heure en quart d'heure, jusqu'à effet vomitif produit.

TRAITEMENT HOMOEOPATHIQUE

Aconit. atrop. chin. hyd. lach.

ANOREXIE (Voy. Dyspepsie)

ANKILOSE

La vraie ankilose est le résultat de divers états morbides, comme ostéite, tumeur blanche, carie ; ces diverses maladies détruisent les conditions physiologiques et anatomiques d'une articulation qui, par suite, perd la faculté de se mouvoir ; il y a conjonction des superficies articulaires.

La fausse ankilose résulte d'une simple adhérence des surfaces articulaires par suite de manque de synovie, de tension des ligaments ou encore par l'effet d'une inaction prolongée.

La vraie ankilose est au-dessus des ressources de

l'art, à moins d'une opération très-dangereuse. Pour guérir la fausse ankilose, on fait prendre des bains émollients d'eau de mauves, de son, de tripes; on a recours à des liniments huileux, à un exercice modéré et gradué et surtout à la pommade Thompson. (Voyez page 58.)

Formule des médicaments employés dans ce dernier cas.

Fomentation de sel ammoniacal.

Eau. . . . .   250 grammes.
Hydrochlorate d'ammoniaque .   10

En applications résolutives.

Liniment résolutif et fortifiant
(De Bruc)

Huile de camomille (aa). . . .   50 grammes.
Onguent d'althæa . . . . . ⎫
Huile de laurier. . . . . ⎬ (ãã) 50 grammes.
Huile camphrée. . . . . ⎭
Essence de térébenthine. . . .   50

Mêlez. Deux frictions par jour.

TRAITEMENT HOMOEOPATHIQUE

Hyd. chin. aur. vet. nit.-acid. calc. sub.

APHONIE

L'aphonie est l'abolition plus ou moins complète de la voix. Cette maladie peut être symptomatique d'un catarrhe, d'une bronchite aiguë, d'une maladie syphilitique, d'une laryngite.

La voix rauque est ordinairement le résultat d'une faiblesse générale, d'une atonie des nerfs pulmonaires cardiaques. Aussi, pour traiter cette maladie, il faut attaquer directement celle qui la produit.

Les sudorifiques conviennent surtout dans l'aphonie due à un refroidissement. Vomitifs, purgatifs, gargarismes. L'usage du sirop de tamarin, continué, a souvent guéri à lui seul des cas très-graves d'aphonie. (Voyez page 81.)

Médicaments préconisés contre cette affection.

Gargarisme contre l'aphonie.

Alun.	4 grammes.
Extrait d'opium	0,2 décigr.
Miel rosat.	30 grammes.
Eau distillée de roses.	230

Pour se gargariser. Contre l'aphonie résultant de l'atonie, de la muqueuse gutturale ; on peut croître la dose de l'alun jusqu'à trente gra nmes.

Potion contr. aphonie des chanteurs.

Eau distillée.	100 grammes.
Acide nitrique.	6 gouttes.

A boire deux fois par jour ; on porte peu à peu la dose d'acide nitrique jusqu'à dix et quinze gouttes progressivement.

Dans les extinctions de voix par suite d'une impureté du sang, on devra se purger deux fois par semaine avec quatre pilules du docteur Thompson, et faire usage de ses gouttes dépuratives n° 1 et n° 2. (Voir page 58.)

Un remède très-efficace est d'insuffler dans la gorge, au moyen d'un pulvérisateur, une dissolution très-peu concentrée de nitrate d'argent.

Elle convient surtout dans les cas par atonie.

TRAITEMENT HOMOEOPATHIQUE

Phos. carb.-veg. atrop. puls. spong. stib. verat. caust. hydrar.

APHTHES BÉNINS

Petites éruptions blanches, lardacées, qui ont leur siége dans la bouche et qui durent deux à trois jours, et empêchent quelquefois de manger.

TRAITEMENT GÉNÉRAL

Boissons antiphlogistiques, purgatifs légers, solution de chlorate de potasse, sirop de tamarin.

Gargarisme avec l'acide hydrochlorique.

Eau distillée de laitue. . . . . 200 grammes.
Acide hydrochlorique pur. . . 1
Miel rosat. 50

Excellent contre les aphthes et la stomatite mercurielle.

Gargarisme avec le borate de soude.

Borate de soude . . . . 8 grammes.
Gargarisme émollient. 200

Employé contre les aphthes et l'angine.

Liqueur contre les aphthes.
(Wiediaur)

Borax en poudre . . . . 5 grammes.
Faites dissoudre dans :
Eau de roses. 40

Ajoutez :

> Miel rosat. . . . . 40 grammes.
> Teinture de myrrhe. 20

Mêlez. Touchez les aphthes avec un pinceau imprégné de cette solution.

TRAITEMENT HOMOEOPATHIQUE

Sulph. nit.-acid. acid.-mur. bellad.

APHTHES CONFLUENTS

MUGUET

L'éruption des aphthes confluents est accompagnée de fièvre, avec trouble du côté des organes digestifs ; quand ils sont nombreux, ils s'étendent jusqu'au canal intestinal ; ils provoquent un sentiment de brûlure, de la salivation, des vomissements, de la diarrhée, de l'angoisse, etc. Maladie assez rare.

TRAITEMENT GÉNÉRAL

Comme pour les aphthes bénins : cautérisations avec le nitrate d'argent ; sous-nitrate de bismuth à doses répétées. S'il y a prostration des forces, les toniques, le quinquina.

Les purgatifs sont toujours utiles dans cette affection ; les pilules purgatives du docteur Thompson, prises surtout au début, font avorter la maladie. (V. p. 58.) L'usage du sirop de tamarin suffit souvent à la guérison. (V. p. 81.)

Voici d'autres recettes contre cette maladie.

Collutoire détersif.

> Miel blanc. . . . . 40 grammes.
> Acide hydrochlorique. 10

Mêlez, et agitez chaque fois. On touche les aphthes à l'aide d'un pinceau.

Autre collutoire détersif.

Acide nitrique alcoolisé. . . .   2 grammes.
Eau. 200
Sirop de mûres . . . . . }
Miel rosat . . . . } (ââ) 20

En gargarisme quatre à cinq fois par jour.

Autre.

Miel rosat. . . . .   30 grammes.
Eau de rabel.   5

Mêlez, et agitez chaque fois.

TRAITEMENT HOMOEOPA HIQU

Bor. 30 mercur.-sol. 15. acid. mur.

APOPLEXIE

L'apoplexie est caractérisée anatomiquement par un épanchement de sang dans la cavité du cerveau, et physiologiquement par la perte du sentiment et du mouvement. Dans la simple congestion, le cerveau étant gorgé de sang, sa substance blanche offre un aspect comme si elle était parsemée de grains de sable rouge.

La congestion cérébrale est caractérisée par des étourdissements, des vertiges, des tintements et sifflements dans les oreilles, par l'embarras de la parole, une propension au sommeil, des fourmillements et un sentiment de faiblesse dans une partie du corps. Si la congestion est subite, le malade tombe frappé d'une paralysie incomplète.

L'hémorragie, sans lésion du cerveau, cause plus ou moins rapidement la perte du sentiment et du mouvement; les effets sont plus lents à se dissiper que ceux d'une congestion.

Quand il y a lésion, il se manifeste une paralysie plus complète. L'attaque apoplectique est presque toujours subite; le malade ne perd quelquefois que le mouvement; la sensibilité et l'intelligence restent intactes; d'autres fois il tombe comme foudroyé, privé de mouvement, de sensibilité et de connaissance.

La mort instantanée peut être le résultat d'un épanchement considérable; d'autres fois, elle peut arriver après quelques jours, quand l'hémorragie continue. Enfin, elle peut survenir plus tard, lors de la période de réparation, quand commence un travail de cicatrisation, d'absorption ou de ramollissement dans le foyer apoplectique; alors le pouls s'accélère, devient irrégulier; des contractions musculaires se produisent, le visage est pâle, la déglutition difficile, et le malade meurt. Les rechutes, dans cette maladie, sont souvent à craindre.

TRAITEMENT GÉNÉRAL

Emissions sanguines; agir promptement et énergiquement, sangsues au cou, aux oreilles, ventouses, révulsifs externes, vésicatoires, laxatifs, purgatifs, sinapismes aux pieds; renouveler les saignées et les sangsues; laisser couler le sang des sangsues longtemps, pendant un jour au moins, diète, boisson tempérante, usage de sirop de tamarin (v. p. 81); mettre le malade dans une position horizontale; plus tard, galvanisme.

Formules préconisées contre l'apoplexie et ses suites.

Limonade de crême de tartre.

Crême de tartre soluble. . . .   15 grammes.
Eau bouillante. 1,000

Faites dissoudre; à prendre par verre.

Boisson tempérante.

```
Nitre. . . . . . . . . . .        5 grammes.
Sirop de framboises. . . . . .  100
Eau. . . . . . . . . . . .  1,000
```

Mélez. A prendre par verre dans la journée.

Les pilules purgatives de Thompson (voir page 58) sont les meilleures pilules qu'on puisse donner aux apoplectiques, tant pour hâter l'absorption de l'épanchement que pour prévenir de nouvelles attaques. On en donne quatre à six tous les matins ou tous les deux jours, et le malade boit ensuite la limonade ci-dessus.

Suc d'herbes purgatif.

```
Suc de bourrache et chicorée. .  125 grammes.
Sulfate de soude . . . . . . .    16
```

Mélez. A prendre le matin à jeun.

Lavement purgatif.

```
Sulfate de soude . . . . . . .    50 grammes.
Décoction d'althæa. . . . .      500
```

On peut, suivant les cas, augmenter la dose du sulfate de soude.

Nous recommandons aussi aux apoplectiques de prendre tous les matins une cuillerée d'élixir aux sels des eaux du Mont-d'Or, d'en continuer l'usage pendant long-temps ; les sels du Mont-d'Or contiennent une très-petite quantité d'acide arsénieux, qui, bien qu'inoffensive, suffit pour rendre le sang moins riche en globules, empêcher de nouvelles attaques et activer la guérison de celles qu'on a eues. (*Voyez aux annonces.*)

TRAITEMENT HOMOEOPATHIQUE

Ipec. 6. bellad. 30. arnica. 3. aconit. atrop. n.-vom.

APOPLEXIE DES NOUVEAUX NÉS

Couper de suite le cordon ombilical, favoriser la sortie du sang par de légères frictions; application de deux sangsues derrière l'oreille, bains tièdes.

TRAITEMENT HOMOEOPATHIQUE

Arn. ipec. dig. hyd. sulph.

APOPLEXIE SÉREUSE

Maladie assez rare, survenant chez les vieillards, les personnes faibles et épuisées. On observe chez quelques personnes atteintes d'anasarque que, lorsqu'une partie de la sérosité est brusquement absorbée, elle se porte au cerveau par une sorte de métastase.

TRAITEMENT GÉNÉRAL

Purgatifs drastiques, diurétiques, vésicatoires, frictions stimulantes.

Formules préconisées pour cette maladie.

Purgatif Leroi (véritable formule).

Scammonée d'Alep . . . . 60 grammes.
Racine de turbith. 50
Jalap 250

Faites infuser pendant vingt-quatre heures les trois substances dans :

Eau. 6,000

Passez, et ajoutez au sirop fait ainsi :

Feuilles de séné 250

Faites infuser dans :

    Eau bouillante. 1,200

Passez, et ajoutez :

    Sucre. 1,250

A prendre d'une à quatre cuillerées par jour.

Pilules de gomme-gutte composées.

Gomme-gutte en poudre. . . .	4 grammes.
Extrait d'aloès.	6
Gingembre	2
Savon.	8

Réduisez les trois premières substances en poudre, et mêlez avec le savon ; faites des pilules de vingt centigrammes ; deux à six le matin comme purgatif.

Vin diurétique anglais.

Cannelle en poudre.	12 grammes.
Racines de zédoaires	8
Carbonate de potasse.	6
Scille sèche.	
Rhubarbe en poudre. . . } (ââ)	4
Graines de genièvre. . .	

Faites macérer dans un litre de vin blanc ; filtrez, trois à quatre verres par jour.

Poudre diurétique tempérante.

Crème de tartre. . . . . } (ââ)	10 grammes.
Nitre	
Sucre de lait	
Gomme . . . . } (ââ)	100
Sucre	

Divisez en six paquets ; à faire dissoudre un paquet dans un litre d'eau, à boire par verre dans la journée.

Nous recommandons par-dessus tout l'usage des pi-

lules purgatives de Thompson, prises chaque matin au
nombre de quatre à six, suivant la tolérance. (V. p. 58.)
Elles nous ont toujours donné des résultats inespérés.

TRAITEMENT HOMOEOPATHIQUE

Nux.-vom. ign. puls. lach.

ARDEUR D'URIN (Voy. YSURIE)

ARTÉRITE (Voy. ANÉVRISME)

ARTHRITE (Voy. GOUTTE)

ASCITE CHRONIQUE (Voy. HYDROPISIE)

ASPHIXIE PAR SUBMERSION

Il faut débarrasser le noyé de ses habits, les couper au
besoin, le coucher sur le dos, un peu tourné du côté
droit; frictions chaudes à l'aide d'un fer à repasser ou de
flanelles chaudes: passez sous le nez du noyé de l'acide
acétique radical ou de l'ammoniaque, insufflez-lui de l'air
dans les poumons avec la bouche, ou un tuyau, mais
mieux de bouche à bouche, et imprimez sur sa poitrine
des secousses respiratoires.

ASPHIXIE

AVEC L'ACIDE CARBONIQUE

Soustraire le malade à la cause de l'asphixie, ouvrir
de suite les fenêtres de l'appartement; frictions sur tout
le corps avec l'eau de Cologne, ou un liniment volatil;
même traitement que ci-dessus pour un noyé.

ASPHIXIE

AVEC ÉCUME PROVENANT DES BRONCHES

Potion expectorante.

    Infusion d'hysope . . . .   150 grammes.
    Extrait de genièvre.   10
    Oxymel scillitique   50
Mêlez. A prendre par cuillerée.

Potion au polygala de Virginie.

    Polygala. . . . .   5 grammes.
Faites infuser dans :
    Eau.   150
Ajoutez :
    Sirop de tolu   30
A prendre par cuillerée.

Julep expectorant.

    Julep simple. . . . .   100 grammes.
    Sirop de pavots   20
    Tartre stibié. . . . .   0,05 centigr.
Mêlez. A prendre par cuillerée toutes les heures.

TRAITEMENT HOMOEOPATHIQUE

China, arn, lach.

ASTHÉNIE ou ATONIE GÉNÉRALE

Cette maladie est primitive ou consécutive. Dans le
premier cas, elle est due à des causes congéniales débi-

litantes; aux effets d'une constitution lymphatique, aux privations, aux pertes de sang, à l'abus des saignées et au progrès de l'âge.

Dans le second cas, elle est l'effet d'une maladie plus ou moins grave : comme la phthisie, une maladie typhoïde qui affaiblit l'organisme.

TRAITEMENT GÉNÉRAL

Alimentation réparatrice, bains de mer, électricité, eau ferrugineuse, cachou, dragées ferro-ergotées de Grimaud; remède excellent que nous recommandons tout particulièrement (voir aux annonces); gouttes régénératrices du docteur Thompson, et gouttes dépuratives n° 1 du même auteur, ainsi que l'huile de foie de morue du docteur Dickson à l'hypophosphite de soude (V. p. 58 et 75), médicaments d'une supériorité incontestable dans tous les cas d'anémie, d'asthénie ou d'atonie générale.

Formules préconisées contre cette maladie.

Potion cordiale.

Vin . . . . 125 grammes.
Sirop de sucre. 25
Teinture de cannelle   8

A prendre par cuillerée dans la journée.

Punch médicinal.

Thé. . . . . 10 grammes.
Faites infuser dans :
Eau. 250
Alcool ou rhum. 150
Sirop de sucre. 150
Suc de cédrat 10

Ce punch s'administre chaud par petite cuillerée; employé contre l'asthénie, le choléra asiatique, l'atonie générale.

Limonade alcoolisée.

Alcool purifié	60 grammes.
Sirop tartrique	60
Eau.	880

Mêlez. A prendre par cuillerée.

Vin de thériaque.

Thériaque.	5 grammes.
Vin de Bordeaux.	250
Suc de cédrat	10
Sirop de sucre	50

Mêlez. A prendre en deux fois dans la journée pour ranimer les forces d'une personne prise par le froid.

Alcoolat de Garus.

Aloès.	32 grammes.
Myrrhe	16
Safran	32
Cannelle	16
Noix muscade	16
Alcool à 21°	800
Eau de fleur d'oranger	60

Mêlez. Comme tonique stimulant, si vous ajoutez sirop de capillaire : cinq cent rammes, vous aurez l'elixir de Garus.

Alkermès liquide.

Cannelle	25 grammes.
Macis.	15
Muscade.	4
Clous de girofle	4
Alcool à 32°	400

Laissez infuser huit jours ; ajoutez peu à peu :

Sucre.	6,000

Eau. . . . . 5,000 grammes.
Eau distillée de roses   250

Colorez avec une teinture aqueuse de cochenille; clarifiez, et filtrez. Seize à trente-deux grammes dans l'atonie
de l'estomac.

Potion stimulante.

Essence de menthe. . . . . .   1 gramme.

Faites dissoudre dans :

Alcool.   10

Mêlez avec :

Sirop de gomme   100
Eau de cannelle   30

A prendre par cuillerée.

Electuaire de térébenthine.

Térébenthine . . . .   5 grammes.
Essence de menthe.   3
Carbonate de magnésie . . . .   q. s.

Mêlez, et broyez dans un mortier. A prendre trois fois
par jour, gros comme une petite noix, dans l'hémorrhagie
passive.

Miel de térébenthine composé.

Essence de térébenthine. . . .   10 grammes.
Ergotine   2
Miel rosat.   150

Mêlez. De trois à cinq cuillerées à café par jour dans le
même cas que le précédent.

Sirop d'iodure de fer et quinine.

Iode . . . .   5 grammes.
Fer.   2
Eau.   20

Faites macérer à une douce chaleur jusqu'à ce que la liqueur perde de sa couleur; filtrez, et mêlez avec :

Sirop de sucre. . . . . 1,120 grammes.

Ajoutez :

Sulfate de quinine   1

Dissoute dans :

Eau acidulée.   10

A prendre par cuillerée matin et soir.

Macération amère.

Ecorce de quinquina	10 grammes.
Racine de colombo	4
Id. de rhubarbe	4
Id. d'anis	4
Feuilles d'absinthe	2
Magnésie	1

Laissez macérer trois jours, filtrez. A prendre la quantité d'un verre à vin de Bordeaux deux fois par jour avant les repas.

Pilules de lactate de fer.

Lactate de fer	1 gramme.
Poudre d'althœa	1
Miel	q. s.

Pour vingt pilules. Deux par jour.

Pilules de valérianate de fer.

Valérianate de fer	1 gramme.
Miel et poudre d'althœa. . . .	q. s.

F. s. a. vingt pilules. De deux à dix par jour.

Poudre de rhubarbe ferrugineuse.

Limaille de fer . . . . . }	(ââ)	5 grammes.
Poudre de rhubarbe. . . }		
Sucre blanc.		10

F. s. a. Divisez en quinze paquets, un paquet par jour ;
on augmentera jusqu'à trois paquets par jour.

Comme moyen curatif, rien ne vaut les gouttes dépuratives n° 1 de Thompson, et ses gouttes régénératrices.
(Voyez page 58.)

TRAITEMENT HOMOEOPATHIQUE

Nux.-vom. phos. chin. staph. fer. con. calc. vérat.

ASTHME

L'asthme se déclare ordinairement pendant la nuit avec
difficulté extrême de la respiration ; il revient sous forme
intermittente. L'asthme nerveux est une dyspnée presque toujours essentielle ; parfois il est symptomatique d'une
maladie du cœur et des poumons ou des gros vaisseaux.

Lorsque l'accès se termine par une forte expectoration, on l'appelle *asthme humide.*

Le malade se réveille subitement, demande de l'air ; sa
poitrine se dilate avec peine, il fait de vains efforts pour
respirer.

Le faciès est pâle, verdâtre, couvert de sueur ; la voix
rauque ; le pouls petit, à peine sent-on ses pulsations ;
l'anxiété est extrême.

TRAITEMENT GÉNÉRAL

Eviter le froid, l'humidité, la poussière, les alcooliques ; porter des vêtements de flanelle ; électricité, boissons à la glace, antispasmodiques, narcotiques, vomitifs,
pédiluves ; se tenir le ventre libre au moyen du sirop de
tamarin. Les remèdes spéciaux que nous recommandons
tout spécialement comme ayant été expérimentés par
nous avec succès, sont le *papier Ricou* et le *sirop sulfureux de Crosnier.* (Voir aux annonces).

Autres médicaments préconisés contre cette affection.

Vomitif contre l'asthme.

Teinture de lobelia inflata. . .	4 grammes.
Tartre stibié	0,15 centigr.
Sirop d'ipécacuanha	15 grammes.
Eau distillée de sauge.	50
Eau.	100

Mêlez. A prendre en quatre fois à vingt minutes d'intervalle jusqu'à effet vomitif; ordinairement ce vomitif fait cesser l'accès.

Composition pour fumer.

Feuilles de stramonium. . .
Id.   de belladone. . .
Id.   de jusquiame . .   (àâ)
Id.   de sauge off . . .

Faire des cigarettes avec ce mélange.

Mixture contre l'asthme.

Iodure de potassium	8 grammes.
Décoction de poligala.	400
Teinture de lobelia inflata. . .	25
Teinture d'opium camphrée . .	25

F. s. a. Deux à trois petites cuillerées dans la journée.

Solution contre l'asthme.

Solution de strychnine	6 grammes.
Teinture de l'obelia inflata . .	6
Sirop de tolu.	56

Mêlez. Trois à quatre cuillerées à café dans la journée.

Pilules de belladone.

Extr. de suc dép. de belladone.   1 gramme.

Poudre de myrrhe. . . . }
Id. d'ipécacuanha . . } (ãã) 2 grammes.

F. s. a. trente-six pilules : trois par jour dans l'asthme.

Pilules d'assa-fœtida camphrées.

Assa-fœtida . . . . 10 grammes.
Camphre 2
Conserves de roses . . . . . . q. s.

F. s. a. trente-six pilules : trois à quatre par jour.

Potion calmante et antispasmodique.

Eau distillée de laurier cerise . 10 grammes.
Eau distillée simple 100
Sirop de fleur d'oranger. . . . 50
Extrait de suc dépuré de bella-
    done . . . . 0,05 centigr.
Ether sulfurique . . . . 2 grammes.

Mêlez; f. s. a. A prendre une cuillerée toutes les heures.

Lavement d'assa-fœtida.

Assa-fœtida . . . . 6 grammes.
Miel 60
Décoction d'orge. 150

A administrer en une fois.

Teinture de lobelia inflata composée contre l'asthme

Teinture de lobelia inflata. . . 30 grammes.
Sirop de scille. 50

Mêlez. A prendre vingt à vingt-cinq gouttes toutes les
vingt minutes jusqu'à effet vomitif; augmenter la dose,
suivant les cas. Les paroxysmes de l'asthme spasmodique
cessent bientôt sous l'influence de ce médicament.

Poudre antiasthmatique.

Acide arsénieux . . . . 0,01 centigr.
Sucre en poudre. . . . . . . 1 gramme.

Mêlez ; divisez en six paquets. Le malade prendra un de ces paquets tous les deux jours, après le repas du matin. Après quinze jours de traitement, on divise un centigramme d'acide arsénieux en cinq parties, puis en quatre, au lieu de cinq, et l'on continue à en prendre un paquet tous les deux jours. L'acide arsénieux étant un excellent médicament contre l'asthme, et beaucoup de personnes craignant de prendre cette substance, nous leur recommandons alors l'élixir dépuratif aux sels des eaux du Mont-d'Or, qui se trouve à la pharmacie Giraud, à Dijon, et à la pharmacie Bertrand, place Bellecour, 21, à Lyon, ainsi que dans toutes les bonnes pharmacies de France et de l'étranger. Une cuillerée matin et soir dans un peu d'eau.

Pour prévenir le retour des attaques, les malades devront se purger souvent, une fois par semaine, avec les pilules de Thompson, et prendre de ses gouttes dépuratives n° 1 et n° 2 ; faire usage du sirop sulfureux de Crosnier et du papier Ricou ; en suivant ce traitement, l'asthme disparaîtra complétement (voir page 58) ; se rafraîchir le sang avec le sirop de tamarin.

TRAITEMENT HOMOEOPATHIQUE

Aconit. sulph. met. cupr. bry. puls. ipec. carb.-v. chin. phos. spong. nux.-v. atrop. stram.

(ATAXIE (Voy. Fièvre typhoide)

ATONIE (Voy. Asthénie)

Nous conseillons toutefois les dragées ferro-ergotées de Grimaud, qui réussissent dans tous les cas d'atonie.

ATONIE DES ORGANES GÉNITAUX
(Voy. Anaphrodysie)

BATTEMENTS DE CŒUR

(Voy. MALADIES DU COEUR)

BÉGAIEMENT

Spasme tonique ou clonique des muscles de la phonation et des organes de la respiration.

Pour se corriger de ce défaut, il faut s'habituer à parler rhythmiquement et sans précipitation ; retirer la langue dans le pharynx en renversant sa pointe vers la luette ; il faut écarter les lèvres transversalement, comme si on voulait rire, faire précéder chaque syllabe, puis chaque phrase d'une profonde aspiration.

En suivant avec attention cette méthode, et en s'exerçant plusieurs heures par jour avec fermeté et persévérance, on se corrigera parfaitement de cette infirmité.

TRAITEMENT HOMOEOPATHIQUE

Atrop. acon. aur. caust. lach. graph.

BLENNORRHAGIE

C'est une inflammation spéciale de la membrane muqueuse des parties génitales, qui a son siége chez l'homme dans l'urêtre et chez la femme dans le vagin.

La cause consiste dans les relations sexuelles d'une personne saine avec une autre affectée d'un écoulement aigu des parties génitales.

Deux, quatre, six, quinze jours après le coït, on éprouve une sensation de chatouillement et de prurit à l'extrémité de la verge et un picotement à l'orifice du méat urinaire : cette extrémité devient rouge, et on sent une vive douleur au niveau de la fossette naviculaire, surtout pendant l'émission des dernières gouttes de l'urine.

Bientôt la verge se gonfle et devient brûlante ; le malade est tourmenté par des érections nocturnes douloureuses ; l'écoulement tache la chemise en jaune ou en vert ; les testicules deviennent parfois douloureux ainsi que le cordon ; quelquefois il y a réaction fébrile.

CURE ABORTIVE

Injection au nitrate d'argent.

Eau distillée.	50 grammes.
Nitrate d'argent	0,50 centigr.

F. s. a. Une seule injection pendant une demi-minute.

Cette injection cause une vive douleur et produit un écoulement abondant, quelquefois sanguinolent.

Après vingt-quatre heures, l'inflammation produite par l'injection cesse et l'écoulement est quasi nul.

Si la phlegmasie contagieuse a été vaincue par celle produite par le mélange caustique, la blennorrhagie ne reparait plus, sinon on est obligé de recommencer l'injection deux, quatre, six et huit fois à deux jours d'intervalle, et d'administrer à l'intérieur les bols suivants :

Bols contre la blennorrhagie.

Poudre de cubèbe	100 grammes.
Copahu	50
Magnésie calcinée	2
Essence de menthe	6 gouttes.

F. s. a. des bols d'un décigramme : à prendre trois, matin et soir.

Cette méthode abortive ne doit être employée que le jour même de l'apparition de la maladie, sinon elle n'est pas sans danger ; il vaut mieux suivre un traitement régulier comme ci-après.

TRAITEMENT GÉNÉRAL

Boissons antiphlogistiques, sangsues au périnée, bains tièdes, régime doux, tisanes de chiendent et d'orge édulcorées avec sirop d'orgeat ; porter un suspensoir, laxatifs, huile de ricin et pilules purgatives de Thompson, sirop de tamarin du docteur de Bruc, mélangé à l'eau (quatre cuillerées dans un verre d'eau.) (Voir pages 58 et 81.)

Prescriptions qu'on peut employer contre la blennorrhagie.

Sirop sédatif.

Sirop diacode	150 grammes.
Id. d'orgeat	250
Nitrate de potasse	10

Mêlez ; pour adoucir la tisane de chiendent ; plusieurs tasses dans la journée.

Poudre tempérante diurétique, dite des voyageurs.

Poudre d'althæa. . . . . }	
Id. de réglisse. . . . }	1 gramme.
Camphre	0,05 centigr.
Sucre de lait.	10 grammes.
Nitrate de potasse	1
Sucre.	10

Mêlez. Trois doses semblables par jour dans un verre d'eau. Préparation très-commode pour les voyageurs.

Poudre nitrée camphrée.

Poudre de nitre	0,5 décigr.
Id. de camphre.	0,2
Id. de gomme	2 grammes

Mêlez. En trois doses, comme tempérante et diurétique.

Electuaire antiblennorrhagique.

Copahu. . . . .   50 grammes.
Essence de menthe   1
Hydrochlorate de morphine . .   0,05 centigr.
Pâte d'amandes douces . . . .   q. s.

Mêlez. Divisez en dix doses : trois doses dans la journée.

Pilules d'opium camphrées.

Camphre . . . .   5 grammes.
Extrait d'opium . . . .   0,4 décigr.
Id.   de laitue . . . .   2 grammes.
Mucilage . . . .   q. s.

F. s. a. seize pilules : deux à trois dans la journée pour combattre les érections douloureuses.

Electuaire de cubèbe.

Cubèbe en poudre . . . . . .   15 grammes.
Sirop de sucre. . . . .   q. s.

Mêlez. A prendre en trois fois dans la journée après la période aiguë de la blennorrhagie.

Electuaire antiblennorrhagique.

Copahu . . . .   50 grammes.
Poudre de cubèbe   2
Essence de menthe   2

Mêlez. Dix grammes par jour en trois prises dans du pain azime.

Bols d'Arménie.

Baume de copahu . . . . . .   q. quelconque.

Evaporez au bain-marie jusqu'à consistance convenable ; ajoutez à chaque cinq grammes de ce baume de copahu :

Magnésie calcinée . . . . . .   2 grammes.
Poudre de cubèbe   10
Bol d'Arménie pulvérisé. . . .   10

F. s. a. une masse pilulaire, et faites des bols d'Arménie de quatre décigrammes, que vous roulez dans la terre d'Arménie, et vous aurez les bols d'Arménie de Charles-Albert.

Sirop de cubèbe.

(Puche)

Sirop simple. . . . .   500 grammes.
Extrait alcoolique liquide de
   cubèbe   500

Mêlez. Faites évaporer au bain-marie d'un alambic, puis au bain-marie découvert pour ramener le sirop à son poids primitif.

Potion de Choppart.

Baume de copahu . . . . \
Alcool . . . . |
Sirop de tolu . . . . . . } (àâ)   60 grammes.
Eau de menthe . ؛ . . . |
Eau de fleur d'oranger. . /
Alcool nitrique.   8

Mêlez. A prendre trois à six cuillerées par jour en trois fois.

Emulsion de copahu.

Baume de copahu . . . . \
Eau de fleur d'oranger. . } (àâ)   70 grammes.
  Id. de laitue . . . . . |
Sirop de pavots blancs. . /
Gomme arabique.   10

Mêlez. Trois à six cuillerées par jour en trois fois.

Opiat antiblennorrhagique.

(J. Beyran)

Copahu. . . . .   450 grammes.
Magnésie calcinée   30
Alun   40
Camphre   60
Opium   10
Essence de roses et de menthe .   20 gouttes.

F. s. a. un opiat à prendre, une à deux cuillerées à café
par jour, après le repas.

Pilules de copahu.

Baume de copahu . . . . . .   50 grammes.
Carbonate de magnésie . . . .   q. s.

Mêlez; f. s. a. des pilules de trente centigrammes; dose
de douze à trente par jour, en trois fois.

Opiat blennorrhagique.

(Diday)

Baume de copahu. . . . . . .   12 grammes.
Poivre de cubèbe.   18
Poudre de jalap   5
Gomme-gutte . . . .   0,30 centigr.
Sirop de roses pâles . . . . .   q. s.

Pour faire un opiat, à prendre dans la journée; il faut
continuer cet opiat jusqu'à parfaite guérison.

Pilules antiblennorrhagiques.

Térébenthine de Venise. . . .   10 grammes.
Extrait de gentiane.   10
Kino.   10
Sulfate de fer   10

F. s. a. des pilules de dix centigrammes, contre la blennorrhagie invétérée due à un état atonique; à prendre
cinq à huit pilules, le matin, à midi et le soir.

Injection de cubèbe.

Poudre de cubèbe . . . .   50 grammes.
Faites infuser pendant une demi-heure dans :
Eau bouillante.   500
Filtrez, et ajoutez :
Extrait de belladone . . . . .   0,3 décigr.
Trois injections par jour.

Injection pour la blennorrhagie.

Eau de roses. . . . .   200 grammes.
Sulfate de zinc . . . . . ⎫ (ââ)   0,75
Acétate de plomb . . . . ⎭
Trois injections par jour.

Injection à l'acétate de plomb pour le vagin
(Ricord)

Eau . . . . -. 1,000 grammes.
Acétate de plomb cristallisé . .   10
On porte graduellement la dose de l'acétate de plomb
jusqu'à cinquante grammes.

Injection d'acétate de plomb pour l'urétre
(Ricord)

Eau distillée de roses. . . . .   150 grammes.
Acétate de plomb cristallisé . .   3

Injection d'iodure de fer.

Eau distillée. . . . .   250 grammes.
Protoiodure de fer. . . . . .   0,10 centigr.

Injection d'alun pour l'urétre.

Eau distillée de roses . . . . .   200 grammes.
Alun   1

Injection d'alun pour le vagin.
(Ricord)

Eau. . . . . 1,000 grammes.
Alun   10

On peut augmenter l'alun jusqu'à cinquante grammes.

Injection oléo-calcaire.
(Dupuytren)

Eau de chaux . . . .   120 grammes.
Huile d'olive.   15
Sous-acétate de plomb liquide .   50 gouttes.

Mêlez, et agitez chaque fois avant de s'en servir.

Injection de nitrate d'argent
(Ricord)

Eau distillée. . . . .   500 grammes.
Nitrate d'argent . . . .   1 à 2

Contre la blennorrhagie utéro-vaginale après la période aiguë.

TRAITEMENT HOMOEOPATHIQUE

Cann. hyd. sulph. canth. nit.-acid.

BLENNORRHÉE

C'est la blennorrhagie passée à l'état chronique.

TRAITEMENT GÉNÉRAL

Régime émollient ou légèrement tonique; bains froids, bains sulfureux, vésicatoires sous le canal de l'urétre, purgatifs drastiques, pilules d'aloès, pilules purgatives de Samuel Thompson, sirop de tamarin (v. p. 58 et 81.)

Prescriptions les plus usitées contre cette affection.

Vin de semences de colchique.

Semences de colchique . . . .   100 grammes.
Faites macérer dans :
   Vin Malaga   50
   Alcool à 22°.   20

Mêlez. A prendre vingt à quarante gouttes, matin et soir.

Injection contre la blennorrhée.

Teinture alcoolique d'aloès . .   20 grammes.
   Eau commune   120

Trois injections par jour.

Vin de colchique composé.

Vin de semences de colchique .   12 grammes.
Teinture d'opium . . . . . .   0,60 cent.

Vingt-cinq à trente gouttes, trois à quatre fois par jour dans la gonorrhée chronique; employé chez l'homme et chez la femme.

Vin de Fordyce.

Vin généreux . . . .   500 grammes.
Quinquina.   50
Clous de girofle   2

Faites macérer pendant deux jours; décantez, et versez sur la poudre :
   Eau bouillante . . . .   500 grammes.

Laissez infuser pendant douze heures; filtrez, mêlez cette infusion avec le vin ci-dessus. Quatre cuillerées par jour dans la blennorrhée.

Injection au tannin.

(Ricord)

Vin rouge. . . . . 150 grammes.
Tannin pur 1

Pour faire des injections dans le vagin, la quantité du tannin sera doublée.

Injection de roses rouges.

Roses rouges . . . . 60 grammes.
Vin rouge. 1,000

Faites infuser à une température approchant de l'ébullition ; laissez refroidir, et passez avec une forte pression.

Injection astringente

(Poulain)

Sulfate de zinc. . . . . 2 grammes.
A dissoudre dans :
Eau distillée. 500
Ajoutez :
Acétate de plomb liq. . . . . 30 gouttes.

Injection de zinc laudanisé.

Laudanum . . . . 2 grammes.
Sulfate de zinc. . . . . 0,13 décigr.
Eau distillée. . . . . 200 grammes.

Injection iodée.

(Velpeau)

Teinture d'iode . . . . 30 grammes.
Eau distillée. 100

Mêlez

Injection de Girtanner.

Potasse caustique . . . . . . 0,5 décigr.
Opium pur 0,2
Faites dissoudre dans eau distillée :
Eau. . . . . 600 grammes.

TRAITEMENT HOMOEOPATHIQUE

Hyd. sulph. cann. nit.-ac.

BLÉPHARITE

Inflammation totale ou partielle de l'une ou des deux paupières. (Voyez *Ophthalmie*.)

BORBORYGMES (Voy. FLATUOSITÉS)

BOULIMIE

Faim insatiable due à une irritation aiguë ou chronique, à une névrose de l'estomac ou à un besoin réel de matériaux nutritifs.

(Voyez *Gastralgie, Dyspepsie*.) Poudre stomachique de Thompson. (Voyez page 58.)

BRONCHITE AIGUE

TRAITEMENT GÉNÉRAL

Inflammation de la membrane muqueuse des bronches, provenant spécialement du l'action de froid sur le corps couvert de sueur, et de la variation brusque de la température.

La bronchite est fréquemment un simptôme de la rougeole et de la fièvre typhoïde. La maladie débute par un malaise, avec coryza, céphalalgie, horripilations, toux précédée de chatouillement à la partie supérieure de la trachée ; elle est d'abord sèche, puis elle devient humide ; les crachats sont alors jaunes et verdâtres.

TRAITEMENT GÉNÉRAL

Boissons émollientes ou pectorales ; infusions de fleurs de mauves, de violettes, feuilles de capillaire, et fleurs de coquelicots; température uniforme, laxatifs, pédiluves irritants. Si la bronchite est intense avec pouls accéléré et céphalalgie, il faut pratiquer une saignée, couvrir la poitrine d'un cataplasme qu'il ne faudra pas laisser refroidir. L'émétique est utile spécialement chez les vieillards. Diète.

Potion calmante.

Sulfate de morphine.	0,025 millig.
Eau de fleur d'oranger	50 grammes.
Eau de laitue	10
Sirop de sucre.	40

Mêlez. Par cuillerée toutes les heures.

Julep de morphine.

Sirop de sulfate de morphine .	40 grammes.
Infusion d'espèces pectorales .	150

Mêlez. Une cuillerée toutes les heures.

Pilules de morphine.

Chlorhydrate de morphine . .	0,1 décigr.
Extrait de laitue	0,5
Poudre d'althæa	q. s.

F. s. a. huit pilules. Une chaque soir.

Potion calmante.

Sirop d'opium . . . .   30 grammes.
Extrait de laitue . . . .   0,3 décigr.
Eau de laitue . . . .   120 grammes.
Mêlez. A prendre par cuillerée.

Loock calmant.

Loock blanc. . . . .   105 grammes.
Sirop de pavots blancs   50
Mêlez. A prendre par cuillerée.

Potion calmante.

Eau distillée de laitue. . . . .   100 grammes.
Eau de laurier cérise.   10
Sirop de pavots blancs   50
Mêlez. A prendre par cuillerée.

Potion contro-stimulante kermétisée.

Infusion de fleur d'oranger. . .   200 grammes.
Gomme arabique.   1
Kermès minéral   2
Sirop de pavots blancs   20
Sirop de sucre.   20
Mêlez. A prendre par cuillerée toutes les heures.

Espèces pectorales pour tisane.

Fleurs de mauves, tussilage, coquelicot et violettes.

Fruits pectoraux pour tisane.

Dattes, jujubes, figues sèches, raisins secs.

Julep gommeux.

Infusion de violettes	120 grammes.
Gomme arabique.	2
Sirop d'althæa.	20

Sirop de mou de veau.

Mou de veau	1,000 grammes.
Dattes, jujubes. , ...	176
Urva ursi	176
Réglisse.	32
Consoude.	32
Pulmonaire.	176
Sucre blanc.	2,000
Eau	1,250

F. s. a. un sirop. A prendre deux cuillerées par jour.

Sirop de limaçons.

Limaçons	500 grammes.

Réduisez en pâte fine avec :

Sucre	2,500

Passez à travers un linge et ajoutez :

Amandes douces	500
Amandes amères.	150
Eau.	1,000

Mondez les amandes et réduisez-les en pâte fine avec :

Sucre.	500

Quand le sirop est fait ajoutez :

Eau de fleur d'oranger	50

A prendre cinq à six cuillerées par jour.

Pâte de lichen.

Lichen d'Islande.	500 grammes.

        Gomme arabique. . . . . . . .2,500 grammes.
        Sucre blanc . . . .

F. s. a.

Pâte de jujube.

        Jujubes . . . . 500 grammes.
        Gomme arabique. 3,000
        Sucre blanc. 2,500
        Eau de fleur d'oranger 190

F. s. a.

Dans les bronchites rebelles qui peuvent dégénérer en phthisie si on les néglige, on doit prendre matin et soir une cuillerée d'huile de foie de morue Dickson à l'hypophosphite de soude. (Voir page 75.)

Nous recommandons aussi d'une manière toute spéciale le sirop minéral sulfureux de Crosnier, remède excellent. (Voir aux annonces.)

TRAITEMENT HOMOEOPATHIQUE

Aconit. hyd. atrop. bry. spong. phos. nux.-vom. puls. cham.

BRONCHITE CHRONIQUE

TRAITEMENT GÉNÉRAL

Révulsifs externes, emplâtres excitants, vésicatoires sur la poitrine, eaux sulfureuses, huile de foie de morue du professeur Dickson à l'hypophosphite de soude, sirop de tamarin (voyez pages 75 et 81), sirop minéral sulfureux de Crosnier. (Voir aux annonces.)

Sirop de poligala.

Poligala de Virginie . . . . . . 100 grammes.

Faites digérer pendant vingt-quatre heures dans :

    Eau . . . .   q. s.

Pour obtenir :

    Colature. . . . .   900 grammes.

Faites dissoudre dans :

    Sucre. 1,800

A prendre 30 grammes dans une potion.

Hydromel expectorant.

    Racine d'aunée . . . . . . ⎫
    Lierre terrestre . . . . . . ⎬ (ââ)   4 grammes.
    Hysope. . . . . ⎭

Faites infuser dans :

    Eau. 1,000

Ajoutez :

    Miel blanc   60

A prendre dans la bronchite chronique.

Solution contre les maladies du larynx et des bronches avec fièvre chez les personnes scrofuleuses.

(De Bruc)

    Iodure de potassium. . . . . .   8 grammes.
    Tartre stibié. . . . .   0,10 centigr.
    Sirop d'ipécac. . . . . . ⎫
    Sirop diacode. . . . . . ⎬ (ââ)   15 grammes.
    Sirop de fleur d'oranger   30
    Eau distillée   150

Mêlez. Deux à trois cuillerées par jour.

Sirop pectoral.

(Lamouroux)

    Mou de veau . . . .   12 kil.
    Lichen d'Islande   3
    Jujubes   3
    Dattes privées de leurs noyaux .   5

Pulmonaires des bois . . . . . . 1,500 grammes.
Fleurs de coquelicots . . . . .   5 kil.
Fleurs de violettes   2
Fleurs de mauves   2
Fleurs de guimauves.   2
Extrait d'opium. . . . .   24 grammes.
Sucre . . . .   80 kil

F. s. a. un sirop bien cuit. A prendre une à quatre cuillerées par jour; c'est la formule tant renommée de Lamouroux.

Poudre expectorante.

Poudre de scille
Poudre de gingembre.
Poudre d'ipécacuanha.

Mêlez. Faites vingt paquets égaux. Deux à quatre par jour.

Pilules anticatarrhales.

Gomme adraganthe . . . .   0,5 décigr.
Emétique. . . . . }
Opium gommeux . . . . }   0,15 cent.
Conserve de roses. . . . . . .   q. s.

F. s. a. soixante pilules. Deux matin et soir.

Pilules de savon composées.

Savon médicinal. . . . .   10 grammes.
Gomme ammoniaque.   5
Nitrate de potasse   5
Scille en poudre.   5
Sirop simple . . . .   q. s.

F. s. a. des pilules de deux décigrammes. Deux à six
dans la journée.

Loock balsamique.

Baume noir du Pérou. . . . . .   1 goutte.
Huile d'amandes douces. . . . .   15 grammes.

Mêlez dans un mortier avec :

    Gomme arabique.   10

Ajoutez peu à peu :

    Sirop sucre.   50
    Emulsion   200

Mêlez. A prendre par cuillerées.

Créme pectorale.

(Pierquin)

    Sucre . . . .
    Sirop de tolu . . . . . .   (àâ)   50 grammes.
    Sirop de capillaire. . . .

Mêlez. A prendre par cuillerées à café.

Ether balsamique de tolu.

(Moreau)

    Baume de tolu en poudre. . . .   10 grammes.
    Ether sulfurique.   50

Après quelques jours de macération, décantez.
En fumigations dans les bronchites.

Pommade stibiée.

    Emétique. . . . .   4 grammes.
    Axonge.   48

Mêlez. Pour frictions matin et soir sur le haut de la poitrine, gros comme une noisette. Il survient des pustules
comme dans la petite vérole.

TRAITEMENT HOMOEOPATHIQUE

Puls. hyd. sulph. tart. carb.-v. calc. hep. atrop. ipec.

BRONCHORRHÉE

Cette maladie est caractérisée par une expectoration d'un mucus incolore abondant, résultant d'une surexhalation idiopathique de la muqueuse bronchique, sans notable inflammation.

Cette maladie se manifeste particulièrement chez les vieillards. Malaise, dyspnée, râle muqueux, expectoration mucoso-albumineuse qui survient par accès, ressemblant aux accès de l'asthme.

TRAITEMENT GÉNÉRAL

Eaux minérales, eau de goudron, vésicatoires, toniques, bains de pieds et de mains; si la dyspnée est forte, un émétique; huile de foie de morue Dickson à l'hypophosphite de soude et sulfureuse à l'hélicine. (Voir page 75.)

Comme rafraîchissant, prendre le sirop de Tamarin. (Voir page 81.)

Médicaments qui conviennent dans cette affection.

Elixir antiglaireux de Guillet.

Scammonéc.	20 grammes.	
Jalap.	20	
Calamus aromaticus . . .		
Rhubarbe.	(ââ)	5
Genièvre		
Nitrate de potasse	10	
Sucre	250	
Alcool à 18°.	1,000	

F. s. a. A prendre une à deux cuillerées par jour.

10

Potion expectorante.

Poivre de Cayenne. . . . .   5 grammes.
Faites infuser dans :
Eau   200
Passez et ajoutez :
Sirop de tolu   50
A prendre par cuillerée toutes les demi-heures.

Pilules de polygala

Polygala en poudre. . . . .   5 grammes.
Savon médicinal   10
F. s. a. trente-six pilules. A prendre une toutes les deux heures.

Mixture pectorale.

Gomme ammoniaque . . . .   3 grammes.
Triturez avec :
Oxymel scillitique   20
Ajoutez :
Sirop d'hysope.   20
Mêlez. Par cuillerée toutes les heures contre les affec-
tions catarrhales chroniques.

Sirop pectoral balsamique.

Sucre pilé . . . .   500 grammes.
Infusion de pavots blancs   100
Vin rouge   500
Teinture de baume de tolu. . . .   12
Ipécacuanha   10
Extrait d'opium.   1
F. s. a. Trente-deux à quarante-huit grammes dans une
tasse d'infusion pectorale.

Elixir contre la bronchorrhée.
(Boerhaave)

Alcool purifié	250 grammes.
Réglisse	6
Calamus aromaticus . . . } (ââ)	4
Aunée . . . . }	
Iris de Florence . . . . . } (ââ)	2
Semences d'anis. . . . . . }	
Camphre	0,5 décigr.
Racine d'asarum	1 gramme.

F. s. a. Dix à trente gouttes dans une tasse d'infusion de thé ou de sauge officinale.

TRAITEMENT HOMOEOPATHIQUE

Atrop. ipec. nux.-v. sulph. hep.

BRULURES

On observe dans les brûlures trois degrés :

1er degré : rougeur de la peau sans lésion.

2e degré : l'inflammation de la peau est plus prononcée ; elle forme des phlyctènes, des vésicules.

3e degré : la peau est brûlée sur une partie de son épaisseur ; les chairs deviennent gangréneuses et quelquefois la désorganisation s'étend non-seulement à la peau, mais encore au tissu cellulaire et aux muscles ; l'eschare est alors très-épaisse.

Quand l'inflammation est profonde, on voit souvent survenir des complications, telles qu'inflammation du canal intestinal, du cerveau, du poumon, puis de la diarrhée, du délire, des convulsions.

Il arrive quelquefois, dans de graves brûlures, que

le tissu nouveau qui se forme attire avec une force ex-
traordinaire les parties voisines ; il se forme alors des
adhérences qui empêchent le mouvement de certaines
articulations.

Pour guérir les brûlures, il faut suivre les quatre principes généraux suivants :

1° Faire avorter l'inflammation ; 2° la maintenir dans
ses limites ; 3° combattre les accidents et les complications ; 4° prévenir les cicatrices vicieuses.

Pour remplir la première condition, il faut plonger
dans l'eau très-froide la partie brûlée et l'envelopper de
compresses imbibées d'eau blanche ; des applications de
pommes de terre râpées ou de gelée de groseilles allégent
aussi la douleur.

Les brûlures du 2e degré se guérissent en y appliquant
du cérat saturné et des compresses d'eau blanche. Contre
les symptômes inflammatoires secondaires, il faut observer la diète, boire des tisanes rafraîchissantes, prendre des laxatifs, le sirop de tamarin de Bruc (voir
page 81).

Prescriptions les plus usitées contre les brûlures
à tous les degrés.

Cérat calmant.

Cérat de Gallien. . . . .　50 grammes.
Laudanum Sydenham. . . . . . .　1
Mêlez.

Cérat de Gallien opiacé.

Opium. . . . .　0,5 décigr.
Triturez dans :
Jaunes d'œufs. . . . .　10 grammes.
Mêlez avec cérat de Gallien.

Cérat de Goulard.

Cérat de Gallien. . . . .   42 grammes.
Sous-acétate de plomb   4
Mêlez.

Liniment oléo-calcaire.

Eau de chaux . . . .   500 grammes.
Huile d'amandes douces   64
Mêlez. Excellent contre les brûlures.

Cérat de Curner.

Cire blanche. . . . .   10 grammes.
Faites dissoudre à une douce chaleur dans :
Huile d'olives   10
Ajoutez :
Pierre calaminée porphyrisée . . .   10
Agitez jusqu'à refroidissement.

Fomentation de chlorure de soude.

Eau distillée. . . . .   300 grammes.
Chlorure d'oxide de soude   100
Contre les ulcères de mauvaise nature.

Baume samaritain.

Huile d'olives. . . . . . . $\left.\right\}$ (ää)   100 grammes.
Vin rouge . . . .
Faites évaporer jusqu'à réduction de la moitié. Pour le
plaies et brûlures.

Onguent d'Arcéus.

Suif de mouton . . . . 1,000 grammes.

Térébenthine . . . .   750 grammes.
Résine élémi   750
Axonge.   500

Détersif, excitant, siccatif.

Onguent d'althœa.

Huile de fénu-grec . . . . .1,000 grammes.
Cire jaune   250
Poix-résine.   125
Térébenthine   125

Mêlez. F. s. a. Résolutif dulcifiant.

Cérat de saturne camphré.

Cire jaune . . . .   80 grammes.
Faites liquéfier dans :
Huile rosat   160
Ajoutez et incorporez :
Extrait de saturne.   20
Camphre   10

Dessiccatif et antiseptique.

TRAITEMENT HOMOEOPATHIQUE

Amb. phosph. bell. rhod.

BUBON VÉNÉRIEN

INDOLENT ET INFLAMMATOIRE

C'est un engorgement des ganglions lymphatiques du
pli de l'aine par suite de l'absorption du virus vénérien
primitif. Les engorgements des ganglions de l'aine peuvent cependant survenir à la suite d'une irritation à la
verge ou dans l'urètre sans qu'il y ait eu absorption vi -

rulente. Les bubons peuvent encore se manifester comme symptômes secondaires ou tertiaires d'une affection vénérienne : alors ils sont toujours indolents.

Les bubons s'annoncent huit à dix jours après le chancre, sous la forme d'une petite tumeur qui se développe bientôt.

Quelquefois il marche rapidement vers la suppuration, c'est le bubon inflammatoire ; parfois il reste induré, stationnaire, c'est le bubon indolent. Le bubon qui suppure dépend d'un ulcère non induré, et n'exige pas un traitement général longtemps continué. Le bubon indolent dérive toujours d'un chancre induré, et demande une cure générale et spécifique.

TRAITEMENT GÉNÉRAL

Sangsues, cataplasmes, bains, ouvrir l'abcès, diète, boissons mucilagineuses, cataplasmes de fécule. Le meilleur traitement consiste dans l'application de la pommade antiherpétique de Thompson et l'emploi simultané de ses gouttes dépuratives n° 1 et n° 2. (Voir page 58.) Sirop de tamarin. (Voir page 81.)

Emplâtre de Vigo.

Emplâtre simple	1,250 grammes.
Cire jaune.	64
Poix-résine purifiée.	64
Gomme-résine ammoniaque . .	30
Bdellium	30
Oliban	20
Myrrhe	20
Poudre de safran.	12
Mercure.	375
Térébenthine	64
Styrax purifiée.	192
Huile volatile de lavande . . .	8

On fait des emplâtres qu'on applique sur les bubons.

Pommade de protoiodure de mercure.

Protoiodure de mercure. . . .   1 gramme.
Axonge purifiée.   50

Mêlez. Un gramme pour chaque friction.

Fomentation de teinture iodée.

Eau distillée. . . . .   100 grammes.
Teinture d'iode   5

Onguent de la mer.

Huile d'olives . . . . .1,000 grammes.
Axonge.   500
Beurre   500
Suif de mouton   500
Cire jaune.   500
Litharge en poudre fine. . . .   500
Poix purifiée   125

F. s. a. Employé dans les abcès et dans les bubons pour activer la suppuration.

Pour la cure générale, voyez *Syphilis.*

Se purger deux fois par semaine avec les pilules Thompson (voir page 58). Cette purgation est indispensable si on veut guérir promptement.

TRAITEMENT HOMOEOPATHIQUE

Hyd. nit.-acid. sil. sulphur. aurum. carb.-v.

CALCULS BILIAIRES

Concrétions inorganiques qui se forment dans les voies biliaires, et plus particulièrement dans la vessie, le canal cholédoque et le canal cystique.

Douleur vive, poignante, atroce à l'épigastre, à l'yppocondre droit, s'irradiant aux régions voisines ; anxiété, nausées, vomissements ; le pouls et la chaleur de la peau sont ordinairement naturels. L'ensemble de ces phénomènes caractérise la colique hépatique; elle cesse aussitôt que le calcul a été expulsé dans le duodénum, ou qu'il a repris son poste primitif.

Quelquefois le calcul biliaire ne détermine que des accidents à marche lente, simulant ceux de l'épatite ou d'une obstruction.

Pour le traitement à suivre, trois indications : 1° calmer les douleurs; 2° combattre les accidents inflammatoires; 3° s'opposer à la reproduction du calcul. Bains, cataplasmes fortement laudanisés, lavements, saignées légères; sangsues s'il y a des symptômes inflammatoires; pour dissoudre le calcul remède de Durande, eaux minérales alcalines, petit lait, limonades, purgatifs répétés avec les pilules de Thompson. (V. p. 58.)

Remède de Durande.

Essence de térébenthine. . . .   10 grammes.
Faites dissoudre dans :
Ether.   15

Deux à quatre grammes par jour dans du bouillon ; pour lavements à la dose de seize grammes dans deux cent cinquante grammes de décoction de graine de lin ; continuez jusqu'à ce que le malade en ait pris cinq cents grammes.

Suc d'herbes fondant.

Chicorée . . . .⎞
Pissenlit . . . .⎟ (àâ)   q. s.
Laitue . . . .⎟
Cerfeuil . . . .⎠

Pour obtenir cent vingt grammes de suc à prendre en

une fois le matin à jeun. Bon contre la colique hépatite; on y ajoute quelquefois du nitrate de potasse.

Petit lait. F. H. P.

Lait de vache. . . . .   1 litre.

Faites bouillir, et coagulez avec quelques gouttes d'acide; clarifiez avec un blanc d'œuf.

Sirop contre les calculs biliaires.
(Dufreyne)

Jalap et rhubarbe . . . . }
Carbonate de potasse. . . } (ââ)   12 grammes.

Faites infuser dans :

Eau . . . .   150 grammes.

Filtrez, ajoutez :

Sucre.   250
Teinture d'écorce d'oranges . .   5

A prendre une cuillerée tous les matins; de plus, se purger deux fois par semaine avec quatre pilules purgatives de Thompson; faire usage pour prévenir les récidives de ses gouttes dépuratives nº 1 et nº 2 dans une décoction de tisane de chiendent. (Voyez page 58.)

L'usage longtemps continué du sirop de tamarin prévient les récidives. (Voyez page 81.)

TRAITEMENT HOMOEOPATHIQUE

Sil. lyc. sulph. cal. pet. phos. lach.

CALCULS DES REINS ET DE LA VESSIE

COLIQUE NÉPHRÉTIQUE

Concrétions urinaires qui se forment dans les reins; elles sont produites par un grand nombre de substances

et entre autres par l'acide urique, les urates d'ammoniaque, de potasse, de soude, de chaux et d'oxalate de
chaux, le phosphate calcaire, etc.

Leur couleur varie suivant leur composition; la gravelle due à l'acide urique est rouge, celle due à l'oxalate de
chaux est jaune, et celle formée du phosphate est blanche.

Les concrétions urinaires qui s'agglomèrent dans la
vessie forment la pierre; ces concrétions ont lieu souvent sous l'influence d'une prédisposition héréditaire,
d'un régime trop azoté ou du défaut d'exercice.

Quand des calculs d'une certaine grandeur s'échappent
des reins et s'arrêtent dans les urétères, les symptômes
caractérisant la colique néphrétique se manifestent :
douleur vive, poignante, continue, atroce d'un côté des
lombes, nausées, vomissements, agitation extrême, etc.

Les symptômes des calculs vésicaux consistent dans
l'altération des urines et dans les signes physiques ren-
dus sensibles par le cathétérisme; une douleur vive
ou seulement sourde et obtuse à l'hypogastre, quelquefois un prurit se fait sentir à l'extrémité de la verge.

Quand le calcul pèse sur le col de la vessie, il y a alors
rétention complète d'urine.

Aux douleurs de la colique néphrétique on oppose des
calmants de plusieurs espèces : l'opium et le laudanum,
le chloroforme en frictions sur les reins, les bains, les
lavements; boissons abondantes, eaux gazeuses de sedlitz, de Contrexeville, de Pougues, Bussang, Vichy, et surtout le sirop de tamarin longtemps continué. (Voy. p. 81.)

Tisane alcaline.

Bicarbonate de potasse cristallisé	2 grammes.
Teinture de cannelle. . . ⎱ (ãã)	1
Id. de vanille . . . ⎰	
Sirop de sucre.	100
Eau.	1,000

Mêlez. A prendre par tasses dans la journée : deux à six litres par jour dans la gravelle et les calculs dus à un excès d'acide urique.

Tisane contre la gravelle.

Décoction de lin. . . . . 1,000 grammes.
Sirop de sucre. 100
Bicarbonate de soude. 2

Mêlez. A prendre dans la journée.

Injection dissolvante pour les calculs vésicaux.

Carbonate de lithine . . . . . 1 gramme.
Eau distillée. 120

Avant de faire l'injection avec cette solution, il faut en faire une avec de l'eau distillée ; un calcul d'acide urique est diminué d'un gramme par l'action de cette solution dans la vessie.

Boisson de phosphate d'ammoniaque.

Phosphate d'ammoniaque . . . 3 à 10 grammes.
Eau. . . . . 1 litre.
Teinture d'écorce d'oranges . . 1 gramme.
Sucre. 50

Mêlez. Bonne contre la gravelle urique et phosphatique.

Liniment narcotique.

Teinture alcoolique d'opium. . 50 grammes.
Baume tranquille. 60
Savon amygdalin. 15
Chloroforme. 10

Agitez chaque fois ; pour frictions sur les reins.

Lavement laudanisé.

Laudanum de Sydenham . . . 0,6 décigr.
Décoction d'althæa. . . . . . 250 grammes.

Mêlez. A prendre en une fois.

Cann. lyc. calc. stib. phos.

CHAUDEPISSE (Voy. BLENNORRHAGIE)

CALVITIE

La calvitie ou chute des cheveux est ou momentanée ou permanente. Elle arrive souvent à la suite d'abus vénériens, d'une maladie syphilitique ou de traitements mercuriels; elle peut venir aussi de céphalalgie intense, d'un travail excessif de cabinet, ou d'une maladie herpétique, teigne, eczema.

Eau pour fortifier la racine des cheveux.

Feuilles de noyer.	20 grammes.
Quinquina.	15
Petite centaurée	15
Eau	200

Faites bouillir, passez, ajoutez :
Rhum.	15

Mêlez.

Pommade contre la calvitie
(Dupuytren)

Moelle de bœuf.	500 grammes.
Acétate de plomb cristallisé . .	5
Baume noir du Pérou.	20
Alcool	50
Teinture de cantharides . ⎫	
Id. de girofles . . . ⎬ (āā)	20 gouttes.
Id. de cannelle. . . ⎭	

Mêlez.

Merc. chin. ferr. vérat. lyc. hep. sil. iod. kal.

CANCER, CARCINOME

Maladie qui désorganise les tissus et les détruit peu
à peu. C'est une sorte de perversion de la propriété vitale
qui préside à la nutrition.

Le cancer se montre sous deux formes différentes; le
squirre et le tissu encéphaloïde. On appelle squirre un
tissu lardacé, dur, criant sous le scalpel comme si on cou-
pait un morceau de lard, d'un blanc azuré ou gris.

On appelle encéphaloïde un tissu mou, pulpeux, blanchâtre, cérébriforme, qui diffère du squirre en ce sens
qu'il renferme de petites ramifications artérielles.

Le cancer se développe sous forme de tumeur où
d'ulcère d'un aspect variable; le tissu de cette tumeur
commence par être dur, anguleux, adhérent à la peau;
peu à peu il se ramollit, ronge tout autour de soi, et
s'ouvre une issue à l'extérieur formant un ulcère aux
lèvres renversées sur lesquelles apparaissent des végétations qui quelquefois donnent lieu à un écoulement de
sang plus ou moins abondant.

Les douleurs qui se manifestent sur la tumeur ont un
type particulier ; elles sont pongitives comme un coup
de lancette. Les ganglions lymphatiques s'engorgent autour du cancer et dans les parties voisines. Cette maladie
trouble les fonctions de l'économie ; le corps maigrit, il
survient de la fièvre, de l'inappétence; la peau prend une
teinte d'un jaune paille qui est caractéristique, et qui
annonce une espèce d'empoisonnement général de l'économie par la matière absorbée.

TRAITEMENT GÉNÉRAL

Le traitement chirurgical n'empêche pas la récidive ; mais comme on doit craindre qu'un engorgement glandulaire devienne cancéreux, on ne doit négliger aucun moyen pour le dissiper ou le résoudre, surtout à son début.

Le meilleur traitement que nous connaissons consiste dans l'emploi des gouttes dépuratives n° 1 et n° 2 du docteur Thompson, et l'emploi de sa pommade, conjointement avec l'huile de foie de morue du docteur Dickson, au chlorure d'or et de soude, continuées pendant long-temps avec persévérance. Frictions générales pour exciter les fonctions de la peau, purgatifs, bonne nourriture, exercice.

Pilules de belladone iodurées.

Extrait de suc dépuré de bella-
   done . . . .   1 gramme.
Protoiodure de fer   1
Poudre de réglisse . . . . . .   q. s.

Faites trente-six pilules. Une à quatre par jour dans les affections scrofuleuses et cancéreuses.

Pilules de jusquiame et ciguë.

Extrait de suc dépuré de jus-
   quiame . . . .   1 gramme.
Extrait de ciguë   1
Poudre de réglisse . . . . . .   q. s.

F. s. a. trente-six pilules pour calmer les douleurs du cancer. Une à deux par jour.

Pilules de ciguë iodurées.

Extrait de suc non dépuré de ciguë . . . .   5 grammes.
Poudre d'althæa . . . .   q. s.

Faites cinquante pilules. Une matin et soir pour combattre les tumeurs squirreuses et scrofuleuses.

Pilules de ciguë et quinquina.

Extr. de suc non dép. de ciguë	4 grammes.
Protoiodure de fer	10
Extrait de quinaquina	4

F. s. a. des pilules d'un centigramme. Trois à six par jour.

Pilules contre la fièvre des cancéreux.

(De Bruc)

Extrait de salseparcille	7 grammes.
Extrait de ciguë	4
Résine de gaïac.	4
Sulfate de quinine	8
Carbonate de fer.	8

F. s. a. cent-vingt pilules. Une le matin et une le soir.

Emplâtre de ciguë.

Résine de pin	470 grammes.
Poix blanche	200
Cire jaune.	320
Huile.	64
Feuilles vertes de ciguë	1,000
Gomme ammoniaque	250

F. s. a.

Emplâtre de Pissier

Huile de lin.	1,000 grammes.
Minium.	
Céruse.	(àà) 250
Cire jaune	
Térébenthine	1,000
Opium.	30

F. s. a. Pour calmer les douleurs cancéreuses et prévenir les ulcérations.

Pilules d'iodure d'arsenic

Iodure d'arsenic. . . . . . .   0,05 centigr.
Extrait de ciguë. . . . . . .   1 gramme.

F. s. a. cent pilules. Une toutes les huit heures.

Pommade de James.

Essence de laurier cérise. . .   10 grammes.
Graisse de porc.   80

Mêlez. Pour calmer les douleurs des cancéreux.

TRAITEMENT HOMOEOPATHIQUE

Cam. sil. sulph. atrop. pet. aur.

CARREAU

Engorgement chronique et souvent tuberculeux des ganglions du mésentère.

Il se développe chez les enfants de trois à huit ans, ils sont pâles, atteints de diarrhée, le ventre devient gros, et bientôt la fièvre hectique se déclare, et le petit malade meurt de consomption. Le carreau est susceptible de guérison quand les ganglions lymphatiques ne sont pas tuberculeux.

Le meilleur traitement consiste à donner à l'enfant les gouttes n° 1 et n° 2 de Thompson, et l'huile de foie de morue de Dickson à l'hypophosphite de soude, et à l'iodure de fer. (Voir page 75.) (Voyez aussi *Scrofule* et page 58.)

TRAITEMENT HOMOEOPATHIQUE

Nux-vom. sulph. calc. met.

CATALEPSIE (Voy. Névrose)

CARDITE

Inflammation générale ou partielle du tissu musculaire, et du tissu intra-musculaire du cœur.

Douleur et matité du son dans la région précordiale, disposition aux syncopes, dyspnée extrême, faiblesse des pulsations et battement irrégulier du cœur.

Elle est aiguë ou chronique.

Quand elle est aiguë, il faut garder une diète et un repos absolu; saignées copieuses, pratiquées coup sur coup, sangsues vers la région précordiale, réfrigérants vers cet endroit, bains tempérés, sirop d'asperges, digitale et digitaline. Si elle est chronique, émissions sanguines plus modérées, révulsifs sur la région du cœur, sinapismes.

Pilules de Dupuy dans la cardite chronique.

Extrait de trefle d'eau. . . ⎫
Poudre de scille. . . . . ⎰ (ää) 6 grammes.
Poudre de digitale. . . . ⎫
Assa-fœtida . . . . ⎰ (ää) 4

Mêlez. F. s. a. cent pilules. Quatre matin et soir. Après chaque dose on prendra par-dessus une tasse de pariétaire légèrement nitrée.

TRAITEMENT HOMOEOPATHIQUE

Acon. calc. nat. puls. sep. spig. sulf.

CARIE

C'est l'ulcération et la suppuration des os ; elle provient de la nécrose ou d'une ostéite dont elle est la terminaison par suppuration.

TRAITEMENT GÉNÉRAL

Cautérisation, douches sulfureuses et iodurées, injections avec la teinture de myrrhe, la teinture d'aloès, ou l'eau de créosote ; voilà le traitement vulgaire le plus usité ; mais pour guérir il faut suivre le traitement Thompson (page 58), et faire usage en outre de l'huile de foie de morue de Dickson, à l'iodure de fer. (Voyez page 75, et voyez aussi *Scrofule*.)

TRAITEMENT HOMŒOPATHIQUE

Sil. lyc. hyd. phos.-ac. sulph aur. rhus. met.

CARIE DES VERTÈBRES, mal de Pott
(Voy. SCROFULE)

CARIE DES DENTS (Voy. ODONTALGIE)

CATARRHE DE LA VESSIE

Cette maladie est spécialement caractérisée par la nature de l'urine qui est muqueuse et filante ; l'inflammation est limitée à la membrane vésicale interne. Les vieillards sont surtout très-sujets à cette affection.

Chaleur, poids à l'épigastre, besoin fréquent d'uriner ; l'urine est filamenteuse comme le blanc d'œuf. Il n'y a pas de réaction fébrile dans beaucoup de cas.

TRAITEMENT GÉNÉRAL

Eviter le froid, stimuler les fonctions de la peau, alimentation tonique mais non excitante, boire, aux repas, de l'eau de goudron. Un excellent remède contre cette maladie est la liqueur de goudron concentrée de Guyot, que nous avons expérimentée avec succès. (Voir aux annonces.)

Formules préconisées pour cette maladie.

Pilules de térébenthine.

Térébenthine de Venise. . . .	2 grammes.
Magnésie calcinée.	q. s.

F. s. a. des pilules de trente centigrammes. Trois à six par jour.

Sirop de goudron.

Goudron	1 kilogr.
Eau de fontaine.	500 grammes.

Maintenez le tout durant vingt-quatre heures à une température de soixante degrés, agitez; laissez refroidir, décantez et filtrez; faites dissoudre à froid trois cents grammes de sucre. Mêlez. Doses : trois à quatre cuillerées par jour.

Pilules d'extrait de genièvre composées.

Extrait de genièvre.	4 grammes.
Baume de tolu.	8
Carbonate de magnésie. . . .	q. s.

F. s. a. trente-six pilules. Six par jour.

Pilules contre le catarrhe vésical.

Copahu . . . . }	(ââ)	10 grammes.
Térébenthine. . . . . . . }		
Magnésie		q. s.

F. s. a. des pilules de deux décigrammes. Trois à quatre matin et soir.

Bière diurétique anglaise

Graines de moutarde en-)
    tières . . . . } (ââ) 125 grammes.
Baies de genièvre . . . .)
Graines de carottes.   100

Faites macérer pendant deux ou trois jours dans :

Bierre . . . .   20 kilogr.

Trois à quatre verres par jour.

Injection vésicale contre la cystite, et le calcul vésical.

Eau distillée. . . . .   120 grammes.
Nitrate d'argent . . . .   0,20 à 0,40 cent.
Teinture de jusquiame . . . .   6 grammes.

Mêlez.

Injection de nitrate d'argent.

Nitrate d'argent cristallisé. . .   0,1 décigr.
Eau distillée. . . . .   250 grammes.

Employée avec succès dans le catarrhe chronique de la
vessie.

TRAITEMENT HOMOEOPATHIQUE

Dulc. sul. sulph. nux.-v. stib.

CATARACTE

Perte de la vue par suite d'un obstacle au passage des
rayons lumineux. Quand le cristallin est devenu opaque, la cataracte prend le nom de lenticulaire. On l'appelle capsulaire, quand c'est sa membrane d'enveloppe
qui est devenue opaque; laiteuse, quand c'est l'humeur
de Morgagni qui a subi cette opacité.

Elle se forme lentement et sous l'influence de beaucoup de causes : progrès de l'âge, contemplation d'ob-

jets très-petits, des rayons solaires. Quand la cataracte
arrive par une cause externe, commotions, vapeurs irritantes, l'opacité occupe ordinairement la capsule cris-
talline qui a été le siége de l'inflammation.

La cataracte est dure ou molle, d'une couleur blanchâtre, jaune ou verdâtre ; elle est souvent compliquée
d'amaurose.

L'opération par abaissement ou par extraction était
autrefois la méthode employée pour obtenir la guérison ;
mais cette méthode n'était pas exempte de dangers ;
souvent l'opérateur, quelque adroit qu'il soit, vous enlève
à jamais la vue au lieu de vous la rendre. Nous opérons,
nous, par une méthode toute nouvelle qui ne présente
aucun danger. De plus, par l'anciene méthode, l'opération manquée, tout est fini : par notre méthode, l'opération ne réussissant pas complétement du premier coup,
on peut recommencer quelques jours après sans qu'il y
ait le moindre danger pour l'opéré.

Cette méthode, que j'ai décrite dans un ouvrage spécial, est pratiquée par nous avec un succès constant.

En quelques mots, voici les avantages de cette méthode sur l'ancienne : par l'ancienne méthode par extraction ou par abaissement, danger de perdre l'œil, soit par
inflammation, soit par la faute de l'opérateur ; obligation
de rester quinze jours dans l'obscurité, de se purger, de
suivre un régime, etc. Impossibilité de recommencer si
l'opération a manqué.

Par notre nouvelle méthode, le malade est opéré instantanément : il ne garde pas le lit et peut immédiatement vaquer à ses affaires.

Il n'est pas obligé de rester dans l'obscurité, de se
purger, ni de suivre un régime ; si l'opération n'a pas
réussi complétement, on recommence et le tout sans
danger. Nous avons obtenu cependant quelques guérisons sans opération avec l'emploi des sétons, vésicatoires,

saignées, purgatifs, vin de colchique, frictions mercurielles sur les paupières, frictions avec la pommade
stibiée sur la nuque et derrière les oreilles, iodure de
potassium à dose croissante et avec les appareils électro-
galvaniques portatifs de Faraday. Un traitement curatif
de la cataracte consiste dans le traitement phosphoré du
Dr G. Hasting. (Voir aux annonces.)

Cure médicale de la cataracte.

Ammoniaque	50 grammes.
Huile camphrée	60

En application avec de l'ouate sur le front et derrière
les oreilles; la vésication est produite en dix ou quinze
minutes; ce composé est plus facile à manier que la
pommade de Gondret.

Pommade excitante résolutive.

Axonge	20 grammes.
Carbonate d'ammoniaque . . .	2
Chlorhydrate d'ammoniaque. .	1
Iodhydrate d'ammoniaque. . .	1
Huile camphrée	5

Mêlez. En frictions sur les paupières supérieures, sur le
front et sur les tempes.

Pommade contre la cataracte.

Axonge	10 grammes.
Iodhydrate d'ammoniaque . . .	0,25 centigr.
Chlorhydrate d'ammoniaque. .	0,25 centigr.

Mêlez. En introduire trois fois dans la journée une petite
quantité entre la paupière et l'œil.

Solution contre la cataracte.

Eau	300 grammes.
Tartrate ferrique de potasse. .	3
Iodure de potassium.	8

Clorhydrate d'ammoniaque . .   4 grammes.
Nitrate de potasse.   3

Mêlez. Une petite cuillerée à café pendant le repas.

Solution contre la cataracte.

Sirop de salsepareille. . . . .1,000 grammes.
Iodure de potassium.   8
Clorhydrate d'ammoniaque. . .   4
Nitrate de potasse   50

Mêlez. Une cuillerée matin et soir. Bonne dans la cataracte suivie d'un iritis.

Collyre contre la cataracte.

Eau distillée. . . . .   300 grammes.
Extrait aq. de belladone. . . .   3

Mêlez. Introduisez matin et soir deux gouttes de cette solution entre les paupières.

TRAITEMENT HOMOEOPATHIQUE

Puls. sil. con. sulph. phos. cann. caust.

CATARRHE PULMONAIRE AIGU
(Voy. BRONCHITE AIGUE)

CATARRHE PULMONAIRE CHRONIQUE
(Voy. BRONCHITE CHRONIQUE)

Un des meilleurs médicaments du catarrhe chronique, est le sirop sulfureux de Cronier. (Voir aux annonces.)

CHAIRS FONGUEUSES

VÉGÉTATIONS, EXCROISSANCES, PORREAUX

Touchez les chairs fongueuses avec le nitrate d'argent ou le sulfate de cuivre.

Application du caustique de Vienne, et saupoudrez les chairs avec de l'alun calciné ; un traitement supérieur à celui-là, c'est l'application de la pommade n° 1 et n° 2 du docteur Thompson. (Voyez page 58.)

Voici en outre d'autres formules.

Beaume de Metz.

Huile de lin . . . . } (ââ)	50	grammes.
Huile d'olives . . . . . . }		
Térébenthine	60	
Huile volatile de genièvre . . .	15	
Deuto-carbonate de cuivre . . .	12	
Aloès	8	
Sulfate de zinc	6	
Huile volatile de clous de girofle	4	

Mêlez. On fait une légère application sur la partie qu'on veut modifier, dans les cas des chairs baveuses et fongueuses.

Onguent égyptiac.

Miel	44	grammes.
Vinaigre	22	
Verdet	10	

Mêlez, et faites évaporer à consistance d'onguent

CHANCRES VÉNÉRIENS (Voy. ULCÈRES SYPHILITIQUES)

CHARBON (Voy. ANTHRAX MALIN)

CARDIALGIE (Voy. DYSPEPSIE et GASTRALGIE)

Poudre stomachique de Thompson.

CÉPHALALGIE, MIGRAINE

Etat de souffrance du cerveau qui prend le nom d'hémicranie ou migraine, parce qu'elle n'existe ordinairement que d'un côté du crâne.

Elle est plus fréquente chez la femme que chez l'homme; elle est accompagnée d'inappétence, de nausées, quelquefois de vomissements, d'un malaise extrême, de bâillements. Les douleurs sont vives et aiguës, le pouls reste bon. La céphalalgie est plus souvent un symptôme qu'une maladie ayant une existence propre; c'est une douleur cérébrale due, soit à une affection du cerveau, soit à tout autre état morbide qui se fait sentir par sympathie sur le centre de perception et va quelquefois jusqu'à produire le délire.

TRAITEMENT GÉNÉRAL

Repos, compresses d'eau froide sur le front, pédiluves, sinapismes, sétons, moxas, vésicatoires, purgatifs, sulfate de quinine s'il y a intermittence marquée.

Il faut, si l'on veut se débarrasser définitivement de la migraine, se purger une fois par semaine avec trois pilules Thompson; et si la personne est du sexe féminin, chlorotique et ayant plus spécialement la céphalalgie à l'époque des règles, elle devra prendre les gouttes dépuratives nº 1 et nº 2 de Thompson. (Voyez page 58.)

Prescriptions à employer encore contre cette maladie

Pilules anticéphalalgiques.

Extrait de jusquiame. . . } (ãã)   0,25 centigr.
Extrait de belladone . . . }

Extrait de laitue . . . .   0,5 décigr.
Extrait d'opium . . . .   0,15 centigr.
Beurre de cacao . . . .   5 grammes.

F. s. a. trente pilules : une le matin et une le soir.

Potion d'aconit contre la céphalalgie.

Alcoolature d'aconit . . . . .   1 gramme.
Sirop de sucre.   30
Eau. . . . .   100 grammes.
Alcoolat de cannelle   10

Mêlez. Une cuillerée toutes les heures. On peut successivement augmenter la dose de l'alcoolature jusqu'à deux
grammes.

Eau pour la migraine.

Camphre. . . . .   50 grammes.

Dissolvez dans :

Alcool à 22°   260

Ajoutez :

Ammoniaque liquide   60
Huile d'anis . . . .   8 gouttes.

Une compresse sur le front.

Pilules de paullinia.

Extrait de paullinia. . . . . .   1 gramme.
Poudre de paullinia.   1
Miel . . . .   q. s.

Faites vingt pilules. A prendre trois à six par jour pour
migraine, névralgie, gastralgie.

Essence de Ward.

Camphre . . . .   60 grammes.
Ammoniaque   200
Alcool de lavande . . . . . .   1|2 litre.

Mêlez l'ammoniaque avec l'alcool de lavande distillé au
bain-marie; ajoutez le camphre au produit de la distillation.

Pilules contre la migraine.

Sulfate de quinine . . . . . .   5 grammes.
Poudre de digitale   1
Sirop de sucre. . . . .   q. s.

F. s. a. trente pilules. Une le soir en se couchant; en continuer l'usage pendant trois mois.

Pommade contre la migraine.

Chloroforme. . . . .   12 grammes.
Cyanure de potassium.   10
Axonge fraiche.   60
Cérat. . . . .   q. s.

Pour obtenir la consistance d'une pommade.

Sirop contre la migraine.

Café torréfié. . . . .   200 grammes.
Eau bouillante . . . . .)
Sucre . . . .)   q. s.

Pour faire un litre de sirop.
Ajoutez :

Chinconine . . . .   6 grammes.
Sulfate de morphine . . . . .   0,52 centigr.

Une cuillerée de demi-heure en demi-heure.

TRAITEMENT HOMOEOPATHIQUE

Nux.-vom. atrop. acon. bry. coff. puls. hyd. sulph.

CHLOROSE

Maladie caractérisée par une pâleur excessive, teinte jaunâtre ou verdâtre de la peau, désordres nerveux qui surviennent spécialement chez les jeunes filles non

menstruées. Le sang des chlorotiques est pauvre en globules... dyspnées et palpitations, bruits de souffle dans
les grosses artères; goûts bizarres, quelquefois appétit
nul ou variable, accidents hystériformes, douleurs névralgiques, absence des règles ou le sang est très-aqueux.

TRAITEMENT GÉNÉRAL

Le fer est un des meilleurs remèdes contre la chlorose, et parmi les bons médicaments que nous citons
ci-après, nous recommandons d'une manière spéciale les
pilules de Blaud contre cette maladie, les pâles couleurs, etc. Elles n'ont jamais failli entre nos mains. Voici,
à cet égard, comment s'exprime le *Diction univ. de méd.*,
t. II, p. 99 : « De toutes les préparations ferrugineuses
« qui nous ont donné de bons résultats dans le traite-
« ment des affections chlorotiques, les pilules de Blaud
« doivent tenir le premier rang. » (Voir aux annonces.)

Régime analeptique, viandes rôties, vin vieux allongé
d'eau, exercice, distraction, eau gazeuse, tisane amère
ou aromatique, eau ferrugineuse, tisane de camomille,
eau de goudron, café de glands.

Un des meilleurs traitements de la chlorose consiste à
faire usage des gouttes n° 1 du docteur Thompson, à prendre de l'huile de foie de morue du docteur Dickson à l'iodure de fer; à prendre aux repas la poudre stomachique
de Thompson. Sous l'influence de ce traitement, on verra
le malade revenir promptement à la santé. (Voir
pages 58 et 75.)

Les dragées ferro-ergotées de Grimaud sont également
un excellent médicament. (Voir aux annonces.) Nous recommandons aussi d'une manière toute particulière la pepsine Boudaut que nous avons expérimentée avec succès,
et qui, point capital, régularise les fonctions de l'estomac
et enlève ainsi promptement l'état de pauvreté du sang.
(Voir aux annonces.)

Voici d'autres formules.

Pilules de lactate de fer.
(Cap)

Lactate de fer . . . .   50 grammes.
Sucre.   300
Mucilage de gomme arabique. .   q. s.

F. s. a. des tablettes du poids de soixante-quinze centi-grammes.

Sang de bœuf contre la chlorose et l'anémie.

Cruor d: sang de bœuf. . . .   4 grammes.
Sucre en poudre   8

Mêlez. Divisez en huit parties : deux par jour. Excellente prescription quand le fer ne peut être toléré et quand il n'a pas eu de succès.

Pilules de citrate de fer.

Citrate de fer . . . .   5 grammes.
Miel.   1
Poudre d'althæa . . . .   q. s.

F. s. a. cent pilules : une à dix par jour.

Pilules de pepsine et de fer.

Pepsine . . . .   2 grammes.
Fer réduit par l'hydrogène . .   1

Mêlez. F. s. a. vingt pilules : deux à six par jour, après le premier repas, quand les digestions sont difficiles.

Tablettes de citrate de fer et magnésie.

Citrate de fer. . . . . . }
Citrate de magnésie. . . } (àà)   5 grammes.
Sucre en poudre.   40

| Saccharure de vanille. . . . . | 2 grammes. |
| Mucilage de gomme adraganthe. | 5 |

Faites des tablettes d'un gramme. Deux à six par jour.

Tablettes de chocolat ferrugineux.

Fer réduit par l'hydrogène . .	1 kilogr.
Chocolat fin à la vanille. . . .	19 kilogr.
Sucre et sirop.	q. s.

F. s. a. deux mille tablettes. Deux par jour; on augmente progressivement jusqu'à dix par jour; les prendre au moment du repas.

Pilules martiales.
(Sydenham)

| Limaille de fer porphyrisé. . . | 4 grammes. |
| Extrait d'absinthe . . . . . . | q. s. |

F. s. a. trente-six pilules : trois à six matin et soir.

Pilules toniques et antispasmodiques.

Extrait de valériane	5 grammes.
Carbonate de potasse	5
Sulfate de quinine	2
Poudre de valériane	q. s.

F. s. a. cinquante pilules : une à quatre dans la chlorose compliquée de symptômes nerveux.

Pilules toniques et laxatives.

Oxide de fer noir.	10 grammes.
Aloès sucotrin	5
Sirop de gomme.	q. s.

Mêlez. F. s. a. des pilules de quinze centigrammes ; à prendre deux à quatre, une ou deux fois par jour.

TRAITEMENT HOMOEOPATHIQUE

Sulph. calc. ferr. puls. con. sep.

CHÉMOSIS

Gonflement ou épaississement conjonctival provenant d'un état inflammatoire ou œdémateux des tissus muqueux et sous-muqueux survenant dans le cours d'une conjonctivite. (V. *Ophthalmie* pour le traitement.)

TRAITEMENT HOMOEOPATHIQUE

Alum. ars. con. dulc. merc. nat. staph.

CHOLÉRA SPORADIQUE ET ASIATIQUE

Le choléra sporadique ou européen est beaucoup moins grave que le choléra asiatique. Le choléra sporadique dépend de l'influence de l'air frais et humide de l'automne, succédant aux grandes chaleurs de l'été, à une cause morale, à l'action d'un miasme putride, à l'ingestion d'un aliment d'une nature froide ou de mauvaise qualité, et finalement à une cause inconnue.

La maladie se manifeste par des vomissements et des évacuations fréquentes de matières bilieuses, jaunâtres ou verdâtres, accompagnées de vives douleurs du ventre, d'anxiété, de froid et de l'altération des traits. Les évacuations alvines sont fétides ; soif vive, chaleur ardente à la bouche, pouls fréquent et petit, crampes douloureuses aux mollets.

Le choléra asiatique est beaucoup plus grave ; il est caractérisé par des vomissements et des évacuations de matières aqueuses comme l'eau de riz, suppression des urines, absence du pouls, refroidissement du corps, par une couleur violacée des téguments, coliques violentes, crampes dans les membres, vertiges, céphalalgie, yeux enfoncés, retirés ; soif vive, voix nulle ; le sang semble être congelé dans les veines.

TRAITEMENT GÉNÉRAL

Le traitement du choléra sporadique consiste dans des infusions aromatiques chaudes, des préparations opiacées, camomille, menthe, thé, additionées de dix gouttes de laudanum par tasse.

Révulsifs à l'extérieur, vésicatoires sur la région épigastrique.

La cure du choléra asiatique est incertaine; nous allons citer les formules qui paraissent avoir le plus de chance de succès.

Dans l'état actuel de la science, le moyen à opposer à cette terrible maladie, c'est, lorsqu'on le peut, la fuite loin des lieux où le choléra sévit; ensuite, aussitôt qu'on ressent les moindres prodromes du mal, se soigner, se mettre au lit, avec de l'eau bouillante aux pieds, et prendre des infusions aromatiques de camomille et de menthe, additionnées de laudanum de Sydenham, etc. Si on attend que le mal ait empiré, il n'y a plus de remède efficace.

.Mixture anticholérique.

Teinture éthérée de Valériane	8 grammes.
Teinture de noix vomique . . .	4
Liqueur d'Hoffman	8
Teinture d'arnica	4
Essence de menthe.	2
Teinture d'opium.	6
Teinture d'aconit.	12

F. s. a. bonne préparation dans le cas de refroidissement, extinction du pouls. Dose : quinze, vingt, quarante gouttes dans un petit verre de vin.

Potion stimulante.

Huile de Cajéput.	1 gramme.
Ether sulfurique alcoolisé . . .	4

Eau de menthe . . . .   150 grammes.
Sirop de fleur d'oranger . . .   40

Mêlez. A prendre par cuillerée de demi-heure en demi-heure.

Frictions contre le choléra.

Essence de térébenthine . . .   120 grammes.
Ammoniaque liquide   10
Alcool camphré.   10

On appliquera des sinapismes, des vésicatoires; on mettra le malade au lit. S'il y a des crampes, on donnera de l'alcool camphré sur du sucre tous les quarts-d'heure.

Potion anticholérique.

Extrait de belladone . . . } (àà)   0,50 centigr.
Extrait d'opium . . . . . }
Teinture d'assa-fœtida . . . .   20 gouttes.
Ether sulfurique   10
Ammoniaque liquide   10
Teinture de cannelle. . . } (àà)   5
    Id.   de girofle. . . . }
Alcool camphré . . . . . } (àà)   10
Valériane. . . . . }
Eau de mélisse et fleur d'oranger   150 grammes.
Sirop simple.   50

Mêlez. A prendre une cuillerée tous les quarts-d'heure.

TRAITEMENT HOMOEOPATHIQUE

Vérat. met. ipec. camph. phos. calc. cup. carb.-v.

COLIQUES BILIEUSES

Purgatifs, boissons émétisées, suc d'herbe. Pilules purgatives de Thompson. (Voyez page 58.)

TRAITEMENT HOMOEOPATHIQUE

Atrop. nux.-v. puls. bry. tart. em.

COLIQUE HÉPATIQUE (voy. Calculs biliaires)

CHORÉE, DANSE DE SAINT GUY

Affection nerveuse caractérisée par des mouvements irréguliers et involontaires, partiels ou généraux du système musculaire, spécialement des muscles de la face et des membres.

C'est une névrose idiopathique du système nerveux cérébro-spinal, maladie propre à la seconde enfance.

Les malades font des grimaces, ils ne peuvent rester tranquilles; plus tard, ils font des contorsions, des sauts, et sont comme dans une danse continuelle, d'où lui vient le nom de danse de saint Guy. Les malades ne perdent pas connaissance, caractère propre à la faire distinguer de l'épilepsie.

TRAITEMENT GÉNÉRAL

Bains froids, bains de surprise, antispasmodiques, narcotiques et toniques, électro-galvanisme, pilules de Méglin.

Prescriptions les plus accréditées contre cette affection.

Sirop de strychnine.

Sulfate de strychnine. . . . .   0,05 centigr.
Sirop de sucre . . . .   100 grammes.

Faites dissoudre le sulfate de strychnine dans un peu d'eau. Mêlez la solution avec le sirop de sucre; agitez longtemps.

Très-bon d'après Trousseau contre la chorée. Dose : quarante grammes de sirop divisés en six doses dans les vingt-quatre heures; tous les jours augmentez de cinq grammes, jusqu'à ce qu'il se manifeste une démangeaison à la tête et une légère rigidité musculaire. Il faut toujours continuer jusqu'à ce que ce phénomène arrive.

Prises d'atropine.

Atropine . . . .   0,05 centigr.
Sucre blanc. . . . .   10 grammes.

Mêlez par une longue trituration. Divisez en cent paquets. Dose : un à trois par jour.

Chlorure d'argent.

(De Bruc)

Chlorure d'argent . . . .   1 gramme
Sucre.   8

Divisez en trente paquets, cinq par jour; s'abstenir d'aliments trop salés.

Pilules antispasmodiques.

Extrait de réglisse . . . . . .   1 gramme.
Id.   d'opium . . . .   0,05 cent.
Id.   de jusquiame. . . } (áâ)   0,40
Id.   de belladone . . . }

F. s. a. dix pilules. Une à six par jour.

Potion de jusquiame.

Extrait de jusquiame. . . . .   0,50 cent.
Eau de fleur de camomille. . .   180 grammes.
Sirop simple.   30

Mêlez. A prendre dans les vingt-quatre heures.

Pilules de valérianate de fer.

Valérianate de fer. . . . . . .   4 grammes.
Extrait de jusquiame.   2

F. s. a. trente pilules. Trois par jour.

Pilules contre la chorée.

Poudre de belladone. . . }
Extrait de belladone. . . } (áâ)   1 gramme.

Oxide de zinc sublimé. . } (àâ)   1 gramme.
Lactate de zinc. . . . . . }

Assa-fœtida. . . . . . . } (àâ)   5
Extrait de valériane. . . }

Castoreum.   2

Faites des pilules de dix centigrammes. Dose : deux le matin, deux à midi, et deux le soir la première semaine; quatre le matin, à midi et le soir la deuxième semaine.

Poudre contre la chorée.

Fer phorphyrisé. . . . . . .   0,10 centigr.
Extrait d'opium. . . . .   0,01 à 0,02
Extrait sec de quinquina. . . .   0,20

F. s. a. une prise à prendre matin et soir; augmentez progressivement la dose du fer et de l'opium.

Liniment de Rosen.

Alcool. . . . .   60 grammes.
Essence de clous de girofle } (àâ)   2
Huile de noix muscade . . }

Employé d'après Chrestien, de Montpellier, contre la chorée; en frictions, trois fois par jour.

Liniment contre la chorée.

Chloroforme . . . . . . } (àâ)   50 grammes.
Huile d'amandes douces . }

En frictions, matin et soir, sur la colonne vertébrale.

Granules contre la chorée.

Valérianate d'atropine. . . . .   0,025 milligr.

F. s. a cinquante granules pour les enfants; commencez par une granule, et ne dépassez pas deux. Le double pour les adultes.

Pilules contre la chorée.

(Débreyne)

Camphre.	12 grammes.
Assa-fœtida.	12
Extrait de belladone.	4
Extrait aq. d'opium.	1
Sirop de gomme.	q. s.

F. s. a. cent vingt pilules. Dose : une pilule le premier jour, deux le second ; augmenter d'une tous les jours jusqu'à six en vingt-quatre heures.

Il est important de purger le malade tous les huit jours avec deux ou trois pilules de Thompson, selon l'âge, et si c'est une jeune fille, lui donner les gouttes n° 1 du même auteur. (Voir page 58.)

TRAITEMENT HOMŒOPATHIQUE

Lyc. cup. atrop. caust. n.-vom. ign. zinc. puls. aur. stram.

CHOROIDITE

Inflammation de la choroïde ; elle n'existe presque jamais que comme complication d'un iritis. Douleurs orbiculaires, contraction de la pupille, renversement de l'iris en avant, trouble des humeurs de l'œil et de la vue.

TRAITEMENT GÉNÉRAL

Saignées, sangsues à l'anus, frictions mercurielles autour de l'orbite, purgatifs, vésicatoires derrière les oreilles et à la nuque, pilules purgatives de Thompson tous les matins, faire usage de ses gouttes, n° 1 et n° 2. (Voyez page 58.)

Potion de carmichael.

Essence de térébenthine. . . . ,   15   grammes.
Jaune d'œuf.   1

Mêlez et ajoutez :

Emulsion. . . . .   q. s.
Sirop d'écorce d'oranges   60   grammes.
Essence de cannelle.   3   gouttes.

Par cuillerée contre l'iritis et la choroïdite chronique.

TRAITEMENT HOMOEOPATHIQUE

Nit.-acid. cann. euph. hep. hyd.

COLIQUE DE MISÉRÉRÉ (ILEUS)

Invagination intestinale, étranglement interne plus grave dans le gros intestin que dans le grèle ; douleurs de ventre, vives, atroces ; suppression des évacuations et des émissions de gaz par l'anus, anxiété, pouls petit, nausées, puis vomissements bilieux qui bientôt deviennent stercoreux, chaleur faible, face altérée, yeux enfoncés.

TRAITEMENT GÉNÉRAL

Application de glace sur le ventre, boissons glacées; lavements froids, purgatifs, cautérisation sur le ventre au moyen du marteau de Mayor, antispasmodiques, lavements de térébenthine.

Pilules contre l'iléus
(Martin)

Opium.   0,50   centigr.
Miel. . . . .   q. s.

F. s. a. dix pilules: à prendre une pilule de trois heures en trois heures.

Lavement de Hanius.

    Racine de belladone. . . . . .   4 grammes.
    Eau. 200
Faites infuser. Excellent remède contre l'iléus.

Lavement de tabac.
(Abercombrie)

    Feuilles sèches de tabac . . . .   1 gramme.
    Eau. 200
Faites infuser. Excellent remède contre l'iléus.

Poudre contre l'iléus.

    Strychnine pure. . . . .   0,02 centigr.
    Sucre blanc. . . . .   1 gramme.
    Magnésie calcinée.   4
Divisez en vingt prises : une prise d'heure en heure.

TRAITEMENT HOMŒOPATHIQUE

Op. n.-vom. thu.

COLIQUE DE PLOMB ou DES PEINTRES

Vive douleur abdominale à la région ombilicale,
calmée par la pression, nausées, vomissements, constipation, crampes, lenteur du pouls, perte de l'appétit; les
dents et les gencives présentent une teinte bleuâtre,
urines rares ; les testicules remontent vers l'anneau inguinal, pouls calme. Si la maladie s'étend au système
nerveux cérébro-spinal, le malade éprouve une contraction des membres et une paralysie des muscles ex-
tenseurs; dans des cas plus graves, perte du sentiment,
délire, coma.

TRAITEMENT GÉNÉRAL

Pilules purgatives de Thompson, lavements drastiques, opium, cataplasmes sur le ventre, sirop de persulfure de fer, bains sulfureux, iodure de potassium.

Lavement purgatif des peintres.

Electuaire diaphœnix	30 grammes.
Poudre de jalap.	4
Feuilles de séné.	8
Sirop de pruneaux	30
Eau bouillante	500

Préparez une infusion avec le séné ; ajoutez le sirop, la poudre, le jalap et le diaphœnix.

Potion purgative des peintres. F. H. P.

Electuaire diaphœnix	30 grammes.
Poudre de jalap.	4
Séné.	8
Sirop de nerprun.	30
Eau bouillante.	125

F. s. a.

Potion vomitive. F. H. P.

Emétique	0,3 décigr.
Eau.	250 grammes.

Mêlez. Vomitif énergique ; on doit le prendre par fractions, à vingt-cinq minutes d'intervalle chacune, jusqu'à effet vomitif.

Lavement anodin des peintres.

Huile de noix.	200 grammes.
Vin rouge	400

Mêlez.

12*

Bol calmant des peintres.

Thériaque . . . .   4 grammes.
Poudre d'opium. . . . .   0,05 centigr.

Mêlez. Toutes ces formules font partie du célèbre traitement des Frères de la Charité ; il a réussi dans beaucoup
de cas ; il est encore aujourd'hui en usage à Paris, à
l'Hôtel-Dieu.

Mixture purgative.

Huile de croton. . . . .   0,05 centigr.
Triturez dans :
Jaune d'œuf . . . .   10 grammes.
Ajoutez :
Eau de menthe   50
Sirop fleur d'oranger.   50

Mêlez. A prendre en une fois dans la matinée, à jeun.

Julep alumineux.

Julep béchique. . . . .   150 grammes.
Alun.   10

Mêlez. Une cuillerée toutes les heures. Efficace.

Limonade contre la colique des peintres.
(Gendrin)

Acide sulfurique . . . .   4 grammes.
Eau.   1,000
Sirop de sucre.   60

Trois cents à quatre cents grammes par jour pour se
préserver des accidents pendant qu'on travaille le plomb.
Ablutions tous les jours sur le corps avec de l'eau de
savon, bains savonneux deux fois par semaine.

TRAITEMENT HOMOEOPATHIQUE

Op. atrop. cham. plat.

COMA, NARCOTISME

Café, caféine, préparations de musc.

Pilules de musc camphrées.

Musc.	0,75 centigr.
Camphre	0,25 centigr.

Triturez avec :

Esprit de vin	2 gouttes.
Conserve de roses	q. s.

F. s. a. douze pilules à prendre dans la journée.

Lavement de musc camphré.

Musc.	1 gramme.
Camphre.	1

Dissolvez dans un jaune d'œuf.

Décoction de lin.	250 grammes.

A prendre dans un lavement.

TRAITEMENT HOMŒOPATHIQUE

Puls. op. atrop. n.-vom. tar.

CONGESTION CÉRÉBRALE (VOY. APOPLEXIE)

Sangsues à l'anus, glace sur la tête, tamarin étendu d'eau, pilules purgatives de Thompson, remèdes infaillibles (voyez pages 58 et 81), sinapismes, diète végétale.

TRAITEMENT HOMŒOPATHIQUE

Acon. nux.-v. atrop. bry.

CONJONCTIVITE (VOY. OPHTHALMIE)

CONSOMPTION (voy. ASTHÉNIE, PHTHISIE)

CONSTIPATION

La constipation est idiopathique quand elle résulte d'une abstinence trop prolongée, d'une vie sédentaire, de la vieillesse ou de l'usage d'aliments astringents.

Elle est symptomatique quand elle résulte d'une irritation gastro-intestinale, d'une entéralgie, d'une colique de plomb, d'une paraplégie et de la présence des tumeurs hémorroïdales. Elle est sympathique quand elle résulte de la dentition des enfants, ou de divers états nerveux inflammatoires.

Un bon remède contre la constipation est sans contredit la pepsine Boudaut. (Voir aux annonces.)

En recherchant la cause de la constipation, on trouve le moyen de la combattre. (Voyez le traitement de Thompson, page 58.) Ses pilules purgatives sont le véritable remède de la constipation idiopathique et symptomatique. On devra aussi faire usage du sirop de tamarin, laxatif agréable et infaillible. (Voyez page 81.)

Potion contre la constipation.

Extrait de belladone	0,30 centigr.
Rhubarbe en poudre.	1 gramme.
Aloès.	1

Mêlez. F. s. a. 12 pilules. Une par jour : on la donne en se couchant.

Pilules contre la constipation nerveuse.

Extrait de belladone. . . }	(āā)	0,30 centigr.
Poudre de belladone. . . }		

F. s. a. 30 pilules. Une pilule le soir.

Lavement contre la constipation.

Assa-fœtida.	12 grammes.
Vinaigre	30
Miel	60
Jaune d'œuf.	q. s.

Mêlez. Faites une mixture émulsive pour deux lavements à une heure d'intervalle.

TRAITEMENT HOMŒOPATHIQUE

Nux.-v. vérat bry. op. sep. lyc. lach. sulph. calc.

CRAMPES DE L'ESTOMAC (voy. CARDIALGIE)

Nous recommandons spécialement contre les crampes d'estomac la pepsine Boudaut. (Voir aux annonces.)

CREVASSES DU SEIN (voy. GERÇURES)

Pommade de Thompson, bon remède. (Voir page 58.)

CONTRACTION

Eaux salines thermales, bains à vapeur, bains sulfureux, électro-galvanisme, appareil électro-galvanique portatif de Faradey. (Voir aux annonces.)

Potion de chloroforme contre la contracture des membres.

Chloroforme.	40 grammes.
Potion gommeuse.	125

Mêlez. Une cuillerée d'heure en heure.

Application locale de chloroforme.

Calc. lyc. sulph. caust. coloc. rhus.

CONTUSIONS (voy. Ecchymoses)

CONVULSIONS DES ENFANTS
ÉCLAMPSIE DES ENFANTS

C'est une névrose idiopathique du cerveau ; elle est parfois héréditaire ; elle a aussi pour causes le travail de la dentition, la constipation, les émotions. Elle se manifeste par de l'insomnie, sommeil agité, fixation du regard, œil louche, muscles du visage contractés, traits tirés, mouvements brusques et violents des membres ; la respiration est pénible, le teint pâle et injecté, parfois violet, pouls petit, fréquent, irrégulier. On voit très-souvent les enfants qui ont eu des convulsions devenir épileptiques.

TRAITEMENT GÉNÉRAL

Combattre l'affection vermineuse si elle existe ; si les accidents sont périodiques, il faut administrer le sulfate de quinine ; régime calmant, lavements et laxatifs. Si les accidents ont quelque gravité, faire suivre de suite à l'enfant un traitement antiépileptique. (V. le mot *Epilepsie.*)

Bols contre l'éclampsie.
(Dr Siegler)

Oxyde de zinc	0,05 centigr.
Extrait de jusquiame	0,10
Poudre de réglisse.	q. s.

Faites six pilules, une matin et soir.

Pilules antispasmodiques.

Assa-fœtida.	1 gramme.
Poudre de valériane.	1
— de belladone	1
Castoréum	0,30 centigr.
Lactate de zinc	2 grammes.
Miel	q. s.

F. s. à. soixante pilules : une à six par jour.

Teinture de suie fétide.

Suie.	10 grammes.
Assa-fœtida.	5

Faites macérer pendant huit jours dans :

Alcool à 22 °	100 grammes.

Passez. Cinq à six gouttes dans un verre d'eau sucrée contre les convulsions des enfants.

Pilules de valérianate de zinc.

Valérianate de zinc.	0,6 décigr.
Gomme adraganthe.	2 grammes.

F. s. a. dix-huit pilules : une le matin et une le soir ; augmentez progressivement.

TRAITEMENT HOMOEOPATHIQUE

Atrop. op. phos. cic. cuprum. ign. ipec. stram. vérat.

CONVULSIONS DES ADULTES
(VOY. EPILEPSIE)

COQUELUCHE

Maladie caractérisée par une toux convulsive violente, respiration bruyante, inspiration pénible, face bouleversée pendant chaque accès.

C'est une névrose de la respiration ; elle est épidémique et contagieuse ; elle attaque de préférence les enfants.

Formules préconisées contre cette affection

Sirop de codéine.

Codéine. . . . .   0,15 décigr.
Eau distillée. . . . .   125 grammes.
Sucre blanc.   250

F.s.a. Une cuillerée matin et soir pour un enfant de sept ans.

Sirop contre la coqueluche.

Sirop d'opium. . . . .   50 grammes.
Id.   quinquina. . . . .   50 grammes.

Mêlez. A prendre par petite cuillerée matin et soir.

Sirop contre la coqueluche.

Sirop d'éther . . . .
Id.   d'opium . . . . .
Id.   belladone. . . . .   (āā)   20 grammes.
Id.   fleur d'oranger . .

Mêlez. Dix à trente grammes par jour.

Sirop contre la coqueluche.

Sirop d'ipécacuanha. . .
Eau. . . . .   (āā)   45 grammes.

Par cuillerée de quart-d'heure en quart-d'heure, de manière à obtenir cinq à six vomissements.

Poudre contre la coqueluche
(Sandras)

Poudre de racine de belladone .   0,05 centigr.
Sucre . . . .   0,25 centigr.

Mêlez. Une prise égale matin et soir aux enfants d'un an ; deux prises matin et soir à ceux de trois à quatre ans.

Poudre contre la coqueluche.

Kermès.	0,1 décigr.
Ipécacuanha en poudre.	0,2
Racine de belladone en poudre. .	0,05 centigr.

Mêlez et divisez en sept paquets; un toutes les quatre heures.

Poudre contre la coqueluche.

Extrait d'opium . . . . . ⎫
— de belladone. . . ⎬ (āā) 0,10 centigr.
Sucre de lait. . . . . . ⎭

Mêlez. Faites neuf prises égales; une ou deux dans les vingt-quatre heures.

Potion calmante antispasmodique.

Sirop diacode.	50 grammes.
Infusion de tilleul.	120
Ether sulfurique.	1

Mêlez. Par cuillerée toutes les heures.

Julep calmant.

Gomme adraganthe en poudre. .	0,4 décigr.
Extrait de suc de belladone. . .	0,1
Extrait aqueux d'opium.	0,2
Infusion de fleurs pectorales. . .	100 grammes.
Eau fleur d'oranger.	10
Sirop d'althæa.	30

F. s. a. Une cuillerée toutes les heures dans le traitement de la coqueluche.

Pilules contre la coqueluche.

Oxide de zinc.	1 gramme.
Extrait de jusquiame	1

Fleurs de soufre. . . . .   2 grammes.
Poudre de racine de fenouil. . .   2

F. s. a. trente-six pilules : de une à trois par jour.

TRAITEMENT HOMOEOPATHIQUE

Bell. nux - v. cham. puls. arn. bar. aur. fol.

COUPEROSE AIGUE et CHRONIQUE

Inflammation des follicules sébacées de la peau, caractérisée par des petites pustules rosacées, disséminées sur le front, le nez, les joues, quelquefois le cou et le corps.

Cette maladie n'attaque que les adultes et plus fréquemment les femmes que les hommes.

On ressent un sentiment de tension et de chaleur qui augmente après avoir mangé, et sous l'action du froid ou du chaud.

Cette maladie finit par altérer les traits du visage.

TRAITEMENT GÉNÉRAL

Lotions de petit lait émétique à petite dose, purgatifs répétés, surtout les pilules de Thompson, et sa pommade antiherpétique. (Voir page 58.)

Boissons laxatives, s'abstenir d'une alimentation tonique, du vin, des liqueurs et du café noir.

Cette maladie, par suite du défaut de la médication, passe presque toujours à l'état chronique. Sirop de tamarin longtemps continué. (Voir page 81.)

Prescriptions qui conviennent dans les deux cas.

Cosmétique de Sœmerling.

Amandes douces mondées. . . .   30 grammes.
Eau distillée de cerises.   300

F. s. a. une émulsion et ajoutez :

Deuto-chlorure de mercure. . . 0,5 décigr.
Teinture de benjoin. . . . . . 20 grammes.
Suc exprimé de limon 15

Lotion de borax et de soude.

Borate de soude. . . . . 2 grammes.
Eau de roses . . . . . .)
Eau de fleur d'oranger. .) (āā) 20

Contre la couperose et les marques de rousseur. Quand vous aurez essayé de tous les remèdes, revenez au traitement de Thompson et il vous guérira. (Voyez page 58.)

TRAITEMENT HOMOEOPATHIQUE

Hyd. con. dulc. hep. sulph. atrop. rhu.

CREVASSES, EXCORIATIONS DU SEIN.

Les femmes qui allaitent pour la première fois, qui ont le bout du sein sensible, voient souvent se développer à sa base des excoriations, des fissures qui occasionnent de vives douleurs.

Le mal commence par une rougeur inflammatoire et un point noir autour de la mamelle, viennent ensuite des fissures qui se crèvent et finissent par attaquer le sein, si on n'y apporte pas de remède.

TRAITEMENT GÉNÉRAL

Le premier soin pour éviter les gerçures au sein, c'est de recommander aux nourrices de bien le sécher après chaque succion ; c'est la salive de l'enfant déposée sur le sein qui devient la cause irritante.

Pommade de concombre, cérat saturnisé, belladone.

Cérat de Galien.

<pre>
Huile d'amandes douces . . . .   500 grammes.
Cire blanche.   125
Eau de roses 375
</pre>

Faites fondre la cire et l'huile, versez dans un mortier réchauffé, triturez en ajoutant peu à peu l'eau de roses.

Glycérine contre les ulcérations des mamelles et gerçures.

<pre>
Glycérine . . . . }
Tannin. . . . . } (ââ) 10 grammes.
</pre>

Une onction trois fois par jour.

Pommade contre les gerçures du sein
(Cruveilhér)

<pre>
Axonge . . . .   50 grammes.
Baume du Pérou liquide. . . .   5
</pre>

Mêlez et ajoutez un gramme d'opium.
F. s. a.

Onguent de Montpellier.

<pre>
Onguent d'althæa . . . . . }
Onguent rosat . . . . . . }
   Id.   Populeum . . .   } (ââ) 100 grammes.
Miel . . . . }
</pre>

F. s. a.

Pommade astringente.

<pre>
Oxide de zinc . . . .   5 grammes.
</pre>

Incorporez dans :

<pre>
Cérat ou axonge.   40
</pre>

Contre les gerçures du sein.

TRAITEMENT HOMOEOPATHIQUE

Sulph. arn. calc. carb.-v.

CONGESTION CÉRÉBRALE (voy. Apoplexie)

TRAITEMENT GÉNÉRAL

Sangsues à l'anus, glaces sur la tête, limonade, crème de tartre, purgatifs, sulfate de magnésie, boissons tempérantes, pédiluves, sinapismes, diète végétale, pilules purgatives de Thompson. Sirop de tamarin longtemps continué. (Voir pages 58 et 81.)

TRAITEMENT HOMŒOPATHIQUE

Acon. arn. nux-v. atrop, bry. op. hyd. sulph.

CONJONCTIVITE (voy. Ophthalmie)

CONSOMPTION (voy. Asthénie, Phthisie)

CONTUSION, ECCHYMOSE

Lésion produite dans les tissus vivants par l'action d'un corps contondant ou par une chute qui froisse, meurtrit, déchire ou écrase les parties molles ou dures. De là, ecchymose, épanchement sanguin, inflammation et gangrène.

TRAITEMENT GÉNÉRAL

Il faut faciliter la résorption du sang épanché, combattre l'inflammation et les accidents consécutifs. Lotions, cataplasmes, saignées, sangsues, tisanes d'arnica.

Teinture d'arnica aromatique.

Fleurs d'arnica . . . .   50 grammes.

Clous de girofles . . . . ⎫
Cannelle. . . . . ⎬ (ââ)   10 grammes.
Gingembre. . . . . . . ⎭
Anis   100
Alcool. . . . .   1 litre.

Faites macérer pendant huit jours

Filtrez; une cuillerée chaque demi heure contre les chutes, les contusions.

Alcool vulnéraire.

Feuilles fraiches de basilic, ⎫
   hysope, mélisse, mar- ⎮
   jolaine, menthe, roma- ⎬ (ââ)   52 grammes.
   rin, serpolet, sauge, ⎮
   angélique, lavande, rue. ⎭
Alcool à 20 degrés 1,500

F. s. a. Dose : huit grammes dans un demi-verre d'eau sucrée; et en fomentations résolutives ; il faut faire macérer ces plantes pendant quinze jours, et filtrer pour conserver.

Eau d'arquebusade.

Alcool rectifié . . . . . ⎫
Vinaigre. . . . . ⎬ (ââ)   150 grammes.
Acide sulfurique faible   150
Sucre blanc   200

Mêlez et conservez.

Application de compresses sur les parties contuses.

TRAITEMENT HOMOEOPATHIQUE

Ar. euphr. con. puls.

CROUP

LARYNGITE PSEUDO-MEMBRANEUSE

Inflammation aiguë du larynx et de la trachée artère, caractérisée par la formation d'une fausse membrane qui obstrue leur cavité, et empêche la respiration.

Cette maladie se distingue en vrai croup et en faux croup ou angine striduleuse.

Le vrai croup se développe ordinairement dans des contrées humides, et pendant les temps pluvieux. Cette maladie attaque particulièrement les enfants de trois à huit ans.

Elle est ordinairement précédée de malaise, fatigue des membres, frissons, mal de gorge, gonflement des ganglions sous-maxillaires.

La muqueuse du pharynx est rouge, gonflée, et quelquefois avec des plaques blanchâtres ou grises, qui sont de fausses membranes.

L'inflammation dipthérite se propage au larynx, la voix et la toux offrent un timbre particulier qu'on peut comparer au chant d'un coq ou à l'aboiement d'un jeune chien.

Anxiété, suffocation, respiration pénible, inspirations brèves, rompues, stridentes; face gonflée, bleuâtre, yeux égarés; veines du cou glonflées, pâleur, abattement, altération des traits, suffocation, mort.

TRAITEMENT GÉNÉRAL

Ce traitement doit être actif au début ; pédiluves irritants, vomitifs ; calomel à petites doses souvent répétées pour rendre le sang moins plastique.

Médicaments préconisés contre cette maladie.

Potion vomitive.

Emétique	0,10 centigr.
Sirop d'ipécac	15 grammes.
Eau.	45

. Par cuillerée, de dix minutes en dix minutes.

Potion contre le croup.

(Godefroy)

Sulfate de cuivre	0,10 centigr.
Sirop fleur d'oranger	25 grammes.
Eau de tilleul.	100

A cuillerée toutes les dix minutes pour provoquer le vomissement.

Perchlorure de fer contre le croup.

Solution de perchlorure de fer .	50 gouttes.
Eau froide.	120 grammes.

Une cuillerée de cinq en cinq minutes durant l'état de veille, et de quart en quart-d'heure pendant le sommeil ; après chaque dose de solution donnez un peu de lait.

Le traitement local est secondaire, il faut surtout insister sur le traitement interne dès le début.

Potion contre le croup.

Emétique..	0,10 centigr.
Sirop d'ipécac	30 grammes.
Oxymel scillitique	10
Infusion de poligala.	150

A cuillerée, pour obtenir l'expulsion de la fausse membrane.

De l'emploi de la glycérine contre le croup.
(Mayer)

Introduisez la glycérine dans la partie la plus profonde du pharynx au moyen d'un pinceau, ou d'une éponge attachée à l'extrémité d'une baleine ; répétez cette opération pendant une demi-heure, elle favorise la chute de la pseudo-membrane : ne pas négliger les autres moyens.

Traitement du croup par la vapeur d'iode.
(Shlasser)

Versez vingt gouttes de teinture d'iode dans une tasse d'eau bouillante que l'on maintiendra à cette température au moyen d'une lampe à esprit de vin, et que l'on tiendra dans la chambre du malade. Prompte amélioration.

Traitement du croup
(Lursinski)

L'auteur prétend que la maladie n'est pas seulement locale, qu'elle consiste dans une condition particulière du sang, qui détermine les pseudo-membranes ; selon lui, il faut diminuer cette plasticité, et pour arriver à ce résultat, employez la formule suivante.

Potion contre la plasticité du sang.

Carbonate de potasse . .	} (āā)	8 grammes.
Soude		
Eau	· 100	
Sirop	50	

A prendre dans la journée pour un enfant de cinq ans.

Potion contre le croup.

Camphre. . . . . 0,025 milligr.

Tartre émétique . . . .   0,10 centigr.
Vin ipécacuanha.. . . . . . .   5 grammes.
Mucilage.   10
Sirop d'althæa.   25
Eau distillée.   60

Toutes les dix minutes une cuillerée. Faites boire dans l'intervalle de l'eau tiède.

Poudre contre le croup.

Calomel. . . . .   0,50 centigr.
Magnésie calcinée. . . . . . .   0,1 décigr.
Sucre. . . . .   2 grammes.

Divisez en vingt paquets. Un paquet chaque demi-heure jusqu'à salivation.

Traitement du croup avec l'eau froide
(De Bruc)

Ayant obtenu peu de succès avec les divers traitements préconisés contre le croup ; je tentai l'hydrothérapie sans négliger les autres moyens contre cette terrible maladie, et j'ai obtenu de constants succès. Je fais envelopper mes petits malades avec une chemise mouillée et ensuite avec une couverture. Je fais rarement deux applications, une abondante transpiration se déclare et la toux perd aussitôt son caractère croupal. J'ai obtenu des guérisons même dans la troisième période de la maladie.

Prévenir la localisation de l'inflammation du larynx, en couvrant la base du cou et du sternum avec de l'eau froide, et ensuite avec de l'eau glacée : combattre le spasme du larynx avec des opiacés.

On détruira les fausses membranes au moyen d'un pinceau imbibé de la solution suivante :

Solution de nitrate d'argent.

Eau distillée. . . . .   60 grammes.
Nitrate d'argent. . . . .   0,50 centigr.

Après cette administration on donnera des vomitifs.

Traitement du croup par le chlorate de potasse
(Trousseau)

Cautériser la gorge avec :

Azotate d'argent. . . . .   4 grammes.
Eau distillée.   8

Administrer ensuite par petite cuillerée la potion suivante :

Potion avec le chlorate de potasse.

Chlorate de potasse. . . . . .   4 grammes.
Eau.   40

·A prendre dans les vingt-quatre heures.

TRAITEMENT HOMOEOPATHIQUE

Atrop. met calc. coff. nux-v. op. stram.

DARTRES

Sirop antilymphatique de Bonjean (voir aux annonces).
Pommade antiherpétique de Thompson. (Voir page 58.)

DIABÈTE SUCRÉ

Sécrétion abondante d'urine contenant une grande
quantité de sucre, soif vive, augmentation d'appétit, dépérissement.

Quand la maladie marche rapidement, il survient des
douleurs à l'épigastre, fièvre, perte de l'appétit, consomption, épuisement et la mort.

TRAITEMENT GÉNÉRAL

Alimentation tonique exclusivement animale, avec du vin généreux. S'abstenir de pain, de lait, de fécules, et de toutes les substances capables à la longue d'aider à la formation du sucre. Exercice, sudorifiques, café et thé sans sucre.

Chercher à rappeler les hémorrhoïdes si elles ont été supprimées, couvrir le malade de flanelle, vésicatoires sur la région hépatique.

Prescriptions usitées contre cette maladie

Potion diaphorétique

Carbonate d'ammoniaque . . .   2 grammes.
Rhum.   50
Eau. . . . .   100 gouttes.

A prendre en deux fois le matin à jeun et une heure avant de se coucher. Dans la glycosurie on peut porter progressivement le carbonate d'ammoniaque à cinq et six grammes.

Présure contre le diabète sucré.

Présure de veau salé, sec, coupé.   nº 1.
Eau. . . . .   1 litre.

Faites macérer quatre jours. Trois à six cuillerées dans la journée, une demi-heure après le repas.

On prend une demi-heure après deux cuillerées de la solution suivante :

Bicarbonate de potasse. . . .   4 grammes.
Teinture de noix vomique. . .   1
Eau   120

Alimentation composée de viandes, œufs, poissons. Bains tièdes.

Bols diaphorétiques.

Thériaque. . . . .   4 grammes.

Extrait d'opium. . . . .   0,05 centigr.
Carbonate d'ammoniaque.. . .   2 grammes.

Mêlez et divisez en quatre bols à prendre dans la soirée. Bon pour la glycosurie.

Huiles animales contre le diabète
(De Bruc)

Huile de foie de morue . . . .   120 grammes.
— de foie de raie   60

Trois à six cuillerées par jour. L'administration des huiles ci-dessus avec un régime animal a été suivie d'un bon résultat, surtout quant on prend en même temps le soir les bols diaphorétiques comme ci-dessus.

L'huile que nous avons administrée depuis plusieurs années dans le diabète est l'huile de foie de morue du Dr Dickson à l'hypophosphite de soude, et nous en avons obtenu les plus heureux résultats. (Voyez page 75.)

TRAITEMENT HOMOEOPATHIQUE

Phos. ac.-nit. phos. sulph. nat. aur. atrop.

DIARRHÉE AIGUE ET CHRONIQUE

La diarrhée est l'effet d'une hypersécrétion folliculaire des intestins, particulièrement du colon. Elle provient souvent par atonie, quelquefois par suite d'une véritable inflammation.

Dans le premier cas elle se rattache à une faiblesse idiopathique des voies digestives.

Dans le second cas elle est sympathique de la dentition chez les enfants, ou métastatique d'une affection rhumatismale ou goutteuse, ou produite par le froid des pieds ou du ventre qui donne lieu alors à une diarrhée catarrhale. Enfin elle peut se rattacher à une irritation inflammatoire ou à une phlegmasie aiguë ; dans ce cas, les évacuations sont bilieuses, purulentes et sanguinolentes quand il existe une ulcération intestinale.

Dans la diarrhée atonique et séreuse il n'y a pas de fièvre ; l'appétit est conservé ; si le flux dépend de la dentition il faut le faciliter.

La diarrhée muqueuse existe aussi sans fièvre dans la plus grande partie des cas.

Si l'inflammation de la muqueuse est la cause de la diarrhée, on peut constater les symptômes de l'intérite ou de la colite. La diarrhée purulente se rattache à l'ulcération intestinale ou à une tumeur cancéreuse du rectum. Quand la diarrhée est simplement stercorale elle devient son propre remède. Chaque espèce de diarrhée reclame des moyens divers.

Dans l'atonique, il faut des fortifiants ; dans la séreuse, des boissons aromatiques diaphorétiques, la flanelle sur le corps ; dans la bilieuse, les purgatifs ; dans la purulente, le traitement de la maladie principale.

TRAITEMENTS GÉNÉRAUX

Eau de riz, sirop de gomme, de consoude, décoction de ratanhia, de cachou. Pour les cas anciens la thériaque, le diascordium, les lavements amidonés et laudanisés. Tels sont les traitements communs de la diarrhée Toutefois nous recommandons spécialement la pepsine Boudaut et l'élixir de santé de Bonjean. (Voir aux annonces.)

Décoction blanche de Sydenham.

Corne de cerf calcinée.	8 grammes.
Mie de pain blanc	24
Gomme arabique.	8
Sirop de sucre.	60

Eau distillée de cannelle . . .   8 grammes.
Eau. 1,000

On triture la corne de cerf dans un mortier de marbre, on ajoute la mie de pain et on triture encore ; on met le mélange sur le feu avec quantité suffisante d'eau et on ajoute la gomme ; on fait bouillir une demi-heure ; on passe et on ajoute le sirop et l'eau de cannelle ; très employée dans les diarrhées, à la dose de quatre à huit cuillerées par jour.

Pilules contre la diarrhée.

Thériaque. . . . .   5 grammes.
Poudre columbo.   1
Extrait d'opium . . . .   0,20 centigr.

Mélez. F. s. a. douze pilules. Une matin et soir.

Apozème astringent.

Espèces astringentes . . . . .   20 grammes.
Roses rouges.   10

Faites infuser durant deux heures dans :

Eau bouillante. 1,000

Passez et ajoutez :

Sirop de ratanhia   100

Par tasse dans la journée.

Potion astringente.

(Pradel)

Tannin. . . . .   1 gramme.
Eau camphrée.   200
Sirop d'extrait ratanhia · } (ââ)   20
Id. de gomme arabique. · }

Dans la diarrhée ; une à douze cuillerées dans les vingt-quatre heures.

Sirop de ratanhia.

Extrait de ratanhia. . . . . . .   16 grammes.
Sirop simple   500
F. s. a.

Electuaire astringent.

Tannin . . . .   0,5 décigr.
Laudanum Sydenham. . . . .   10 gouttes.
Conserve de roses . . . . . .   10 grammes.

A prendre dans la journée en trois fois contre la diarrhée
rebelle.

Lavement contre la diarrhée.

Gomme adraganthe . . . .   1 gramme.
Amidon.   8
Laudanum Sydenham . . . . .   20 gouttes.
Eau. . . . .   500 grammes.
F. s. a.

Poudre astringente opiacée.

Alun. . . . .
Sucre . . . .   } (ââ) 100 grammes.
Opium . . . .   0,2 décigr.

Divisez en vingt paquets : deux à trois par jour.

Poudre de craie composée.

Poudre de craie . . . .   200 grammes.
Opium en poudre.   8

Mêlez. A prendre un gramme par jour dans la diarrhée
chronique.

Potion antidyssentérique.

Ipécacuanha. . . . .   8 grammes.
Eau.   400

Faites une décoction, passez et ajoutez :

Sirop de gomme. . . . . . .   60 grammes.

Administrez en trois fois, à trois heures d'intervalle.
Très-efficace dans la diarrhée chronique.

Mixture d'ipécacuanha et craie composée.

Ipécacuanha en poudre. . . .   0,35 centigr.
Sirop diacode . . . .   5 grammes.
Alcoolat de cannelle   10
Mixture de craie   50

A prendre en une seule fois ; répétez cette dose chaque
demi-heure dans le traitement de la diarrhée et de la
dyssenterie chronique.

Poudre contre la diarrhée.

Sous-nitrate de bismuth. . . .   10 grammes.
Poudre d'opium. . . . . . .   0,50 centigr.
Poudre de rhubarbe   0,25

Mêlez. Divisez en dix paquets, un toutes les deux heures.

Vin de rhubarbe composé.

Vin de Madère. . . . .   500 grammes.
Rhubarbe en poudre   60
Cannelle.   4

Faites macérer pendant sept jours, filtrez. Trente à
soixante grammes dans la diarrhée.

Lavement astringent.

Tannin . . . .   1 gramme.
Eau.   500
Laudanum de Sydenham . . .   6 gouttes.

Mêlez.

Lavement astringent.

Bistorte . . . . }
Roses rouges . . . . } (ää)   10 grammes.

Faites dissoudre dans :

Eau.   500
Laudanum de Sydenham. . . .   6 gouttes.

TRAITEMENT HOMOEOPATHIQUE

Vérat. cham puls. chin. met. dulc. ferr. ipéc. sulph.

DIARRHÉE COLLIQUATIVE

DES PHTHISIQUES

Pilules d'acétate de plomb.

(Fouquier)

Acétate de plomb . . . . }
Poudre d'althæa. . . . . } (ää)   5 grammes.

Faites cinquante pilules. Quatre à cinq par jour pour modérer la diarrhée et les sueurs colliquatives des phthisiques.

Poudre contre la diarrhée des phthisiques.

Acétate de plomb. . . . . . .   0,5 décigr.
Sucre. . . . .   2 grammes.
Opium . . . .   0,5 décigr.

Triturez. Faites douze paquets égaux : un matin et soir.
Opium et ses préparations, phélandrium, lavements de
céruse ; régime sévère.

TRAITEMENT HOMOEOPATHIQUE

Phos. calc. chin. ferr.

DIPTHÉRITE (voy. CROUP)

C'est une inflammation d'une nature telle, que la muqueuse envahie exhale un liquide qui se coagule et forme des fausses membranes.

Le docteur Brétonneau, qui, le premier, a fait un ouvrage complet sur ce sujet, a donné le nom de dipthérite à cette variété de l'inflammation muqueuse. La tendance à la formation des fausses membranes est telle dans certai-, nes épidémies de dipthérite, que la peau privée de son épiderme au moyen d'un vésicatoire se couvre également de ces singulières productions membraneuses.

Beaucoup de médecins et des auteurs confondent le vrai croup, le croup laryngé avec le croup dipthéritique. Le croup laryngé doit être distingué avec soin du croup dipthéritique; ce dernier dépend d'un état particulier du sang. La forme dipthérique commence généralement par la bouche, l'arrière-gorge et les amygdales et se montre plus tard dans l'intérieur; il commence rarement par le larynx et la trachée artère comme le vrai croup.

Le croup dipthéritique donne lieu à des paralysies consécutives.

Le croup dipthéritique demande un traitement par les cautérisations, les émétiques, les alcalis, les corroborants et par les autres moyens employés contre le vrai croup. Le calomel, les sangsues, les vésicatoires, les purgatifs ne devront pas être mis en usage.

Quand on aura pratiqué la trachéotomie, on devra continuer de pratiquer des cautérisations en raison de la résistance de l'élément dipthéritique.

Strychnine dans la paralysie dipthéritique.

Sous-carbonate de fer. . . . .   1 gramme.
Strychnine . . . .   0,005 milligr

Faites cinq pilules: deux le premier jour, trois le second, et cinq le troisième ; on augmente progressivement la dose : guérison en trois semaines.

TRAITEMENT HOMOEOPATHIQUE

Acon. bell. spong.

DIGESTION DIFFICILE (Voy. GASTRALGIE, DYSPEPSIE)

Nous recommandons tout spécialement dans ce cas l'Elixir de santé de Bonjean. (Voir aux annonces.)

DYSMÉNORRHÉE

Ecoulement difficile des règles. C'est une espèce de névralgie de l'utérus. (Voy. *Hystéralgie.*)

Quand les règles doivent apparaitre on sent une vive douleur à l'épigastre, aux jambes, aux aines et à la matrice ; elles diminuent quand le sang reparait ; elles sont accompagnées d'accidents nerveux et quelquefois d'éruption.

Gouttes contre la dysménorrhée.

Teinture d'ambre . . . . . ⎫
   Id.   de valériane . . ⎬ (ââ)   5 grammes.
   Id.   de castoreum. . ⎭

A prendre dix gouttes toutes les deux heures dans une tasse d'infusion de camomille ou de fleur d'oranger.

Pilules contre la dysménorrhée.

Opium brut . . . . 0,05 centigr.
Camphre . . . . 0,5 décigr.

Mêlez et faites deux pilules : une le matin et une le soir.

Pilules contre la dysménorrhée.

Extrait d'opium . . . .   0,50 centigr.
Extrait de valériane. . . . . .   1 gramme.
Assa-fœtida   2
Castoreum.   6

Mêlez. Faites vingt-cinq pilules; une toutes les heures.

Potion contre les règles douloureuses.

(De Bruc)

Sirop de fleur d'oranger . }
Sirop de mélisse. . . . . } (ââ)   60 grammes.
Teinture éthérée de valériane .   4
    Id.   éthérée de belladone .   10 gouttes.
Acétate d'ammoniaque . . . .   3 grammes.

Mêlez. Une cuillerée toutes les heures.

Les malades, pour guérir radicalement, devront faire usage des gouttes dépuratives nº 1 du Dʳ Thompson, et prendre également l'huile de foie de morue Dickson à l'hypophosphite de soude. (Voyez pages 58 et 75.)

TRAITEMENT HOMOEOPATHIQUE

Atrop. bry. cham. coc. nux-vom. phos. puls. sulph. vérat. calc. lyc.

DYSPEPSIE (voy. Gastralgie, Cardialgie)

La pepsine Boudant est excellente contre cette maladie. (Voir aux annonces.)

DYSPNÉE (voy. Suffocation)

DYSSENTERIE

Inflammation spéciale du gros intestin avec ulcération des follicules de la membrane muqueuse. Coliques vives, envie continuelle d'aller du corps, avec ténesme. Excrétion d'une petite quantité de mucosités sanguinolentes.

Affection sporadique ou épidémique. Dans le premier cas, on l'observe en automne, sous l'influence des conditions atmosphériques, d'aliments de mauvaise nature, d'un travail pénible.

Dans le second cas, elle paraît dans un pays comme la majeure partie des epidémies, sans être annoncée par des conditions atmosphériques particulières, et spécialement dans les casernes, dans les camps, sur les vaisseaux : dans les lieux où il y a un grand encombrement de personnes, elle est plus grave.

On la distingue en bénigne et grave. La bénigne produit des douleurs abdominales qui suivent le colon et se concentrent sur le rectum. Sentiment de brûlures à l'anus, grande anxiété, fièvre modérée.

Dans la dyssenterie grave, les douleurs sont atroces. Envies fréquentes d'aller du corps à chaque instant.

Les matières sont brunes, noires, puriformes, d'une fétidité excessive ; fièvre, abattement, décomposition des traits, état adynamique et atonique, vomissements, et mort du huitième au vingt-cinquième jour par suite d'ulcérations qui perforent les intestins.

TRAITEMENT GÉNÉRAL

Eau gommeuse, décoction de riz, eau albumineuse, lavements amidonés et laudanisés, cataplasmes sur le ventre, un peu d'opium à l'intérieur ; diète et pepsine Boudault (voir aux annonces) : voilà les moyens qui conviennent dans la dyssenterie bénigne.

Dans la dyssenterie grave, il faut employer des moyens plus énergiques et souvent les toniques.

Traitement de la dyssenterie.

(Barrallier)

Tartrate doub. de pot. et de soude.   15 grammes.
Eau de tilleul   100

A prendre en deux fois dans la journée, crème légère
de riz, tisane de riz gommé.

Dyssenterie plus grave.

```
Petit lait . . . . . . . . . . .    50 grammes.
Manne . . . . . . . . . . . .     10
```

En trois fois dans la journée ; continuér huit à dix
jours ; lavements albumineux et amidonés ; s'il y a ténesme, douleur, employez en petite quantité la pommade
suivante :

```
Axonge . . . . . . . . . . .    50 grammes.
Extrait de belladone . . . . .   10
```

Mêlez.

Dyssenterie grave.

```
Eau bouillante. . . . . . . . .    150 grammes.
Racine d'ipécacuanha. . . . .       5
```

F. s. a. A prendre dans la journée en quatre fois. Les vomissements cessant, il y a une grande amélioration.

Julep antidyssentérique.

```
Ipécacuanha coupé. . . . . .      5 grammes.
```

Faites bouillir dans :

```
Eau. . . . . . . . . . . . . .    150
Sirop de fleur d'oranger. . . .    50
```

A prendre par cuillerée toutes les dix minutes.

Pilules antidyssentériques. F. H. P.

```
Extrait de brou de noix. . ⎫ (āā)   2 grammes.
Albumine. . . . . . . . . ⎭
```

Faites des pilules de quinze à vingt centigrammes. Six
par jour.

Pilules antidyssentériques.
(Baudin)

Ipécacuanha en poudre	0,3 décigr.
Calomel.	0,03 centigr.
Extrait d'opium	0,06

F. s. a. trois pilules; à prendre une toutes les heures.

Créosote contre la dyssenterie.
(Gairdner)

Créosote . . . . :	1 gramme.
Glycérine.	24

Triturez dans un mortier et ajoutez le liquide nécessaire pour trois lavements, à prendre dans la journée.

Poudre de Fave.

Ecorce de chêne vert	3 grammes.
Partie spongieuse de l'églantier.	1
Scille.	2
Vanille	5 centigr.
Amidon.	2 grammes.

F. s. a. trois à quatre grammes par jour ; employé en Algérie contre la dyssenterie.

Lavement contre la dissenterie.
(Bartec)

Eau.	500 grammes.
Extrait de saturne	100 gouttes.

A prendre au début de la maladie.

Elixir acide aromatique.
(Brugnatelli)

Menthe poivrée		
Id. crespée	(ââ)	10 grammes.
Cannelle		
Girofle.	(ââ)	5 grammes.
Gingembre		

Faites macérer pendant huit jours dans :

    Alcool à 2°. 400
    Acide sulfurique 50

Passez, filtrez. Deux à trois grammes dans les potions contre les dyssenteries adynamiques

Traitement de la dyssenterie grave.
(De Bruc)

Saignée au bras, vésicatoires aux jambes, un ou deux, trois même, selon la réaction ; le lendemain eau froide à l'intérieur, dix à douze verres par jour ; lavements d'eau albumineuse ; s'il y a hoquet, douches d'eau tiède sur l'épigastre.

Traitement du docteur Pensa.

Chair musculaire de mouton ou
    de bœuf triturée . . . . . . 250 grammes.

A prendre en quatre fois ; vin de Bordeaux après chaque prise. Guérisons nombreuses dans des cas très-graves.

TRAITEMENT HOMOEOPATHIQUE

Hyd. sulph. met. rhus. acon. puls. chin. ipéc.

DOULEURS ARTICULAIRES

La soie dolorifuge de Léchelle convient parfaitement dans ce cas. (Voir aux annonces)

DOULEURS OSTÉOCOPES

Douleurs aiguës et sourdes, parfois atroces, qui semblent briser les os, dans lesquels elles ont exclusivement leur siége. Elles se manifestent chez les personnes affectées de maladies syphilitiques anciennes. Elles occupent d'ordinaire la partie moyenne des os longs, et c'est le tibia qui le plus souvent en est le siége. Elles sont plus vives la nuit que le jour ; elles accompagnent ou sont accompagnées d'exostoses et de périostoses syphilitiques.

Pommade contre les douleurs ostéocopes.

Protoiodure de fer . . . . . .   2 grammes.
Extrait de ciguë   2
    Id. d'opium.   50
Axonge   50

Mêlez. Une friction matin et soir.

Bains, vésicatoires volants.

Pour le traitement général, voyez *Syphilis.*

TRAITEMENT HOMŒOPATHIQUE

Hid. nit.-acid. aur. lyc.

DYSURIE (voy. Rétention d'urine)

ECCHYMOSES (voy. Contusions)

ÉCLAMPSIE (voy. Convulsions des enfants)

Convulsions chez les enfants qui ne se rapportent à aucune altération matérielle des centres nerveux.

C'est une névrose idiopathique du cerveau : Les convulsions sont générales ou partielles, le sommeil est agité, les yeux sont louches, la pupille se cache derrière la paupière supérieure.

Les muscles de la face sont agités, les traits contractés. Les membres exécutent des mouvements brusques de tension et d'extension, ils sont souvent renversés.

La face de l'enfant est pâle, bleuâtre, livide, anxieuse; la respiration est interrompue, le pouls petit, fréquent, irrégulier ; les convulsions reviennent par accès, quelquefois il reste une altération permanente de la motilité et de l'intelligence, comme paralysie, contracture musculaire, idiotisme.

TRAITEMENT GÉNÉRAL

Au moment de l'accès, exposer l'enfant à un air frais et le dépouiller de ses vêtements, lui administrer un purgatif : si l'enfant est à l'époque de la dentition et si elle est difficile il faut inciser les gencives. Administrer les antispasmodiques, l'oxyde de zinc, le lactate de zinc, l'extrait de jusquiame, de valériane, le camphre, le musc, l'assa-fœtida, le castoreum, l'opium ; le sulfate de quinine quand les accès sont périodiques.

Pour un traitement sérieux, voyez *Epilepsie* et *Vers intestinaux, Fièvre cérébrale, Entérite*.

TRAITEMENT HOMOEOPATHIQUE

Cham. atrop. nux-vom. cic.

ÉCLAMPSIE DES FEMMES ENCEINTES

La grossesse expose à une affection convulsive épileptiforme, avec perte de connaissance, irrégularité dans la respiration, insensibilité, quelquefois paralysie, pronostic grave.

TRAITEMENT GÉNÉRAL

Emissions sanguines, révulsifs externes, antispasmodiques, calmants, bains, purgatifs et surtout provoquer l'avortement. (Voyez *Epilepsie*.)

TRAITEMENT HOMOEOPATHIQUE

Plat. atrop. hyos. cham. cic.

ECTHYMA (voy. Herpès)

Maladie de la peau, caractérisée par des pustules larges, enflammées à leur base et qui donnent lieu à des croûtes brunâtres ou verdâtres, lesquelles une fois tombées, laissent une plaque rouge avec une petite cicatrice au centre.

Pour le traitement voyez l'article *Herpès*.

ECZÉMA (voy. Herpès)

Eruption de petites vésicules prurigineuses agglomérées sur une superficie rouge et rapidement suivies d'écailles fines, ou d'excoriation sans fièvre, ni symptômes généraux. Les vésicules sont rarement visibles; la maladie passe à l'état chronique, démangeaison vive, maladie longue et difficile à guérir.

TRAITEMENT GÉNÉRAL

Emollients, fomentations mucilagineuses, boissons tempérantes, laxatifs, purgatifs, pommade de goudron, d'acétate de plomb, de précipité blanc, mais par-dessus tout la pommade antiherpétique du docteur Thompson. (Voir page 58.)

Pommade de goudron

Goudron. . . . .   50 grammes.
Axonge   100

Mêlez. Dans le psoriasis, la lèpre vulgaire et dans l'eczéma.

Solution contre l'eczéma.

Eau distillée.	560 grammes.
Sous-carbonate de soude . . .	2

Appliquez sur la partie malade une compresse imbibée de cette solution et recouvrez le tout d'un taffetas gommé. Employé dans le pemphigus, dans l'impetigo, l'ecthyma et l'eczéma.

Pommade de goudron camphrée

Axonge	30 grammes.
Goudron	4
Camphre	0,50 centigr.

Mèlez. Contre les éruptions vésiculeuses, papuleuses, squameuses; elle calme le prurit.

Pommade de Giron

Goudron.	10 grammes.
Laudanum.	5
Axonge	45

Mèlez. Prurit, affection squameuse.

Pommade d'huile volatile de goudron

Axonge	45 grammes.
Huile volatile de goudron . . .	3
Camphre	0,75 centigr.
Laudanum.	2 grammes.

Cette pommade étant blanche, ne tache pas comme les précédentes.

Pommade résolutive

(Biett)

Précipité blanc.	1 gramme.

Acétate de plomb. . . . . . .   3 grammes.
Axonge   50
Camphre . . . .   0,5 décigr.

Mêlez. Dans le traitement de l'eczéma.

Guano contre le pemphigus, teigne rebelle, favus,
psoriasis, eczéma, chronique

Axonge . . . .   50 grammes.
Guano . . . .   2 à 10

Mêlez. Une onction matin et soir. On peut prendre des bains avec cinq cents grammes de guano.

Solution arsénicale

(Devergie)

Acide arsénieux . . . .   0,10 centigr.
Carbonate de potasse.   0,10
Eau distillée. . . . .   500 grammes.
Acool de mélisse . . . .   0,50 centigr.
Teinture de cochenille . . . .   q. s.

La teinture est pour colorer fortement.

Chaque gramme de cette solution contient un cinquième de milligramme d'acide arsénieux. A prendre un gramme dans un julep.

Liqueur arsénicale

(Biett)

Sirop de fumeterre . . . . . .   500 grammes.
Bicarbonate de soude.   10

Mêlez. Une cuillerée matin et soir : eczéma, lichen.

Limonade nitrique

Acide nitrique pur . . . . . .   2 grammes.
Eau.   1,000
Sirop de sucre   60

Mêlez. Deux à trois cuillerées par jour.

Sirop d'orme pyramidal

Extrait alcoolique d'écorce d'orme pyramidal . . . .   5 grammes.
Sirop de sucre. 100

F. s. a. Une cuillerée matin et soir. Augmenter la dose progressivement : maladies de la peau.

Les traitements qui nous ont donné le plus de succès sont ceux de Thompson et de Dickson : à l'extérieur la pommade antiherpétique de Thompson, à l'intérieur ses gouttes n° 1 et n° 2 et ses pilules purgatives : succès certain. (Voir page 58.)

L'huile de foie de morue de Dickson au chlorure d'or et de soude, et à l'iodure de fer, conviennent aussi et donnent des guérisons inespérées. (Voir page 75.)

TRAITEMENT HOMŒOPATHIQUE

Atrop. dulc. hyd. acon. phos. met. suplh.

ŒDÈME DES MEMBRES

Tuméfaction pâteuse et indolente due à une infiltration de sérosité.

L'œdème des extrémités inférieures, la plus fréquente de toutes, dénote soit un état de faiblesse, soit un appauvrissement du sang, soit un obstacle de la circulation veineuse.

Frictions avec de l'eau de Cologne, avec du vin aromatique; avec la teinture de scille et digitale, fomentation de gingembre, fomentation de benjoin, et astringents.

La compression au moyen d'un bandage roulé est usitée pour la guérison de l'œdème, ou pour empêcher qu'il augmente, quand il est lié à une lésion permanente.

ŒDÈME DE LA GLOTTE

Laryngotomie. Vésicatoires sur les côtés du larynx, émétique, purgatifs, sinapismes.

EMBARRAS GASTRIQUE

Trouble de la sécrétion muqueuse de l'estomac et de la sécrétion biliaire, accompagné de dégoût, amertume de la bouche, envies de vomir, céphalalgie sous orbitaire, malaise sans aucun mouvement fébrile.

Il se distingue en bilieux et muqueux : dans le premier cas la langue est jaunâtre, les vomissements verdâtres, la bouche amère, l'haleine fétide, il y a de la soif; dans le second cas la langue est bleuâtre, la bouche pâteuse, les vomissements muqueux, aigres, la soif peu marquée, sentiment de pesanteur, de chaleur et de sensibilité à la région de l'épigastre.

TRAITEMENT GÉNÉRAL

Diète. Boissons acidulées, limonade, vomitifs, purgatifs, eau de sedlitz, boissons amères et aromatiques dans l'embarras muqueux.

Les pilules purgatives du docteur Thompson doivent être employées de préférence à tout autre purgatif; on fera usage ensuite de sa poudre stomachique (voy. p. 58). L'eau de Léchelle convient pour les maladies de l'estomac et l'embarras gastrique (voir aux annonces). Nous recommandons aussi la pepsine Boudault dans toutes les maladies de l'estomac (voir également aux annonces).

Pilules amères

Extrait de trefle d'eau . . $\Big\}$ (ââ)   5 grammes.
   Id.   de rhubarbe . . .
Poudre d'aloès.   2

Mêlez. F. s. a. des pilules de quinze centigrammes : trois
à six par jour, dans l'embarras gastro-intestinal.

Pilules de vie

(Belzeri)

Jalap	2 grammes.
Aloès.	4
Safran	5
Rhubarbe. . . . . ⎫	
Clous de girofle . . . . . ⎬ (ââ) 2 grammes 1/2.	
Cubèbe. . . . . ⎭	

Faites des pilules de vingt centigrammes : deux à huit
par jour comme toni-purgatif.

TRAITEMENT HOMOEOPATHIQUE

Acon. cham. bry. nux-vom. sul.

EMPOISONNEMENTS (voy. l'article POISONS)

EMPHYSÉME

Accumulation d'air atmosphérique ou d'un autre gaz
introduit ou développé dans la cavité des viscères, mais
des membranes séreuses du tissu pulmonaire principalement.

La première indication est de favoriser sa résorption,
et de déterminer son expulsion et enfin s'opposer à une
nouvelle accumulation.

TRAITEMENT GÉNÉRAL

Saignées répétées, scarifications, vésicatoires, éviter
l'humidité, un air irritant, pas d'exercice prolongé.

Pilules opiacées

Extrait de jusquiame. . . }
  Id. de belladone . . . }
  Id. de ciguë . . . . . } (ââ)   1 gramme.
  Id. d'opium . . . . . }
  Id. de digitale . . . . }

F. s a. trente pilules. Une à trois par jour.

Pilules sédatives

Infusion de digitale.	100 grammes.
Extrait d'opium	0,10 centigr.
Nitrate de potasse	1 gramme.
Sirop de valériane	50
Huile de menthe poivrée. . . .	0,20 centigr.

Mêlez. Par cuillerée à café d'heure en heure.

ENCÉPHALALGIE (voy. MÉNINGITE)

ENGELURES NON-ULCÉRÉES.

Gonflement inflammatoire de la peau et du tissu cellulaire développé sous l'action du froid, aux mains et aux pieds chez les personnes faibles et lymphatiques, et notamment chez les enfants.

TRAITEMENT GÉNÉRAL

Eviter le froid, topiques saturnisés, onguent rosat, borax, pommade antiherpétique de Thompson.

Mixture contre les engelures.

Baume du Pérou . . . .   5 grammes.

Dissous dans :

Alcool. . . . . 125 grammes.

Ajoutez :

Acide chlorhydrique. 4
Teinture de benjoin. 15

Plusieurs frictions par jour sur les parties affectées.

Fomentation contre les engelures.

Chlore liquide . . . . 50 grammes.
Eau de fontaine 1,000

Mêlez.

Liniment contre les engelures.

(Golfin)

Camphre . . . . 2 grammes.
Essence de térébenthine. . . . 30

Faites dissoudre. En frictions.

Topique contre les engelures.

Amidon. . . . . 60 grammes.
Camphre 6

Pulvérisez.

Topique contre les engelures.

Alcoolat de Fioraventi . . . . 200 grammes.
Sous-acétate de plomb 500
Acide hydrochlorique. 100

Agitez chaque fois avant d'appliquer sur les parties.

ENGORGEMENT (voy. Tumeur)

ENGORGEMENT DU FOIE (voy. Hépatite)

ENGORGEMENT DU TESTICULE
(voy. ORCHITE)

ENGORGEMENT DU SEIN
(voy. TUMEUR AU SEIN, ABCÈS LAITEUX)

ENGORGEMENT DU SEIN
CHEZ LES NOURRICES

Il est dû à une rétention prolongée du lait, au passage brusque du chaud au froid pendant la lactation, à une sécrétion trop abondante, ou à une succion trop précipitée.

Le sein est endurci, inégal et bosselé: il y a douleur assez vive; cet engorgement peut se dissiper de lui-même ou devenir la cause d'une véritable inflammation; alors un abcès se forme.

Les fomentations chaudes, ouate huilée, un régime peu substantiel, une tisane diurétique, l'emploi des pilules purgatives de Thompson suffisent dans la majorité des cas; si ces moyens n'amènent pas la guérison, on peut employer les moyens indiqués à l'article *Tumeur du sein.*

Liniment Velpeau.

Jaune d'œuf.	2 grammes.
Ammoniaque.	4
Camphre	52

Mêlez. En frictions sur le sein. Si la douleur devenait plus vive malgré ces moyens, il faudrait en venir à une saignée.

ENTÉRALGIE (voy. COLIQUES, ILEUS)

ENTÉRITE AIGUE ET CHRONIQUE
(voy. Phlegmasie aigue et chroniquf)

Inflammation du canal intestinal limitée à la muqueuse de l'intestin grêle.

Quand le gros intestin est également enflammé, on désigne la maladie sous le nom d'*entérocolite*.

Les principaux symptômes de l'entérite aiguë sont : douleurs vives ordinairement mobiles, évacuations liquides, muqueuses ou biliaires, coliques aiguës au niveau de l'ombilic; ventre tendu, sonore; borborygmes, grande sensibilité à la pression, inappétence, mouvement fébrile, quelquefois nausées, vomissements quelquefois sympathiques, quelquefois symptomatiques d'une phlegmasie de l'estomac, qui constitue la gastro-entérite ou la gastro-entérocolite.

La maladie passe souvent à l'état chronique.

TRAITEMENT GÉNÉRAL

Boissons douces, mucilagineuses, demi-lavements, cataplasmes sur le ventre, diète absolue. Dans les cas graves, sangsues sur le ventre, opium à petite dose, repos absolu ; s'il y a fièvre, on applique des sangsues à l'anus. Dans tous les cas, faire usage du sirop de Tamarin. (Voyez page 81.)

TRAITEMENT HOMOEOPATHIQUE

Aconit. hyd. hyos. atrop. lach.

ENTORSE

Tiraillement, distension, ou rupture des ligaments d'articulation, sans déplacement des os, par suite de chute ou de faux pas.

1° Il faut prévenir ou combattre l'afflux sanguin et la réaction inflammatoire vers la partie où il y a eu torsion ou déchirement;

3° Favoriser la réunion des ligaments déchirés ;

3° Surveiller l'état de l'articulation, lui rendre sa force et ses mouvements.

Pour prévenir ou combattre l'afflux sanguin il faut ordonner un repos absolu, l'immersion prolongée de la partie malade, dans de l'eau froide, dans de l'eau à la glace, renouvelée souvent. Application d'eau blanche, et embrocation résolutive ; dans les cas graves, application de sangsues au nombre de vingt au moins. Bandage roulé.

Pour favoriser la réunion des ligaments déchirés on appliquera un bandage compressif dextriné ; et enfin pour rendre à l'articulation sa force, on prescrira des bains alcalins, des frictions avec l'eau-de-vie camphrée, des compresses imbibées de solution d'acétate de plomb et d'ammoniaque ou d'eau sédative avec addition de teinture d'arnica.

ÉPANCHEMENTS

Accumulation de sérosité dans une cavité, soit thoracique, soit abdominale.

Les épanchements sont souvent le résultat d'une lésion organique, d'une compression exercée sur une veine, ou une artère ; ils surviennent souvent à la terminaison d'une maladie inflammatoire; ils sont dus dans la majorité des cas à l'exsudation d'une membrane séreuse ou à une lésion des valvules du cœur.

TRAITEMENT GÉNÉRAL

Chercher la cause et la combattre, les préparations avec la digitale sont souvent prescrites, les pilules purgatives de Thompson conviennent dans la généralité des cas. Si l'épanchement provient d'un état anémique ou chlorotique, les gouttes n° 1 de Thompson sont le meilleur remède.

On prendra aussi l'huile de foie de morue de Dickson à l'iodure de fer. (V. page 75.)

Ce sont les médicaments qui nous ont donné le plus de succès dans notre pratique.

Tisane diurétique.

Feuilles de digitale.	40 grammes.
Eau	500

Faites bouillir jusqu'à réduction de deux cent cinquante grammes et ajoutez :

Acétate de potasse.	10 grammes.
Oxymel scillitique	50

A prendre dans la matinée par tasse.

TRAITEMENT HOMOEOPATHIQUE

Dig. aur. nit.

ÉPHÉLIDES et LENTIGO

Taches cutanées, lentiformes ou irrégulières, d'un jaune safrané, quelquefois accompagnées de prurit, provenant d'ordinaire chez les femmes de l'irrégularité de la menstruation, de la grossesse ou des écarts de régime ; ces taches se montrent le plus souvent à la figure, au cou, à la poitrine.

TRAITEMENT GÉNÉRAL

Tisanes de bardane, de douce-amère, frictions avec la pommade de Thompson, eau sulfureuse, huile de foie de morue de Dickson, à l'hélécine. (Voir pages 58 et 75.)

Gouttes dépuratives n° 1 et n° 2 du docteur Thompson (v. page 58), et le sirop de tamarin du docteur de Bruc (Voir page 81.)

TRAITEMENT HOMOEOPATHIQUE

Lyc. phosph. sulf. bry. calc. sep. con.

ÉPILEPSIE

Maladie caractérisée par la perte de la connaissance avec insensibilité; par des convulsions générales ou partielles, gonflement rouge ou violacé du visage, contorsion des lèvres et des yeux avec écume à la bouche.

Après ces symptômes survient un sommeil profond et parfois agité, puis le malade reprend son état normal, sans se rappeler en rien ce qui s'est passé.

C'est une affection nerveuse du cerveau, une névrose encéphalique.

Les malades en tombant poussent un cri caractéristique; la respiration est suspendue, les veines du cou, de la tête se gonflent, l'écume vient à la bouche; l'épileptique perd peu à peu la mémoire; à la longue des altérations célébrales peuvent occasionner l'idiotisme, la folie, la paralysie et parfois la mort.

Voici les remèdes enseignés par les auteurs, mais qui tous ont peu de puissance. Nous recommandons spécialement le *traitement asiatique* du docteur Agabeg qui nous a donné les plus grands succès. (Voir ci-après.)

Pilules contre l'épilepsie.

Oxyde de zinc. . . . .   3 grammes.
Sucre.   4

Mêlez. Divisez en vingt doses. Trois par jour pour les

adultes. Si l'oxyde de zinc est bien supporté on augmente la dose jusqu'à deux grammes.

Remède peu efficace.

Traitement de l'épilepsie.

Chlorure d'argent . . . . 0,20 centigr.

Divisez en quatre parties à prendre dans les vingt-quatre heures.

On augmente chaque jour la dose jusqu'à un gramme et demi dans les vingt-quatre heures. On continue plusieurs mois. On suspend pour quelques jours dans le cas d'irritation de l'estomac. Ce médicament préconisé contre l'épilepsie ne m'a jamais donné de succès.

Pilules antiépileptiques.
(Dubois)

Extrait de quinquina . . . . . 5 grammes.
Cachou 4
Camphre. 4
Assa-fœtida 13
Extrait de genièvre . . . . . . q. s.

Mêlez. F. s. a. des pilules de vingt-cinq centigrammes. Trois par jour. (Remède sans valeur.)

Cure du docteur Bories, de Versailles.

Moyens préparatoires. — Saignée du pied; quatre jours après un émétique, puis un laxatif; après huit jours, huit décigrammes de calomel.

Moyens spécifiques. — Moxas sur la colonne vertébrale, appareil électro-galvanique portatif sur le creux de l'estomac, frictions éthérées sur les membres, eau de laurier-cérise, poudre de feuilles d'armoise.

Moyens hygiéniques. — Exercice, bains d'eau douce ou de mer, frictions sèches.

Pilules de Mérat.

Extrait aq. d'opium.	2 grammes.
Camphre en poudre.	5
Musc en poudre	1
Nitrate d'argent en poudre. . .	0,15 centigr.

Mêlez. F. s. a. quarante-huit pilules, une matin et soir la première semaine, puis trois, puis quatre, sans dépasser cette dose. (Remède banal.)

Pilules contre l'épilepsie.

Hydrocianate de fer	1 gramme.
Poudre de valériane.	1
Miel	q. s.

F. s. a. quarante pilules. Deux à trois par jour progressivement.

Pilules d'iodure de zinc et strychnine.

Iodure de zync et de strychnine.	0,1 décigr.
Conserve de roses	q. s.

Mêlez. F. s. a. douze pilules. Une par jour.

Electuaire d'armoise.

Poudre d'armoise.	5 grammes.
Miel	q. s.

F. s. a. un électuaire à prendre le soir. Vanté en Allemagne, mais sans grande valeur.

Pilules contre l'épilepsie.
(Biett)

Sulfate de cuivre ammoniacal .	1 gramme.
Extrait de valériane.	5

F. s. a. soixante pilules. Une par jour, ensuite deux, jusqu'à quatre par jour. (Essayé par Herpin, sans succès.)

TRAITEMENT CURATIF DE L'ÉPILEPSIE DU Dr AGABEG, CONNU SOUS LE NOM DE TRAITEMENT ASIATIQUE.

Ayant constaté un grand nombre de guérisons radicales et sans récidives par ce traitement, nous avons cru devoir en parler d'une manière toute particulière. Le docteur Agabeg ayant publié un ouvrage sur sa méthode, nous en extrayons les passages suivants, qui indiqueront aux· malades la médication à suivre pour arriver à une guérison certaine dans presque tous les cas.

Le docteur Agabeg distingue ces quatre formes de l'épilepsie :

1° Epilepsie à débuts périphériques ;

2° Epilepsie à débuts viscéraux ;

3° Epilepsie à débuts encéphaliques ;

4° Epilepsie à débuts foudroyants.

Il est important de distinguer d'une manière aussi exacte que possible par où débute l'attaque épileptique, car c'est d'après la forme du début que le traitement est combiné pour être curatif.

Débuts périphériques.

On reconnaît l'attaque à débuts périphériques par des crampes ou sensations quelconques dans les pieds, dans les bras, ou dans quelques muscles soumis à la volonté ; aussi toutes les fois que l'on reconnaîtra que l'attaque débute par des mouvements dans les bras, dans les mains (les pouces qui se ferment, par exemple, avec contraction des mains), des crampes dans les membres avec une sensation quelconque ou même un simple frisson, on devra demander à la pharmacie le *traitement du docteur Agabeg pour l'épilepsie à débuts périphériques.*

Débuts viscéraux.

Les premiers symptômes de l'attaque se manifestent, soit dans l'estomac, les organes digestifs, le pharynx, ou les organes intrapelviens : ce sont des crampes, des spasmes intérieurs qui ont leur siége dans les viscères. Dans ce cas, on demandera à la pharmacie le *traitement du docteur Agabeg pour l'épilepsie à débuts viscércux.*

Débuts encéphaliques.

Ces débuts s'annoncent par un trouble, ou l'abolition plus ou moins complète des sens, vertiges, perte de la conscience, perturbations intellectuelles ; malaise cérébral, étourdissements, troubles de la vision, de l'ouïe, etc. On demande, dans ce cas, à la pharmacie le *traitement de l'épilepsie à débuts encéphaliques.*

Attaques à débuts foudroyants.

Leur dénomination indique assez quels sout ces débuts ; le malade tombe comme foudroyé, sans éprouver une sensation, ni dans les membres ni dans les viscères, ni dans la tête, qui l'avertisse de l'arrivée de l'attaque, celle-ci est violente et soudaine, terrassant instantanément le malade. Dans ce cas, on demande à la pharmacie le *traitement de l'épilepsie à débuts foudroyants.*

Il est à remarquer que si les malades éprouvent parfois ce qu'on appelle le petit mal, c'est-à-dire des demi-attaques, ou des commencements d'attaques, ces demi-attaques sont toujours identiques au début des attaques fortes. C'est un moyen de reconnaître les débuts, parce qu'ils ne varient, pour ainsi dire, jamais chez le même individu.

MÉDICAMENTS POUR LA GUÉRISON DE L'ÉPILEPSIE

Ils se composent de granules et d'élixir.

Granules.

1º Granules Agabeg, spécifiques de l'épilepsie à débuts périphériques.

2º Granules Agabeg, spécifiques de l'épilepsie à débuts viscéraux.

3º Granules Agabeg, spécifiques de l'épilepsie à débuts encéphaliques.

4º Granules Agabeg, spécifiques de l'épilepsie à débuts foudroyants.

Elixir.

1º Elixir Agabeg, spécifique de l'épilepsie à débuts périphériques.

2º Elixir Agabeg, spécifique de l'épilepsie à débuts viscéraux.

3º Elixir Agabeg, spécifique de l'épilepsie à débuts encéphaliques.

4º Elixir Agabeg, spécifique de l'épilepsie à débuts foudroyants.

Quand les malades ou les parents du malade auront reconnu quels sont les débuts, soit périphériques, viscéraux, encéphaliques ou foudroyants, ils demanderont à la pharmacie les deux médicaments qui lui conviennent, d'après le genre de débuts.

MODE D'ADMINISTRATION

Le malade prendra pendant le premier mois trois granules par jour : une le matin, une dans le courant de la journée, et une le soir. Ces granules doivent être prises une heure avant ou une heure après les repas. Le malade prendra également, trois fois par jour, une cuillerée de l'élixir antiépileptique mélangé à un quart de verre d'eau ; il devra prendre cet élixir à deux heures d'intervalle de la granule.

Pendant le deuxième mois, le malade prendra quatre granules par jour au lieu de trois, savoir : une le matin, une dans la journée et deux le soir, et il prendra quatre cuillerées de l'élixir au lieu de trois, et de la même manière.

Pendant le troisième mois, il prendra cinq granules au lieu de quatre : deux le matin, une dans la journée et deux le soir ; il fera de même pour l'élixir.

Pendant le quatrième mois, il prendra six granules, savoir : deux le matin, deux dans la journée et deux le soir, toujours en trois doses. Il fera de même pour l'élixir.

Pendant le cinquième mois on décroîtra d'une granule ; même dose que le troisième mois et de même pour l'élixir.

Pendant le sixième mois on prendra la dose du deuxième mois, c'est-à-dire quatre granules par jour et quatre cuillerées d'élixir.

Pendant le septième mois, on prendra la dose du premier mois et trois cuillerées d'élixir.

Parfois sept mois suffisent pour une parfaite guérison ; mais souvent il faut recommencer une autre série de sept mois avec les mêmes doses que la première fois pour consolider la guérison. Dans les cas très-rebelles on peut aller en augmentant le nombre des globules chaque mois, jusqu'à douze : quatre le matin, quatre à midi et quatre le soir, et faire de même pour l'élixir ; arrivé à ce nombre, il faut toujours décroître la dose d'une granule et d'une cuillerée d'élixir, de la même manière qu'on en a accru le nombre.

Il faut toujours continuer le traitement après la cessation complète des attaques, de manière à bien consolider la guérison.

RÉGIME A SUIVRE

Les malades doivent s'abstenir de café, de thé, de liqueurs fortes, de viandes salées, épicées, de porc et de mets indigestes ; prendre de l'exercice.

Pour les complications de l'épilepsie avec la scrofule, la chlorose ou l'hystérie, il sera bon d'en référer à l'auteur de ce *Formulaire* en lui écrivant.

TRAITEMENT HOMŒOPATHIQUE

Atrop. calc. sulph. cup. nux.-v. ign. op. sil. lach.

ÉPISTAXIS

Hémorrhagie des fosses nasales. L'épistaxis est actif ou passif, essentiel ou symptomatique, critique ou supplémentaire, selon le cas dans lequel se trouve l'organisme.

Il faut respecter l'épistaxis actif modéré ; quand il est abondant, il faut l'arrêter. Un moyen fort simple préconisé par le Dr Négrier consiste à lier le bras correspondant au côté de la narine d'où découle le sang.

TRAITEMENT GÉNÉRAL

Corps froids sur le front, pédiluves de moutarde, aspirer par les narines de l'eau acidulée, injection dans les narines d'une solution de teinture de perchlorure de fer ou une dissolution d'alun, d'acétate de plomb, d'ergotine, ou un opiat d'essence de térébenthine, enfin recourir au tamponnement des narines.

Souvent l'epistaxis tient à un défaut de plasticité du

sang ; dans ce cas, après avoir arrêté l'écoulement nasal,
il faut suivre un traitement général ; les meilleurs médicaments sont les gouttes n° 1 du Dr Thompson, sa poudre
stomachique et l'huile de foie de morue du Dr Dickson à
l'iodure de fer. (Voy. pages 58 et 75.)

ÉRUCTATIONS (voy. DYSPEPSIE)

ÉRUPTIONS DE LA PEAU (voy. HERPÈS)

EXANTHÈME (voy. HERPÈS)

EXCROISSANCE SYPHILITIQUE
(voy. SYPHILIS)

EXOSTOSE (voy. SYPHILIDE)

EXTINCTION DE VOIX (voy. APHONIE)

ÉRYSIPÈLE

Inflammation exanthématique caractérisée par une
rougeur de la peau formant des plaques violacées ou
tirant sur le jaune avec chaleur, douleur, prurit, fièvre,
malaise, soif, amertume de la bouche, vomissements ;
dans l'érysipèle de la face, le délire est assez fréquent.
Il ne convient pas d'appliquer des sangsues sur l'érysipèle lui-même : on doit les appliquer à l'anus.

TRAITEMENT GÉNÉRAL

Vomitifs, laxatifs, purgatifs avec les pilules purgatives
de Thompson (voy. p. 58), boissons acidulées, diète, ca-

taplasmes de fécule de pomme de terre; cerner l'érysipèle avec le collodion élastique.

Prescriptions usitées contre l'érysipèle.

Solution ferrugineuse de Velpeau.

Sulfate de fer. . . . .   60 grammes.
Eau. . . . .   1 litre.

Faites dissoudre. Application sur les parties affectées
d'érysipèle; cette solution tache le linge, les draps, les
oreillers.

Teinture de muriate de fer.

Teinture de muriate de fer . .   10 grammes.

A prendre dix gouttes dans un verre d'eau toutes les
deux heures. Amélioration après quatre ou cinq heures.

Pommade martiale.

Sulfate de fer . . . .   10 grammes.
Axonge   40

Mêlez. Même usage que la solution ferrugineuse ci-dessus; même observation : tache le linge.

Aconit contre l'érysipèle.

Alcool   à 32°. . . . . . }
Racines fraîches d'aconit. } (āā)   100 grammes.

Dose : quinze à vingt gouttes dans les vingt-quatre
heures.

Ether camphré contre l'érysipèle des enfants.

Ether.. . . . .   60 grammes.
Camphre.   2

En étendre au moyen d'un petit pinceau sur toute la surface affectée d'érysipèle; renouveler l'application toutes les cinq heures.

Sirop contre l'érysipèle.

Sirop de perchlorure de fer. .   150 grammes.
Id. de belladone :   50

Une cuillerée trois fois par jour après avoir pris un purgatif.

Liniment contre l'érysipèle.

Perchlorure de fer. . . . . .   10 grammes.
Glycérine   30

Mêlez

Perchlorure de fer contre l'érysipèle.

Perchlorure de fer à 50°. . . .   0,25 centigr.
Eau distillée de laitue. . . . .   50 grammes.
  Id.   de menthe. . . .   20
Sirop de gomme.   50

Mêlez. Deux cuillerées chaque demi-heure.

TRAITEMENT HOMŒOPATHIQUE

Atrop. acon. lach. rhus. lyc.

FAVUS (voy. PORRIGO, TEIGNE`

FIÈVRE INTERMITTENTE

Affection fébrile, dont les symptômes cessent et se reproduisent à des intervalles plus ou moins longs et réguliers, entre lesquels il existe un état de calme complet.

Cette affection provient d'une sorte d'empoisonnement du sang par les émanations des eaux des marais, des étangs, etc., etc.

L'accès commence par un froid partiel ou général, avec horripilation de la peau *(chair de poule)*, claquement de dents, etc.

Pendant cette première période, la peau est pâle, marbrée, les yeux caves; le malade éprouve une douleur dans la région de la rate; le tremblement dure d'un quart-d'heure à cinq heures.

Le froid est bientôt remplacé par la chaleur qui est plus ou moins grande, et est accompagnée de céphalalgie, de soif, etc., ete.

Le pouls, qui est concentré dans la période de froid, se développe alors; la face s'anime, la peau devient humide, c'est ce qui annonce la troisième période. Celle-ci est caractérisée par une sueur plus ou moins abondante apparaissant d'abord sur la tête et la poitrine, puis devenant générale.

Au fur et à mesure que la transpiration s'établit la céphalalgie et la soif se calment, le pouls perd de sa fréquence, l'urine est plus abondante, quelquefois chargée et trouble, et le malade, quelques heures après, retourne à son premier état, moins un sentiment de faiblesse et d'accablement qui lui reste.

Quand l'accès revient chaque jour, la fièvre s'appelle *quotidienne*. Quand elle revient tous les deux jours on lui donne le nom de *fièvre tierce*.

La fièvre intermittente pernicieuse est caractérisée par des symptômes plus graves, exagération du froid, de la sueur, ou par des troubles dans les fonctions du cerveau, du cœur, du poumon, de l'estomac et des intestins, pendant l'accès.

Il faut se défier de toutes les fièvres intermittentes qui présentent une intensité croissante dans les accès; le pronostic est alors extrêmement grave, et quand le remède n'est pas prompt et efficace, la mort peut arriver du troisième au quatrième accès

TRAITEMENT GÉNÉRAL

Durant la période du froid envelopper le malade de linges chauds, infusion de tilleul, feuilles d'oranger dans la période de chaleur, sirop de tamarin étendu d'eau. (Voir page 81.)

Limonades, boissons froides, et dans l'état de sueur, boissons tièdes; vers la fin de l'accès, si le malade est épuisé, il peut prendre quelques cuillerées d'un vin généreux, et pendant le calme employer les fébrifuges.

Parmi les médicaments qui, pendant notre longue pratique, nous ont procuré le plus de succès dans le traitement des fièvres intermittentes, nous citerons les pilules de M. Auguste Gaffard, d'Aurillac, administrées selon sa méthode (voir aux annonces). Cette médication facile à suivre, qui ne fatigue point le malade, s'appliquant à tous les âges, à toutes les positions, triomphe sans peine des cas réputés rebelles aux traitements ordinaires. Leur usage dans les contrées humides ou marécageuses comme les bords du Tibre, les environs d'Andrinople, de Madrid, de Barcelone, de Rio-Janeiro, comme la Sologne, les Dombes, la Bretagne, etc., offre à la thérapeutique un moyen curatif des plus précieux; en outre, administrées comme agent préventif, ces pilules semblent garantir ceux qui les prennent, en état de santé, des affections paludéennes qui font annuellement dans ces contrées de si grands ravages.

Nous recommandons aussi le traitement sans quinine à l'aide des préparations antipyrétiques de Bonjean (voir aux annonces), et le quina Laroche, élixir tonique, reconstituant, fébrifuge (voir également aux annonces).

Pilules de quinine opiacées.

Sulfate de quinine . . . . . .   0,6 décigr.
Extrait d'opium. . . . .   0,03 centigr.

Mêlez. Faites douze pilules. Quatre par jour.

Pilules fébrifuges.

Sulfate de quinine . . . . . .   2 grammes.
Extrait de belladone . · . . .   0,2 décigr.
    id. de mœnianthe . . . .   q. s.

Mêlez. F. s. a. trente pilules. Une toutes les trois heures.

Pommade fébrifuge.

(Boudin)

Sulfate de quinine . . . . . .   4 grammes.

Dissolvez dans quelques gouttes d'alcool et d'acide sulfurique et incorporez dans :

Axonge . . . .   16 grammes.

S'en frotter les aines et sous les aisselles, après avoir rasé ces parties, et recouvrir ensuite avec un morceau de taffetas gommé.

Opiat contre les fièvres intermittentes rebelles,
au sulfate de quinine.

Poudre de quinquina jaune . .   25 grammes.
   Id.   de rhubarbe   4
Sel de tartre simple.   4
Id. de bismuth   2
Extrait de petite centaurée. . .   1
Sirop d'absinthe. . . . . . .   q. s.

F. s. a. un opiat qu'on divisera en douze parties. A

prendre une partie en trois fois dans la journée durant
l'apyrexie.

Emplâtre de quinine.

Sulfate de quinine. . . . . .   6 grammes.

Mêlez et incorporez dans :

Amplâtre de Vigo *cum mercurio*.   100

Faites un large épithème que vous appliquerez sur la région de la rate dans les cas d'engorgements spléniques.

Pilules d'hydriodate de quinine.

Hydriodate de quinine. . . .   1 gramme.
Conserve de roses . . . . . .   q. s.

F. s. a. neuf pilules. Cinq par jour, à une demi-heure
d'intervalle, dans les fièvres intermittentes rebelles.

Vin fébrifuge de quinquina.

Quinquina calisaga. . . . .   100 grammes.
Écorce d'angusture vraie . . .   10

Concassez les deux écorces et versez dessus :

Alcool à 21°. . . . .   200 grammes.

Laissez en contact dans un vase fermé pendant vingt-
quatre heures et ajoutez :

Vin blanc de Bourgogne. . . .   100 grammes.

Faites macérer pendant un mois, en agitant de temps en
temps, et passez. Dose : soixante à cent vingt grammes
comme fébrifuge, dix à cinquante comme tonique.

Excellent contre les récidives. Cent grammes par jour.

Bols fébrifuges.

Quinquina jaune royal. . . . .   5 grammes.
Nitre . . . .   0,5 décigr.
Sirop d'absinthe. . . . . . .   q. s.

Faites deux bols à prendre en deux fois, à une heure
d'intervalle, six heures avant l'accès.

Electuaire de Guarin.

Poudre de quinquina
rouge . . . .
Poudre de gentiane. . . } (ââ)   40 grammes.
Hydrochlorate d'ammonia-
que. . . . .
Hydrochlorate de fer sublimé. .   5 grammes.
Oxymel scillitique. . . . } (ââ)   q. s.
Sirop des cinq racines. . .

Faites un électuaire. Cinq grammes toutes les trois
heures, dans les hydropisies et fièvres intermittentes.

Poudre de salicine.

Salicine. . . . .   1 gramme.
Sucre   5

Mêlez. Divisez en trois prises. A prendre à une demi-
heure d'intervalle.

Pilules de Barton

Arsenic blanc porphyrisé . . .   0,1 décigr.
Opium brut.   0,5
Savon médicinal . . . .   0,11 décigr.

Mêlez, et faites trente pilules. Une par jour ; puis une
matin et soir. Fièvres intermittentes rebelles.

Traitement arsénical.
(Boudin)

Commencez le traitement par un vomitif.
Ipécacuanha. . . . .   1 gramme.
Tartre émétique . . . .   0,1 décigr.

Divisez en trois parties. A prendre à quinze minutes
d'intervalle.

Prendre tous les quarts d'heure un des paquets ci-après :

>   Acide arsénieux . . . .   0,050 milligr.
>   Sucre de lait . . . .   1 gramme.

Mêlez intimement, et divisez en trente paquets.

Le dernier doit être absorbé au moins deux heures avant le moment présumé de l'accès. A mesure que la tolérance diminue, on donne des doses plus faibles d'acide arsénieux.

Continuez le traitement encore quelque temps après la cessation de l'accès. Alimentation bonne, boire du vin.

Lavement de sulfate de quinine.

>   Sulfate de quinine . . . .   1 gramme.
>   Décoction de pavots   150

Quelques gouttes d'acide sulfurique alcoolisé pour dissoudre le sulfate.

A prendre en lavement, et le retenir autant que possible.

TRAITEMENT HOMOEOPATHIQUE

Chin. ipec. nux.-v. sulph. met.-alb.

FIÈVRE PUERPÉRALE

On appelle fièvre puerpérale l'ensemble des accidents graves qui se déclarent après l'accouchement et qui souvent occasionnent la mort.

Douleurs dans le ventre, vomissements jaunes ou verdâtres, soif vive, pouls fréquent, accéléré.

Epanchement purulent du péritoine. Cette maladie a un caractère épidémique ou contagieux ; elle est la conséquence de beaucoup d'accouchements dans un même local.

La maladie commence à partir du deuxième au cinquième jour de l'accouchement ; la langue se recouvre d'un enduit blanchâtre qui devient brunâtre dans les jours suivants.

Le pouls de fréquent et dur devient petit et concentré.

La sécrétion laiteuse ne se rétablit pas, ou elle disparaît ; le sein se resserre quand la suppuration s'établit dans le péritoine ; les symptômes s'aggravent ; la peau se recouvre d'une sueur visqueuse, et la mort ne tarde pas à venir.

La fièvre puerpérale présente deux formes, la forme inflammatoire dans laquelle la réaction est très-prononcée, et la forme typhoïde qui marche lentement et sourdement.

Dans certains cas, il se manifeste une fièvre pernicieuse due à l'absorption des lochies qui agissent comme des miasmes paludéens.

Il faut se défier d'un froid qui se déclare dans les vingt-quatre heures après l'accouchement.

Le ventre se météorise, puis s'il survient des vomissements, de la diarrhée ; employer les saignées, les antiphlogistiques, les cataplasmes, les bains, les lavements.

Au début, une onction sur le ventre avec une préparation mercurielle à haute dose.

Sulfate de quinine à la dose d'un gramme ; si la malade vomit, il faut seconder les efforts de la nature qui cherche à se débarrasser du poison absorbé, en donnant un vomitif.

Digitaline contre la fièvre puerpérale

Digitaline . . . .   0,020 milligr.

F. s. a. trente granules. De deux à six par jour.

Potion contre la fièvre puerpérale

Infusion de camomille	60	grammes.
Eau camphrée	60	
Essence de thérébentine. . . .	40	
Sirop de goudron . . .		
Id. de fleur d'oranger . } (ââ)	50	

Agitez fortement chaque fois ; à prendre par cuillerée de demi-heure en demi-heure.

Liniment térébenthiné.

Essence de térébenthine. . . .	100	grammes.
Huile de camomille.	90	
Ammoniaque liquide.	4	

F. s. a. En frictions sur l'abdomen.

TRAITEMENT HOMOEOPATHIQUE

Acon. atrop. nux.-v. cham. hyd. coloc.

FIÈVRE TYPHOIDE

Maladie aiguë caractérisée anatomiquement par une lésion spéciale de l'intestin grêle ; ce n'est pas une affection purement inflammatoire ; elle semble dépendre d'un état particulier de l'économie ou d'une altération du sang.

Cette maladie se déclare surtout chez les personnes qui vivent agglomérées comme dans les prisons, et sont exposées à beaucoup de privations ; elle attaque spécialement les sujets.de dix-huit à trente ans ; elle est transmissible, mais n'est pas considérée en France comme contagieuse ; dans le cours de sa vie elle n'attaque qu'une seule fois le même individu.

Première période

Elle se déclare parfois au fort de la santé; quelquefois elle est précédée par du malaise, de l'abattement, de l'anorexie, de la tristesse, avec céphalalgie plus ou moins intense, diarrhée, mouvement fébrile, faiblesse; la physionomie du malade est altérée.

Quelquefois une hémorrhagie nasale se déclare, ce qui annonce un cas grave par suite d'une grande altération du sang; la fièvre devient plus prononcée, la peau est chaude et sèche, la bouche amère, la soif vive, la langue peu humide; il y a souvent des nausées et des vomissements ; coliques, ventre douloureux à la pression au niveau de la fosse iliaque droite.

Eruption de taches sur la peau ; elles ne se montrent pas dans tous les cas et apparaissent du cinquième au neuvième jour, c'est là que finit la première période.

Deuxième période.

Tous les symptômes comme ci-dessus, excepté la céphalalgie qui augmente d'intensité.

Nouveaux accidents du côté du système nerveux, stupeur profonde, traits immobiles, délire et somnolence continus, surdité, soubresaut des tendons.

La langue et les dents sont sèches, noirâtres, fuligineuses, le ventre gonflé, la diarrhée est persistante ; il y a des évacuations involontaires, faiblesse extrême, eschares gangréneuses au sacrum.

Troisième période

Du douzième au quinzième jour, les symptômes s'aggravent ou diminuent d'intensité ; dans le premier cas la face s'altère, devient cadavéreuse, la respiration s'embarrasse, la peau se couvre d'une sueur visqueuse et la mort vient terminer les souffrances.

Dans le second cas, tous les symptômes s'amendent et peu à peu le malade revient à la santé.

On a donné à la fièvre typhoïde, les noms de fièvre inflammatoire , bilieuse , muqueuse , adynamique et ataxique.

Dans la forme inflammatoire le pouls conserve de la force, la réaction est active et plus franche, la peau plus chaude. Il faut toujours avoir présent à l'esprit que très-souvent, pendant le traitement, des symptômes, qui semblent inflammatoires, sont bientôt suivis d'adynamie et de prostration des forces, et que si on saigne trop, le malade meurt.

La forme bilieuse est caractérisée par de l'amertume à la bouche, un enduit jaunâtre à la langue, des nausées, de la céphalalgie, de la chaleur de la peau, avec dureté du pouls.

Dans la forme muqueuse, la face est moins colorée, elle devient pâle et gonflée, la langue est couverte d'un enduit grisâtre violet, la bouche pâteuse.

La forme adynamique se distingue par la prostration des forces, par un air de stupeur, la petitesse et la lenteur du pouls, par l'aspect fuligineux de la langue, des dents, et par la formation d'eschares au sacrum et aux anches.

Dans la forme ataxique, ce sont les troubles du système nerveux qui dominent, délire , soubresaut, convulsions, perversion des sens ; c'est la forme la plus grave. Il faut dire que ces cinq formes de fièvre typhoïde se combinent et se compliquent souvent ensemble de manière que parfois il est difficile de dire quelle est la forme qui prédomine.

Il existe une grande divergence d'opinions sur la nature et le traitement de la fièvre typhoïde.

Le médecin qui usera des saignées répétées aura de

cruels désappointements, parce que le sang, dans cette
maladie, tend à perdre de sa fibrine et de ses globules;
saigner, c'est favoriser la prostration des forces du
malade.

TRAITEMENT DE LA FORME INFLAMMATOIRE

Émissions sanguines, ne pas dépasser trois saignées.
Boissons antiphlogistiques, tempérantes, sirop de tamarin, diète, lavements ; dans beaucoup de cas un purgatif
salin, au début, est favorable.

Limonade de crème de tartre.

Crème de tartre soluble. . . .   15 grammes.
Eau bouillante.   100
Faites dissoudre ; à prendre par demi-verre.

Emulsion nitrée.

Emulsion nitrée. . . . . . .   100 grammes.
Nitre.   5
A prendre par verre dans la journée.

Boisson antiphlogistique.

Tisanne d'orge. . . . . 1,000 grammes.
Sirop de tamarin.   100
Nitrate de potasse   5
Mêlez. Une petite tasse toutes les heures.

TRAITEMENT DE LA FORME BILIEUSE

Vomitifs, purgatifs, sulfate de magnésie, eau de sedlitz, sirop de tamarin. (Voyez page 81.)

Mixture émétique.

Emétique	0,10 centig.
Amidon en poudre	0,50

Divisez en trois paquets; à prendre un paquet de quinze
minutes en quinze minutes, jusqu'à effet vomitif produit.

Potion avec l'émétique.

Emétique	0,01 décigr.
Eau de camomille.	150 grammes.
Sirop d'ipécac.	50
Eau fleur d'oranger	10

En trois fois, à deux heures d'intervalle.

Potion éméto-cathartique.

Emétique	0,1 décigr.
Sulfate de soude.	15 grammes.
Eau chaude.	250

En trois doses, à un quart d'heure d'intervalle.

Poudre purgative tempérante.

Nitre.	5 grammes.
Emétique	0,05 centigr.

Faites dissoudre dans un litre et demi de bouillon.

TRAITEMENT DE LA FORME ATAXIQUE

Sirop d'éther.
(Boulley)

Sirop simple blanc.	500 grammes.
Ether sulfurique	52

F. s. a. Une cuillerée à café toutes les heures.

Potion antispasmodique.

Sirop fleur d'oranger.	30 grammes.
Eau de menthe	60
Eau de tilleul	60
Ether sulfurique.	2
Laudanum Sydenham	10 gouttes.

Une cuillerée toutes les heures.

TRAITEMENT DE LA FORME ADYNAMIQUE

Potion antiseptique.

Serpentaire de Virginie . } (ââ)	10 grammes.
Quinquina gris . . . . . }	

Passez et ajoutez :

Sirop de sucre.	50
Acétate d'ammoniaque	20

Mêlez. Par cuillerée chaque heure.

Potion excitante diurétique.

Feuilles de digitale	2 grammes.
Ecorce de cascarille contuse. .	5
Eau bouillante	150

Faites dissoudre, passez et ajoutez :

Esprit de Mindérérus . . } (aa)	20 grammes.
Sirop de sucre . . . . . }	

Mêlez. Une cuillerée trois à six fois par jour.

Potion tonique stimulante

Extrait de quinquina	5 grammes.
Gomme arabique.	2

Dissolvez dans :

Eau	200

Sirop d'althæa. . . . . . }
Sirop de tolu . . . . . . } (ââ)   50 grammes.

Mêlez. Une cuillerée toutes les trois heures.

Potion d'extrait de quinquina

Extrait de quinquina. . . . .   5 grammes.
Potion gommeuse.   150

Mêlez. Une cuillerée trois fois par jour dans la période adynamique.

Poudre antiseptique.

Poudre de quinquina rouge . .   1 gramme.
Poudre de camphre. . . . . .   0,25 centigr.

Mêlez. Une prise toutes les quatre heures.

TRAITEMENT HOMOEOPATHIQUE

Atrop. bry. rhus. met. op. sulph. phos.; forme bilieuse : acon. cham. nux. vom. chin.; forme nerveuse : bry. hyos. rhus. met. nutr.

FISSURES A L'ANUS

Ulcération allongée très-étroite et superficielle qui existe au-dessus, au niveau ou au-dessous du muscle sphincter de l'anus.

Le meilleur traitement consiste à introduire trois à quatre fois par jour dans l'anus une mèche de coton imprégnée de la pommade antiherpétique du Dr Thompson, à faire usage à l'intérieur de ses gouttes dépuratives n° 1 et n° 2, et à se purger une fois par semaine avec trois ou quatre de ses pilules purgatives. (Voyez page 58.)

Pendant ce traitement, on fera usage également du sirop de tamarin pour rafraîchir le sang; on suivra un

régime tonique, mais non excitant ; avec un peu de persévérance on guérira parfaitement.

Voici d'autres formules.

Pommade sédative de Dupuytren.

Acétate de plomb pulvérisé . .   5 grammes.
Extrait de belladone.   5
Axonge.   50

Mêlez. On en imprègne une mèche de coton que l'on introduit dans l'anus.

Glycérine au tannin contre les fissures de l'anus.

Glycérine. . . . .   16 grammes.
Tannin.   1

FURONCLE

Inflammation compliquée d'étranglement d'un ou plusieurs flocons du tissu musculaire, due à une diathèse, à
une compression, à un frottement prolongé, à un refroidissement particl.

Au début tenter de faire avorter l'inflammation par
des cataplasmes astringents ; si on ne peut y parvenir,
combattre alors l'inflammation locale par des cataplasmes émollients, des sangsues.

Quand arrive la suppuration, il faut la favoriser, faire
sortir le pus en pratiquant une incision sur le furoncle ;
on appliquera des cataplasmes maturatifs comme celui ci-
après, on se purgera et l'on prendra quelques bains sulfureux pour empêcher la récidive.

Cataplasme maturatif.

Oseille cuite. . . . .   60 grammes.
Saindoux   30

16*

> Pulpe de lis . . . .   60 grammes.
> Onguent basilicum   30

F. s. a. un cataplasme, et appliquez sur le furoncle.

GALATORRHÉE

C'est une sécrétion trop abondante de lait, provenant soit d'une forte constitution, soit d'une nourriture trop succulente, soit enfin d'un enfant qui ne suce pas assez de lait à la mère.

TRAITEMENT GÉNÉRAL

Diète, peu de nourriture, laxatifs, petit lait de Weiss, sudorifiques, boissons tempérantes, sirop de tamarin.

TRAITEMENT HOMŒOPATHIQUE

Puls. bell. bry. calc.

GALE

Affection de la peau caractérisée par de petites vésicules, transparentes et prurigineuses, produites par la présence d'un insecte, l'*acarus*. Démangeaison incommode, s'exaspérant surtout pendant la nuit et pendant une température chaude; l'éruption se déclare principalement entre les doigts, aux plis du coude, sous l'aisselle et sur le ventre.

L'insecte n'est pas visible à l'œil nu, on ne voit que la vésicule produite par l'insecte qui sillonne l'épiderme. L'acarus se reproduit dans un petit laps de temps et en un très-grand nombre; le corps en est infecté.

Traitement rapide de la gale.
(Hardy)

Frictions générales avec savon noir; on prend ensuite un bain d'une heure; à la sortie du bain, frictions générales avec la pommade suivante qui détruit l'insecte.

Pommade sulfuro-alcaline.

Soufre sublimé.	200 grammes.
Sous-carbonate de potasse. . .	10
Axonge	800

Mêlez après avoir fait dissoudre le sous-carbonate de potasse dans un peu d'eau. Après une bonne friction le malade est guéri ; le traitement dure deux heures.

Pommade antipsorique.

Axonge		500 grammes.
Soufre sublimé.		
Sel ammoniaque.	(ää)	1 à 6
Alun pulvérisé		

Mêlez. En frictions.

Pommade contre la gale.

Fleurs de soufre	60 grammes.
Poudre d'hellébore blanc . . .	40
Carbonate de potasse.	
Savon noir	
Axonge	

Mêlez. Cette pommade s'emploie pendant huit jours, à la dose de quinze grammes.

Traitement de la gale en trois jours.

Prendre le premier jour la poudre suivante :

Poudre de baies de genièvre		
Id. de baies de laurier.	(ää)	1 gramme.
Fleurs de soufre.		

Mêlez. On fera aussitôt une friction avec la pommade suivante :

Poudre de baies de genièvre
Id.   de baies de laurier.   } (ãã) 48 grammes.
Fleurs de soufre 96
Beurre salé 152

Mêlez. Une forte friction sur tout le corps avec cent vingt-cinq grammes de cette pommade ; le malade gardera ses mêmes habits. Trois jours après il fera le même traitement. Après un bain d'une heure, il se lavera avec de l'eau savonneuse et prendra des vêtements neufs ; la guérison sera complète.

Traitement sûr en deux heures.

Fleur de soufre . . . . 200 grammes.
Chaux éteinte 100
Eau. 700

Faites dissoudre la chaux éteinte. Ajoutez la fleur de soufre, faites bouillir jusqu'à ce que l'eau devienne rouge. Décantez, et faites une friction pendant une demi-heure sur tout le corps ; se mettre au lit enveloppé dans une couverture pendant une heure, se laver après et désinfecter ses habits au moyen de vapeurs sulfureuses. Les malades doivent savoir que, souvent guéris par les remèdes employés, ils sont réinfectés par suite de la non désinfection de leurs habits, qui contiennent encore l'acarus reproducteur de la gale.

Il est toujours bon, quand on a la gale, de prendre tous les matins une petite quantité de fleur de soufre et de se purger une fois par semaine pendant un mois.

TRAITEMENT HOMOEOPATHIQUE

Merc. carb.-v. hep. sulph. caust. ars. lach.

GASTRALGIE, DYSPEPSIE

Etat de sensibilité de l'estomac caractérisé par une douleur parfois sourde et parfois vive, et accompagné d'un sentiment de malaise, d'anxiété, avec trouble des fonctions digestives sans inflammation.

Cette affection est souvent confondue avec la gastrite. Les symptômes de la gastralgie présentent une grande variété : parfois c'est de la douleur, d'autres fois des vomissements, quelquefois lenteur, et d'autres fois une grande activité dans la digestion ; la douleur est rémittente ou intermittente ; la pression ne l'augmente pas ; c'est précisément le contraire dans la gastrite.

La digestion est laborieuse, pénible ; elle amène des flatuosités, des éructations, souvent des palpitations, accompagnées d'anxiété, de suffocation, etc., etc.

Cette maladie est spécialement propre aux femmes et aux jeunes filles atteintes de chlorose.

Les émissions sanguines sont dangereuses.

TRAITEMENT GÉNÉRAL

Boissons carminatives , menthe, tisannes d'anis, de camomille, préparations de safran, thé, eaux minérales, pastilles de Vichy, bains froids, hydrothérapie, voyages, distractions; variation des aliments, soit pour leur température, soit dans leur mode de préparation ; infusion de tilleul, de feuilles d'oranger, vésicatoire sur les parties douloureuses, glace contre les vomissements, poudre de charbon de peuplier ; surtout poudre stomachique de Thompson (v. p. 58), et sirop de tamarin (v. p. 81). L'eau de Léchelle convient aussi dans diverses formes de la gastralgie (voir aux annonces). Nous recommandons aussi d'une manière toute spéciale la pepsine Boudault (voir également aux annonces).

Potion contre la gastralgie.

(De Bruc)

Eau de mélisse.	250 grammes.
Eau de laurier-cerise	8
Sirop de morphine . ·	45
Id. d'éther sulfurique. . . .	15
Extrait de belladone	0,05 centigr.

Mêlez. Une cuillerée toutes les heures.

Pilules de pepsine composée.

Pepsine.	2 grammes.
Sous-nitrate de bismuth. . . .	2

Mêlez. F. s. a. vingt pilules.

A prendre de deux à six avant ou de suite après le repas, dans la gastralgie, dyspepsie, digestions difficiles, faiblesse d'estomac.

Poudre antigastralgique.

Magnésie	5 grammes.
Cannelle	2
Opium en poudre . ·	0,05 centigr.

Divisez en douze paquets. Deux chaque jour.

Strychnine contre la dyspepsie.

Strychnine	0,05 centigr.
Acide acétique dilué	4 grammes.
Eau distillée.	120

Mêlez. Une cuillerée trois fois par jour; excellent quand il y a production de gaz, des symptômes simulant l'his-térie, faiblesse nerveuse.

Poudre de rhubarbe composée.

Magnésie calcinée . . . . ⎫
Rhubarbe en poudre. . . ⎭ (ââ)   5 grammes.
Opium . . . .   0,1 décigr.

Mêlez. Divisez en quinze paquets. Un avant le repas.

Pilules stomachiques.

Magnésie calcinée . . . . . .   5 grammes.
Poudre de safran.   2
   Id. de camomille . . . . .

F. s. a. dix-huit bols avec sirop de sucre.

Dose : trois à six par jour : flatuosités, atonie des organes digestifs.

Gouttes contre la gastralgie.
(De Bruc)

Acide hydrochlorique. . . . .   4 grammes.
  Id. nitrique.   2
Eau distillée.   30

Dix à quinze gouttes, trois fois dans la journée, dans un demi-verre d'eau sucrée.

Sirop contre la gastralgie.

Sirop de fleur d'oranger. . . .   200 grammes.
Extrait aq. d'opium. . . . . .   0,15 centigr.
Extrait d'aconit   0,10

F. s. a. Une petite cuillerée trois fois par jour.

Poudre antigastralgique.
(De Bruc)

Sous-nitrate de bismuth. . . .   8 grammes.
Bicarbonate de soude.   4
Carbonate de magnésie   4

Morphine . . . .   0,050 milligr.
Poudre de belladone . . . . .   1 gramme.
  Id.   de colombo.   2
Sucre en poudre.   50

Mêlez. Cinquante paquets. Trois par jour.

Boissons carminatives.

Feuilles de mélisse . . . . . .   5 grammes.
Semence d'anis . . . . . .)
  Id.   de bardane . . . } (ââ)   2
  Id.   de coriandre . .)
Eau bouillante. 1,000

Faites infuser pendant dix minutes. Passez, ajoutez :

Sucre.   50

Une petite tasse de temps en temps : flatuosités, digestions difficiles.

TRAITEMENT HOMOEOPATHIQUE

Nux.-vom. cocc. carb.-v. ign. puls. atrop. calc.

GASTRITE

Inflammation de l'estomac ; elle n'existe presque jamais
que comme complication d'une fièvre continue ou d'une
fièvre éruptive, ou encore elle est due à l'injection de
substances toxiques dans l'estomac.

Le malade éprouve des douleurs à l'épigastre qui
augmentent par la pression ; inappétence, aridité de la
bouche, soif, malaises, souvent nausées et vomissements,
langue sèche, ponctuée de rouge aux bords, fièvre, insomnie, anxiété.

TRAITEMENT GÉNÉRAL

Sangsues à l'épigastre, cataplasmes, boissons gommeuses, diète absolue; petite dose d'opium contre la douleur, boissons tempérantes, et surtout le sirop de tamarin étendu d'eau. (Voyez page 81.) Pepsine Boudault, très recommandée. (Voir aux annonces.)

TRAITEMENT HOMOEOPATHIQUE

Acon. met. bry. puls nux.-vom. ipec. atrop. arn. sulph.

GASTRO-ENTÉRITE (voy. Fièvre typhoïde)

GENCIVITE (voy. Scorbut)

C'est une inflammation des gencives, provenant souvent d'une nourriture trop salée, ou de mauvais aliments.

Gargarisme antiscorbutique.

Espèces amères . . . . 2 grammes.
Eau bouillante. 550
Sirop de miel 50
Teinture antiscorbutique . . . 50

Faites dissoudre les espèces amères pendant une heure, passez et ajoutez le sirop, le miel et la teinture.

Mixture antiscorbutique.

Miel rosat. . . . . 50 grammes.
Alcoolat de cochléaria . . }
Teinture de quinquina. . } (ää) 10

Mêlez. On met la mixture sur les gencives malades.

Hyd. sulph. staph. nux.-vom. cham. carb.-v.

GLOSSITE (voy. Phegmasies)

GOITRE

Hypertrophie du corps thyroïde qui, dans les cas anciens, peut présenter diverses productions morbides,
comme glandes, nodosités cancéreuses ou cartilagi-
neuses.

On l'attribue à l'usage des eaux provenant des fontes
de neige, à la désoxygénation de l'eau provenant de l'élévation du sol, comme sur les hautes montagnes, par la
présence de l'acide carbonique dans ce liquide.

TRAITEMENT GÉNÉRAL

Préparations d'iode, d'iodure de fer, préparations d'or,
gouttes n⁰ 1 et n⁰ 2 du docteur Thompson, pommade du
même auteur (voir page 58); huile de foie de morue de
Dickson à l'iodure de fer. (Voir page 75.)

Eau iodurée.

Eau distillée.	500 grammes
Iodure de potassium	30
Teinture d'iode	1
Alcool.	4

Mêlez Une cuillerée matin et soir.

Pommade iodée.

Iode	1 gramme.
Axonge.	20

Mêlez.

Pommade d'hydriodate d'ammoniaque.

Hydriodate d'ammoniaque. . .	1 gramme.
Graisse de mouton	20
Huile d'amandes douces. . . .	5

Mêlez.

Pommade de barium.

Iodure de barium	0,2 décigr.
Axonge.	20 grammes.

Mêlez.

Collier de Morand.

Hydrochlorate d'ammonia-que	(ãã)	50 grammes.
Sel décrépité		
Eponge calcinée.		

Mettez dans un sachet de mousseline et appliquez sur le goitre.

Poudre contre le goitre.

Poudre d'éponge	20 grammes.
Chlorhydrate d'ammoniaque. .	1
Charbon végétal	1
Iodure de potassium	1

Mêlez. A prendre une petite cuillerée trois fois par jour.

TRAITEMENT HOMOEOPATHIQUE

Iod. spong. calc. hyc. natr.

GONORRHÉE AIGUE (voy. Blennorrhagie)

GONORRHÉE CHRONIQUE
(voy. Blennorrhée)

GOUTTE

Phlegmasie d'une nature spéciale analogue à la phlegmasie rhumatismale ; cette affection a pour principe une modification particulière du sang qui semble consister dans une *animalisation* de ce liquide.

La goutte provient de l'hérédité ou de l'usage trop longtemps continué des aliments azotés et des liqueurs fortes. Ordinairement les accès se déclarent pendant la nuit : douleur vive, brûlante ou pongitive dans une ou plusieurs articulations ; il y a insomnie, fièvre, agitation.

La goutte prend souvent la forme chronique, il arrive alors dans les articulations un gonflement sans rougeur, les douleurs sont plus sourdes mais plus continues.

Dans d'autres cas, l'affection ressemble au rhumatisme chronique, change de place, se transporte d'une articulation à l'autre et quelquefois sur les intestins et au cœur ; il y a alors des palpitations, œdème des jambes, bruits anormaux dans le cœur ; elle remonte vers le cerveau quelquefois, produisant des douleurs fixes ou vagues, des étourdissements, des tintements dans les oreilles, tous les symptômes de l'apoplexie et parfois la mort.

L'urine des goutteux dépose un sédiment abondant d'acide urique, et d'urate d'ammoniaque.

TRAITEMENT GÉNÉRAL

Régime doux, peu azoté, bains laxatifs, cataplasmes émollients et calmants, boissons légèrement diaphorétiques.

Bains sulfureux, diurétiques, eau de Vichy, exercice plus actif que possible, usage longtemps continué du sirop de tamarin étendu d'eau, se purger souvent avec les pilules purgatives de Thompson. (Voir page 58.) Faire usage des préparations dialytiques de Bonjean. (Voir aux annonces.)

Nous recommandons aussi l'élixir antirhumatismal de Sarrasin préparé par Michel, ainsi que la soie dolorifuge Léchelle, dont les propriétés contre les douleurs articulaires sont aujourd'hui reconnues. (Voir aux annonces.)

Vin de colchique opiacé.

Vin de semences de colchique .   12 grammes.
Teinture d'opium   2

Mêlez. Dix à vingt-cinq gouttes matin et soir.

Spécifique Reynold contre la goutte.

Vin de Xérès . . . .   500 grammes.
Bulbes de colchique.   250

Edulcorez avec suffisante quantité de sirop de pavots. A prendre vingt gouttes dans un verre d'eau.

Antigoutteux de Want.

Bulbes de colchique fraîches. .   20 grammes.
Alcool à 20°.   50

Faites macérer pendant une semaine. Passez et filtrez. On commence par un gramme, on peut arriver jusqu'à six grammes dans une tisanne appropriée.

Pilules d'extrait de colchique.

Extrait acétique de colchique .   10 grammes.
Poudre d'althæa . . . .   q. s.

F. s. a. cent pilules, d'une à cinq par jour.

Liqueur Laville contre la goutte et le rhumatisme.

Vin d'Espagne. . . . .   800 grammes.
Alcool rectifié   100
Eau.   100
Principe actif de la coloquinte .   2
Sulfate de quinine et cinchonine.   5

Deux à quatre grammes dans un demi-verre d'eau chaude, matin et soir.

Ratafia des Caraïbes.

Tafia . . . .   5 litres.
Résine de gaïac . . . .   60 grammes.

F. s. a. Quinze grammes par jour dans la goutte.

Liniment résolutif.

Huile volatile de térébenthine .   20 grammes.
Acide hydrochlorique.   10

Mêlez. Rhumatisme, douleurs arthritiques.

Pilules antiarthritiques.

Extrait de gaïac . . . .   10 grammes.
Antimoine cru.   2
Opium gommeux. . . . . . .   0,25 centigr.

Mêlez. F. s. a. soixante pilules. Trois le matin, à midi et
le soir.

Pilules antiarthritiques.

Kermès minéral . . . .   5 grammes.
Extrait d'aconit   5
  Id.   de douce-amère   10
Résine de gaïac   10
Baume du Pérou . . . .   q. s.

F. s. a. des pilules de dix centigrammes contre la goutte.
Dose : de quatre à huit, matin et soir.

TRAITEMENT HOMOEOPATHIQUE

Aconit. stib. atrop. bry. chin. fer. hip. nux.-vom.
puls. phos. ac.

GOUTTE SEREINE (VOY. AMAUROSE)

GRANULATION DE LA CHOROIDE
(voy. Ophthalmie)

GRAVELLE (voy. Calculs)

Préparation dialytique de Bonjean. (V. aux annonces.)

GRIPPE

Variété de la bronchite, la grippe est presque toujours épidémique; elle est une affection plutôt nerveuse que franchement inflammatoire de l'appareil respiratoire.

TRAITEMENT GÉNÉRAL

Boissons antispasmodiques, infusion de mauve de tilleul, de feuilles d'oranger ; sirop de pavots, d'acétate de morphine.

Potion calmante.

Acide borique	4 grammes.
Infusion de tilleul	120
Sirop simple.	50

Mêlez. Par cuillerée d'heure en heure.

Potion vomitive composée.

Tartre émétique.	0,05 centigr.
Sirop scillitique	50 grammes.
Eau de camomille	60
Teinture d'ipécacuanha	15

Mêlez. A prendre par cuillerée de quart-d'heure en quart-d'heure.

TRAITEMENT HOMOEOPATHIQUE

Acon. bell. merc. nux.-vom.

HALEINE FÉTIDE

Elle se lie parfois à des caries dentaires, d'autres fois à des suppurations bronchiques, pulmonaires ou nasales, et à des digestions imparfaites.

TRAITEMENT GÉNÉRAL

Examiner l'état des dents : surveiller celui des membranes muqueuses. Soins de propreté, avulsion des dents, gargarisme acidulé, solution de chlorate de potasse, pastilles de Vichy, sirop de tamarin, poudre stomachique du docteur Thompson. (Voyez pages 58 et 81.)

Boisson chlorurée.

        Chlorure de soude . . . . . .   4 grammes.
        Eau filtrée 1,000

A prendre une demi-cuillerée matin et soir, et édulcorez chaque fois.

Pastilles de charbon.

        Charbon animal lavé porphyrisé.   100 grammes.
        Sucre blanc.   100
        Chocolat   500

F. s. a. des pastilles d'un gramme contre la fétidité de l'haleine.

Autre.

        Chlorate de potasse. . . . . .   6 grammes.
        Eau sucrée   120

Mêlez. Une petite cuillerée trois à quatre fois par jour à l'intérieur; de plus le malade se gargarisera la bouche avec cette solution.

Hyd. arn. met. atrop. rut. sil.

HAUT MAL (voy. ÉPILEPSIE)

HÉMATÉMÈSE

Hémorrhagie de l'estomac. Quand la maladie est idio-
patique, elle est due à une simple exhalaison sanguine de
la muqueuse stomacale, produite par la pléthore ou par
une métastase; si elle est symptomatique, elle se lie à
une altération, aiguë ou chronique, à une ulcération ou
à un cancer de l'estomac.

TRAITEMENT GÉNÉRAL

Boissons froides, topiques froids sur l'épigastre,
ergotine. (Voyez *Hémorrhagie active et passive.*)

TRAITEMENT HOMOEOPATHIQUE

Ipeca. phos. ferr. sulph. aconit. sep. chin. puls. atrop.

HÉMATURIE
PASSIVE ET ACTIVE

C'est un pissement de sang par les voies urinaires. Le
sang peut venir et de la vessie et des reins; souvent il
n'est que le symptôme d'une lésion de l'un de ces organes.

L'hématurie survient quelquefois dans les maladies graves ou après la suppression d'une évacuation habituelle, après une forte contusion, lors de la présence de graviers dans les bassinets. La durée de cette maladie dépend toujours de la cause et de la lésion qui l'a produite : elle est souvent mortelle.

TRAITEMENT GÉNÉRAL

Il faut avant tout chercher la cause, et traiter la maladie qui produit l'hématurie ou pissement de sang.

TRAITEMENT HOMOEOPATHIQUE

Cam. canth. puls. arn. ipec. hyd. sulf. nux.-vom.

HÉMICRANIE (voy. MIGRAINE)

HÉMORRHAGIE TRAUMATIQUE

L'hémorrhagie s'appelle traumatique quand les vaisseaux sont rompus, ou lacérés par suite d'une chute ou d'une contusion. On l'appelle essentielle quand elle est produite par une simple exhalation sanguine des vaisseaux capillaires.

Les causes principales de cette dernière forme sont la pléthore, les maladies du cœur, les excitants internes qui agissent sur la circulation, les vives émotions, le froid ou une chaleur excessive.

Les causes de l'hémorrhagie passive sont : principalement les grandes pertes de sang qui l'appauvrissent, le scorbut, les empoisonnements miasmatiques, la misère, les maladies chroniques qui produisent le même effet ; et comme chaque nouvelle perte de sang tend toujours à

augmenter son appauvrissement, la maladie devient aussi
de plus en plus grave à mesure que la perte continue.

TRAITEMENT GÉNÉRAL

Il se compose de débilitants et d'antiphlogistiques si
l'hémorrhagie est active; de toniques, si elle est passive;
dans l'hémorrhagie active repos absolu, glace, révulsifs
sur les membres, boissons tempérantes et surtout sirop
de tamarin (voyez page 81); ergotine, eau hémostatique.

On ne pratiquera des saignées qu'après avoir employé
les autres moyens sans succès.

Potion contre l'hémorrhagie.

Eau.	250 grammes.
Ergotine.	8
Sirop de ratanhia . . . . } (ââ)	45
Essence de térébenthine . }	

Une cuillerée chaque demi-heure.

Eau hémostatique balsamique.

Sang-dragon.	100 grammes.
Térébenthine	100
Eau.	1 litre.

Faites digérer douze heures et filtrez. Cette eau remplace
celle de Brochieri et de Tissérand.

Eau hémostatique.
(Paglieri)

Benjoin.	250 grammes.
Alun	500
Eau.	5 litres.

Faites bouillir dans un vase verni en remplaçant l'eau
qui s'évapore par d'autre eau bouillante. Filtrez, conservez pour l'usage.

Potion astringente au tannin.

Tannin	0,5 décigr.
Teinture de cannelle	2 grammes.
Eau de fleur d'oranger	20
Sirop de clous de girofle . . .	50
Eau	100

A prendre par cuillerée d'heure en heure dans l'hémorrhagie passive.

Electuaire astringent balsamique.
(Barthez)

Conserve de roses rouges . . .	500 grammes.
Sirop de tolu	40
Sirop de pavots	10

Mêlez. A prendre par cuillerée.

Potion aluminée.

Alun	6 grammes.
Eau de roses.	150
Sirop diacode	

Mêlez. Par cuillerée dans les hémorrhagies passives utérines.

Pilules d'alun.
(Helvétius)

Alun en poudre	10 grammes.
Sang-dragon.	5
Miel rosat.	q. s.

F. s. a. des pilules de cinq décigrammes : en prendre une à six par jour dans les hémorrhagies passives.

Pilules d'alun composées

Alun	5 grammes.

Poudre de cannelle. . . . . .   20 grammes.
Opium purifié. . . . .   10 centigr.

F. s. a. Divisez en quatre doses. Une toutes les quatre heures.

Solution d'alun
(Scudamore)

Infusion de roses rouges. . . .   150 grammes.
Alun   10

En topique ou en injections.

Limonade sulfurique.

Sirop de sucre . . . .   60 grammes.
Eau commune 1,000
Acide sulfurique   5

Lavement astringent.

Alun . . . .   1 gramme.
Faites fondre dans :
Eau. 1,000
Ajoutez :
Ergotine   1
Laudanum de Sydenham . . .   6 gouttes.
Mêlez.

TRAITEMENT HOMOEOPATHIQUE

Chin. acon. ipec. phos. atrop. ferr. cham. puls.

HÉMORRHOIDES

Tumeurs qui se forment à la partie inférieure du rectum et à la marge de l'anus ; elles consistent dans une dilatation variqueuse des veines de l'extrémité inférieure du rectum, qui se remplissent de sang et se vident alternativement.

TRAITEMENT GÉNÉRAL

On prendra trois fois par jour une cuillerée de sirop de tamarin dans un demi-verre d'eau (Voir page 81.)

Electuaire de soufre.

Soufre sublimé lavé . . . }
Crême de tartre. . . . . } (ââ)   20 grammes.
Sirop de sucre . . . . . }

Une petite cuillerée trois fois par jour.

Suppositoire contre les hémorrhoïdes.

Beurre frais . . . .   10 grammes.
Liége brûlé. . . . . . . } (ââ)   5
Cérat . . . . }

F. s. a. trois suppositoires à introduire dans l'anus.

Onguent antihémorrhoïdal.

Extrait de semences de stramo-
   nium . . . .   2 grammes.
Onguent populeum.   50

Mêlez s. a.

Pommade de Boyer.

Huile d'amandes douces. . . .   150 grammes.
Cire blanche.   20
Suic   100

Mêlez.

Pommade antihémorrhoïdale.

Extrait de sureau. . . . . . .   1 gramme.

Alun calciné. . . . .   0,50 centigr.
Onguent populeum. . . . . .   50 grammes.

Mêlez. Quatre onctions par jour, gros comme une noix chaque fois. ,

Pilules antihémorrhoïdales.

Copahu solidifié par la magnésie.   50 grammes.

F. s. a. des pilules de deux décigrammes : à prendre d'abord huit, puis dix, et enfin douze, trois fois par jour.

Pommade antihémorrhoïdale.

Poudre de noix de galle. . . .   10 grammes.
Id.   de camphre.   5

Mêlez. Incorporez dans :
Cire liquéfiée   40

Ajoutez :
Teinture d'opium.   10

Cinq grammes soir et matin pour une légère friction.

Onguent populeum.

Bourgeons secs de peuplier . .   275 grammes.
Feuilles fraîches de pavots. . .   250
Id.   de belladone.   250
id.   de morelle.   250
Id.   de jusquiame.   250
Axonge.   2,000

F. s. a.

Liniment contre les hémorrhoïdes.

Huile d'olives. . . . . . .)
Miel de Narbonne . . . . } (ââ)   50 grammes.   .
Térébenthine . . . . . .)

Mêlez et agitez chaque fois : quatre grammes en topique.

Nux. -vom. sulph. carb.-v. phos. sep. caust. lach.

HÉPATITE

Inflammation du parenchyme du foie : elle est aiguë ou chronique. La première indication est de combattre l'inflammation par la diète, les boissons délayantes, le petit lait nitré, décoctions d'orge, chiendent, pariétaire, édulcorées avec le sirop de groseilles, et surtout avec le sirop de tamarin. (Voyez page 81.)

Saignées, sangsues répétées à l'hypocondre droit ou à l'anus, ou à la vulve, si l'hépatite est consécutive à une suppression hémorrhoïdale ou menstruelle. Après l'emploi suffisant des antiphlogistiques, quelques laxatifs vers le déclin, et pour hâter la résolution, ventouses sèches, vésicatoires, frictions mercurielles sur la région du foie.

S'il y a des abcès il faut les ouvrir au plutôt, et ensuite se comporter comme dans un abcès; quand l'inflammation devient chronique, il faut insister moins sur les émissions sanguines générales, et plus sur les antiphlogistiques locaux : sangsues, ventouses, frictions mercurielles, purgatifs.

TRAITEMENT GÉNÉRAL

Sirop de tamarin, pilules purgatives de Thompson, gouttes dépuratives n° 1 et n° 2 du même docteur. (Voir pages 81 et 58.)

Pommade mercurielle composée.

Calomel . . . . } (àâ)   2 grammes.
Scille . . . . }

Gomme ammoniaque . . . . .   4 grammes.
Axonge   15

Mêlez. En frictions sur la région du foie.

TRAITEMENT HOMŒOPATHIQUE

Aconit. cham. bryon. nux.-vom.

HERNIE

Tumeur située au niveau de l'une des ouvertures normales de la cavité abdominale : elle se manifeste peu à peu ou tout à coup, sous l'influence d'un violent effort ; elle est indolente, sans changement de couleur de la peau ; elle devient grosse quand le malade se tient levé, tousse ou éternue, ou fait quelque effort : elle est moins volumineuse ou rentre totalement quand le malade reste au lit.

On doit s'appliquer un bandage aussitôt que la hernie apparaît.

Vin composé contre la hernie.

Osmonde royale . . . .   120 grammes.
Vin blanc. 1,000

Faites infuser à froid pendant huit jours : un verre matin et soir pour les adultes.

Liqueur contre les hernies.

Osmonde royale . . . .   100 grammes.
Bistorte.   30
Calamus aromaticus.   30
Baies de cyprès   150

Faites bouillir dans :
Vin blanc. . . . .   4 litres.

Passez et ajoutez :

Vinaigre camphré . . . .   50 grammes.

Agitez et conservez pour l'usage. On applique sous le
bandage une compresse imprégnée de cette solution;
quand survient du prurit, on reste un jour ou deux sans
faire l'application, puis on recommence; on continue
ainsi pendant trois ou quatre mois ; on portera un bandage jour et nuit.

Il faut prendre pendant les repas un gramme de poudre
de feuilles d'osmonde.

TRAITEMENT HOMOEOPATHIQUE

Nux.-vom. sulph. vérat. cocc. aur. sil.

HERNIE ÉTRANGLÉE

Elle provient d'étranglement ou d'accumulation de
matière fécale dans une anse d'intestin.

Il se manifeste alors des coliques, une tension du
ventre; la tumeur devient dure, tendue, douloureuse,
puis il survient des nausées, des hoquets avec vomissements muqueux, bilieux, plus tard stercoreux. Il faut
agir dans ce cas promptement : bains tièdes prolongés,
repos au lit, et tenter la réduction par le taxis avec la
main.

Pommade à l'extrait de belladone.

Extrait de belladone . . . . .   10 grammes.
Cérat.   10

En frictions répétées souvent sur la tumeur.

Liniment contre la hernie étranglée.

Sous-acétate de plomb   . . .   40 centigr.

Eau distillée. . . . . 5,000 grammes.
Acide acétique allongé de 4|5° .   8

Mêlez. En frictions quatre à cinq fois de suite.

Potion contre la hernie étranglée.

Eau distillée. . . . .   60 grammes.
Extrait aq. de belladone. . . .   20 centigr.
Sirop de fleur d'oranger. . . .   50 grammes.

Mêlez. Une petite cuillerée de dix minutes en dix minutes ; position horizontale.

Potion contre la hernie étranglée.

Eau . . . .   100 grammes.
Ether sulfurique. . . . . . .   12 gouttes.
Laudanum de Sydenham. . . .   10
Extrait de belladone. . . . . .   0,20 centigr.

Une petite cuillerée dans une cuillerée d'eau sucrée tous les quarts d'heure ; application de glace sur la tumeur, la hernie se réduit promptement.

Infusion de café contre la hernie étranglée.

Café torréfié en poudre . . . .   250 grammes.
Eau bouillante. . . . .   15 tasses.

Une tasse chaque quart d'heure, chaude et à peine sucrée, application de glace sur la tumeur.

TRAITEMENT GÉNÉRAL

Nux.-vom. sulph. op. lach.

HERPÈS

On comprend sous la dénomination commune de herpès, des taches, des vésicules, des pustules de différentes

sortes qui apparaissent sur la peau, qui en altèrent la
couleur, la texture et les fonctions et donnant lieu à des
écailles ou croûtes, qui produisent un prurit ou un sentiment de brûlure.

A l'exception de la teigne, les maladies herpétiques
ne sont pas contagieuses : car nous ne mettons pas la
gale au nombre des maladies herpétiques.

Beaucoup de médecins considèrent le diagnostic et la
thérapeutique des maladies herpétiques comme très-
simple ; nous ne sommes pas de cet avis.

La constitution herpétique a divers aspects difficiles à
saisir. Les nombreuses variétés de la maladie réclament
un traitement différent ; nous donnerons dans cet article
divers modes de traitement, afin que le malade puisse
choisir celui qui conviendra le mieux à son état.

TRAITEMENTS GÉNÉRAUX

Eau sulfureuse, eau saline, bains de savon, lotions
alcalines, bains alcalins, bains avec l'eau de goudron,
boissons rafraîchissantes, surtout le sirop de tamarin
étendu d'eau. (Voir page 81.)

Le meilleur traitement antiherpétique que nous con-
naissions est celui de Thompson. Nous le recommandons vivement aux malades atteints d'herpès
(relire l'article, page 58). Pour les cas rebelles faire
usage de l'huile de foie de morue Dickson. (V. p. 75 ;
lire cet article.)

Pilules antiherpétiques.

Extrait de douce-amère . . . .   10 grammes.
Sulfure d'antimoine.   5

Faites des pilules de deux décigrammes. Dose : une à six
par jour dans les maladies de la peau.

Pilules de sulfure de potasse.

Sulfure de potasse . . . . . .   1 gramme.
Savon médicinal. . . . . }
Baume du Pérou. . . . . } (ââ)   5
Poudre d'althæa . . . .   q. s.

F. s. a. trente pilules : deux à dix par jour.

Pilules de Hesser.

Extrait d'aconit napel . . }
Sulfure de chaux . . . . } (ââ)   2 grammes.
Poudre d'aconit napel.   1

Mêlez. Faites trente-six pilules : une chaque deux heures dans les maladies aiguës de la peau.

Sirop d'hyposulfite de soude.

Sirop de fumeterre. . . . . .   400 grammes.
Id. de pensées sauvages. . .   100
Hyposulfite de soude   20

Deux cuillerées par jour; employé avec succès dans l'eczéma et le lichen.

Sirop de sulfure de fer.
(Casenave)

Sirop de saponaire . . . . . .   120 grammes.
Sulfure de fer en poudre . . .   1

Une cuillerée matin et soir.

Pilules de sulfure de fer.
(Biett)

Sulfure de fer . . . .   2 grammes.
Poudre d'althæa   1
Sirop. . . . .   q. s.

F. s. a. vingt pilules. Une à quatre par jour dans les éruptions scrofuleuses.

Tisane de Vinache.

Salseparcille coupée . . . \
Quinquina . . . . } (àà) 50 grammes. \
Gaïac . . . .)
Sulfure d'antimoine. 60

Mettez dans un sachet le sulfate d'antimoine. Ajoutez :

Eau . . . . 3,000 grammes.

Faites bouillir jusqu'à réduction d'un tiers.
Ajoutez encore :

Sassafras. . . . . } (àà) 15 grammes. \
Séné. . . . .)

Laissez infuser pendant une heure, passez et décantez.
Employée dans les maladies cutanées de la syphilis.

Mixture contre les maladies cutanées.

Extrait de ciguë . . . . 6 grammes. \
Protoiodure de mercure. . . . 0,25 centigr. \
Iodure de potassium . . . . . 12 grammes. \
Teinture de cardamome. . . . 50 \
Sirop de salseparcille. 100

Deux à trois cuillerées par jour.

Pilules des trois extraits.

Extrait de douce-amère . . . . 42 grammes. \
Id. de salseparcille . . . . 10 \
Id. d'aconit. 2

F. s. a. cent pilules. Deux à six par jour.

Tisane d'orme pyramidal.

Ecorce d'orme pyramidal . . . 100 grammes. \
Eau . . . . 3 litres.

Réduisez à moitié : deux à quatre verres par jour dans
les maladies herpétiques squameuses.

Décoction de lobélia syphilitique.

Racine de lobélia syphilitique .   150 grammes.
Faites bouillir dans :
Eau 6,000
Jusques à réduction de quatre mille grammes, passez et
édulcorez. Un demi-verre matin et soir.

Sirop de pensées sauvages.

Pensées sauvages sèches . . .   100 grammes.
Eau bouillante. 1,000
Sirop de sucre. 1,500
F. s. a. Une tasse matin et soir.

Tisane antiherpétique.

Racine de bardane . . . ⎫
  Id.   de patience . . . ⎬ (ää)   8 grammes.
  Id.   de saponaire . . . ⎭
Écorce d'orme pyramidal. ⎫ (ää)   4 grammes.
Douce-amère . . . . . . ⎭
Eau 1,200
Faites bouillir, passez, ajoutez :
Sirop de fumeterre.   100
Dans les maladies cutanées.

Sirop d'hydrocotyle asiatique.

Extrait alcoolique d'hydrocotyle.   2 grammes.
Sucre candi   100
Eau distillée.   250
F. s. a. Une cuillerée matin et soir dans les maladies cu-
tanées.

Tisane de salsepareille arséniée.

Tisane de salsepareille . . . .   1 kilog.
Acide arsénieux . . . .   0,005 milligr.
Un verre matin et soir.

Mixture antiherpétique.
(Biett)

Sirop de pensées sauvages. . .   60 grammes.
Sous-carbonate de soude. . . .   4
Mêlez. Une cuillerée matin et soir.

Suc d'herbes dépuratif.

Feuilles de chicorée . . . ⎫
   Id.   de fumeterre . . ⎪
   Id.   de bourrache . . ⎬ (ââ)
   Id.   de cerfeuil . . . ⎭

Q. s. pour obtenir cent-vingt-cinq grammes de suc d'herbes, à prendre le matin et à jeun.

Sirop de goudron.
(Péraire)

Goudron . . . .   2 kilog.
Eau bouillante. . . . .   500 grammes. ●
Faites bouillir au bain-marie deux à trois fois par jour, décantez, ajoutez :

Sucre. . . . .   1 kilog.
Trois à quatre cuillerées par jour, psoriasis.

Poudre de muriate d'or.
(Biett)

Poudre de lycopode . . . . .   0,4 décigr.
Muriate d'or. . . . .   0,05 centigr.
Divisez en huit prises ; deux prises par jour, en frictions sur la langue ; excellent dans le varus mentagre.

Poudre au tartrate de potasse.

Soufre sublimé . . . .
Tartrate acide de potasse . . .

Faites dix-huit paquets égaux : un matin et soir ; mentagre chronique.

Pilules asiatiques.

Protoxyde d'arsenic. . . . . .   0,25 décigr.
Poivre noir . . . .   50 grammes.
Sirop de gomme . . . .   q. s.

F. s. a. huit cents pilules. Pétrissez dans un mortier pendant quatre jours, de manière à faire une division exacte. Une matin et soir.

Pilules d'arséniate de fer.
(Biett)

Protoarséniate de fer. . . . .   0,15 centigr.
Extrait de houblon . . . . . .   8 grammes.
Poudre d'althœa   2
Sirop de fleur d'oranger. . . .   q. s.

F. s. a. quarante-huit pilules. Dose : une par jour.

Pilules de douce-amère arséniées.

Extrait de douce-amère . . . .   4 grammes.
Acide arsénieux . . . .   0,05 centigr.

F. s. a. dix-huit pilules. Une par jour.

Pilules de plombagine.

Plombagine. . . . . . . } (ââ)   4 grammes.
Extrait de douce-amère. . }

Faites quarante pilules.
Dose : quinze par jour dans les affections psoriques et rhumatismales.

Pilules de belloste.

Mercure . . . . } (ää)	24 parties.
Poudre d'aloès . . . . . }	
Id. de rhubarbe	12
Id. de scammonée	8
Id. de poivre	4
Miel	q. s.

Faites des pilules de deux décigrammes. Deux le matin et deux le soir.

Pilules antiherpétiques.

Masse de belloste (ci-dessus) .	0,24 décigr.
Savon médicinal.	4 grammes.

F. s. a. trente-six pilules. Deux par jour.
Squames humides, eczéma chronique.

Pilules d'arséniate de soude.
(Biett)

Extrait de ciguë	0,12 décigr.
Arséniate de soude	0,1

Faites vingt-quatre pilules. Une à deux pour les adultes dans les affections squameuses de la peau.

Pilules d'iodure d'arsenic.
(Thompson)

Iodure d'arsenic	0,05 centigr.
Extrait de ciguë	0,10 décigr.

Faites dix pilules. Une par jour dans l'impétigo.

Bains alcalins.

Sous-carbonate de soude . . .	250 grammes.
Eau	q. s.

Pour un bain. Dans les affections squameuses avec un vif prurit.

Lotion alcaline.

Carbonate de potasse. . . . .   125 grammes.
Eau. . . . .   2 litres.

F. s. a. Teigne.

Lotion aluminée et sulfureuse.

Alun . . . .   2 parties.
Eau de roses.   52
Soufre lavé   1

F. s. a. une solution contre l'herpès et plaies herpétiques.

Lotion mercurielle alcoolisée.

Eau de roses. . . . .   500 grammes.
Eau de Cologne   50
Sublimé corrosif. . . . . . .   0,4 décigr.

F. s. a. Contre le varus, la couperose.

Pommade de goudron camphrée.

Axonge . . . .   50 grammes.
Goudron   8
Camphre   8

Dans les cas ci-dessus avec un vif prurit ou contre le psoriasis.

Pommade antiherpétique.

Axonge . . . .   50 grammes.
Sulfure de calcium   4
Camphre . . . .   0,15 décigr.

Mêlez. Contre l'herpès circiné.

Pommade d'iodure de soufre.

Iodure de fer . . . .   0,45 centigr.

Cérat blanc . . . .   50 grammes.
Chloroforme. . . . .   10 gouttes.

Mêlez. Dans l'eczéma, le lichen.

Pommade contre l'impétigo.

Bicarbonate de soude. . . . .   2 grammes.
Glycérine liquide.   4
Pommade de blanc de baleine .   50

TRAITEMENT HOMOEOPATHIQUE

Acid.-phos. ars. calc.-carb. dulc. graph. lyc. chin.
rhus.

HERNIE DE L'IRIS

Atropine . . . .   0,10 centigr.
Eau distillée. . . . .   100 grammes.

Faites dissoudre : dans la hernie récente de l'iris traumatique ou consécutive et dans les ulcères de la cornée,
quand il y a imminence de perforation on fait instiller
chaque dix minutes une goutte de cette solution dans
l'œil.

Collyre de belladone.

(Desmarre)

Feuilles de belladone. . . }
    Id.   de jusquiame . . } (ââ)   50 grammes.

Faites infuser dans :

Eau . . . .   1 litre.

Ajoutez :

Extrait de belladone s. fécule .   20 grammes.

F s. a. Filtrez On appliquera sur les yeux une pièce de
toile imprégnée de cette solution, en ayant soin de la
baigner toutes les cinq minutes ; de plus on introduit une

goutte de cette solution dans l'œil ; le malade restera couché sur le dos : faire un traitement général.

TRAITEMENT HOMOEOPATHIQUE

Acon. bell. hyd.

HOQUET

Contraction convulsive du diaphragme et peut-être de l'estomac.

Il est idiopathique ou symptomatique.

TRAITEMENT GÉNÉRAL

Impressionner vivement, agir brusquement sur l'attention, donner de l'eau froide par gorgées, et quelques gouttes d'éther sulfurique sur un morceau de sucre, appliquer de la glace sur l'épigastre.

Est-il symptomatique, traiter l'affection primitive ; on devra se rappeler qu'il ajoute beaucoup à la gravité de la maladie principale.

Potion stimulante.

Huile essentielle de cannelle.	(ââ)	20 grammes.
Huile de menthe.		
Alcoolat de mélisse. . . .	(ââ)	50
Sirop diacode		
Eau de menthe poivrée		100

Mêlez. Une cuillerée à café de quart d'heure en quart d'heure.

TRAITEMENT HOMOEOPATHIQUE

Acon. bell. bry. ign. puls. stram.

18*

HYDROCÈLE

Epanchement de sérosité dans l'enveloppe séreuse et vaginale du testicule. C'est, à proprement parler, l'hydropisie de la tunique vaginale qui forme une tumeur oblongue périforme, plus volumineuse à la base qu'au sommet, flatulente, indolente et à demi-transparente.

Guérison radicale de l'hydrocèle par l'acuponcture électrique.
(De Bruc)

On introduit une aiguille à acuponcture à chacune des extrémités supérieure et inférieure de l'hydrocèle. On fait pénétrer assez profondément pour que la pointe baigne dans le liquide ; on met ensuite les deux aiguilles en communication avec les électrodes d'un appareil d'induction électrique ; on donne d'abord peu de force au courant et peu à peu on augmente la force.

Après dix minutes on change les pôles, et dix minutes après on lève les aiguilles.

On a soin de comprimer légèrement la tumeur pendant l'opération.

L'opération terminée on enlève les aiguilles et on enveloppe le scrotum avec de l'ouate.

Le malade doit rester dans sa chambre.

L'absorption commence de suite : deux à trois acuponctures sont suffisantes pour guérir.

Emplâtre contre l'hydrocèle.
(Dillennis)

Protoiodure de mercure. . . .   1 gramme.
Onguent citrin.   8
Faites un emplâtre qu'on applique sur la tumeur : tous

les trois jours on devra en appliquer un nouveau. Absorption du liquide en cinq semaines.

Dans les cas rebelles on appliquera l'emplâtre suivant :

Emplâtre de protoiodure de mercure contre l'hydrocèle.

> Protoiodure de mercure. . . .   2 parties.
> Onguent citrin.   8

F. s. a. un emplâtre avec lequel se résout l'hydrocèle ; on renouvelle l'emplâtre tous les huit jours ; peu à peu la collection séreuse diminue, et, après un certain temps, on substitue le deutoiodure au protoiodure comme ci-après :

Emplâtre contre l'hydrocèle.

> Deutoiodure de mercure. . . .   1 gramme.
> Onguent citrin.   8

Il faut le tenir en place dix à douze heures ; douleurs vives, production de phlyctènes, inflammation ; pansez avec du cérat ; après une semaine, nouvelle application pendant vingt-quatre heures.

TRAITEMENT HOMOEOPATHIQUE

Iod. puls. sulph. sil. graph.

HYDROCÉPHALE AIGUE et CHRONIQUE

Hydropisie du cerveau dont les causes, ordinairement congéniales, ne sont pas bien connues.

Développement excessif du crâne ; les sujets sont hébétés et comme endormis ; leurs facultés cérébrales sont obtuses, leur marche vacillante.

TRAITEMENT GÉNÉRAL

Purgatifs, sudorifiques, exutoires, révulsifs, mercuriaux, diurétiques, iodure de potassium ; huile de foie
de morue de Dickson à l'hypophosphite de soude et à
l'iodure de fer (voir page 75), gouttes n° 1 et n" 2 du
Dr Thompson (voir page 68). Les huiles Dickson et les
gouttes Thompson constituent le meilleur traitement
contre cette affection ; il faut de la persévérance.

Autres formules

Décoction contre l'hydrocéphale.

Fleurs d'arnica . . . .   50 gouttes.
Eau bouillante. . . . .   500 grammes.

F. s. a. Appliquez, nuit et jour, sur la tête du malade,
des pièces de toile imprégnées de cette décoction, les
tenir chaudes.

Administrez l'iodure de potassium à l'intérieur.

Lotion térébenthinée.

Poivre de Guinée. . . . . . .   60 grammes.
Camphre   15
Essence de térébenthine . . .   100
Alcool   200

En frictions sur le rachis.

TRAITEMENT HOMOEOPATHIQUE

Atrop. bry. sulph. arn. lach. hyd. digit. stram.

HYDROCÉPHALE DES VIEILLARDS
(VOY. APOPLEXIE SÉREUSE)

HYDROPÉRICARDITE

Accumulation de sérosité idiopathique ou symptomatique dans la membrane séreuse qui enveloppe le cœur. Cet épanchement se produit en l'absence de toute inflammation.

TRAITEMENT GÉNÉRAL

Il faut déterminer la résorption du liquide épanché, par des saignées, des sangsues, l'usage des diurétiques, de la digitale, des sudorifiques, des exutoires.

Grave par son siége, cette affection l'est encore davantage par ses causes.

Quand cette maladie est symptomatique, y joindre le traitement spécial de l'affection dont elle dépend.

Pilules fondantes de digitale.

Poudre de digitale . . . . 4 grammes.
Extrait de ciguë . . . . . .⎫
  Id. de rhubarbe . . .⎪
  Id. d'aloès. . . . . . .⎬(ââ) 2
Gomme ammoniaque. . .⎪
Oxymel scillitique . . . .⎭

Faites des pilules de vingt-cinq centigrammes; trois le matin et trois le soir.

TRAITEMENT HOMŒOPATHIQUE

Chin. met. kal. sulph. dig. dulc.

HYDROPISIE

Epanchement de sérosité qui survient soit dans le tissu cellulaire, soit dans la cavité des membranes séreuses. Il

provient de l'appauvrissement du sang et du manque de
plasticité de ce liquide qui laisse alors une portion de sa
sérosité dans les organes, ce qui constitue l'hydropisie
passive.

Quand le sang est empêché dans sa circulation normale par une affection organique, du cœur ou par un
obstacle mécanique de compression, il se sépare de sa
partie aqueuse, et forme l'hydropisie symptomatique.

Les engorgements du foie occasionnent l'hydropisie
en comprimant les grosses veines qui traversent cet
organe; il existe encore une sorte d'hydropisie qui dépend d'une altération des reins. (Voyez *Néphrite* et *Albuminurie.*)

La fluctuation du liquide qui se sent en palpant le
ventre, est un indice de l'épanchement. Il faut donc
de toute nécessité établir le diagnostic. Si la maladie provient d'un appauvrissement du sang ou d'une
atonie générale, il faut avoir recours aux toniques, aux
ferrugineux. Quand elle est due à une altération du
cœur, du foie, des reins, c'est contre ces lésions qu'il
faut diriger le traitement.

Prescriptions usitées dans cette maladie

Vin scillitique.
(Codex)

Squames sèches de scille . . .   52 grammes.
Vin de Malaga.   500

Contusez les squames de scille, faites-les macérer dans
le vin pendant douze jours, passez et filtrez. Dose : dix à
cinquante grammes.

Vin scillitique laudanisé.
(Tessier)

Vin blanc. . . . .   1/2 litre.

Poudre de scille . . . .   4 à 5 grammes.
Laudanum. . . . .   40 à 60 gouttes.

Dose : une cuillerée deux fois par jour dans un demi-verre d'eau sucrée ; on augmente la dose jusqu'à quatre cuillerées.

Potion diurétique.

Oxymel scillitique . . . . . .   20 grammes.
Eau distillée d'hysope   100
Eau de menthe.   50
Acide nitrique.   2

Mêlez. A prendre en deux fois.

Tisane diurétique.

Digitale fraîche . . . .   10 grammes.
Sucre blanc   20

Triturez le tout ensemble, et versez dessus :

Eau bouillante.   200

Passez : à petite tasse dans la journée.

Potion diurétique.

Sirop d'asperges. . . . . }
Oxymel scillitique. . . . } (ââ)   40 grammes.
Nitrate de potasse   5
Décoction de chiendent   100

Mêlez. Une cuillerée toutes les heures.

Cataplasme diurétique.

Pulpe de scille. . . . .   100 grammes.
Nitrate de potasse   10

Mêlez et appliquez sur le ventre.

Onguent diurétique.

Scille en poudre . . . .   2 grammes.
Onguent mercuriel   5
Mêlez. En frictions sur les lombes et le ventre.

Potion diurétique.

Oxymel colchique . . . .   50 grammes.
Acétate d'ammoniaque   10
Eau distillée.   100
Mêlez. Une cuillerée toutes les heures.

Mixture diurétique.
(Hildebrand)

Teinture de semence de col-
    chique . . . .   10 grammes.
Teinture de digitale   10
Ether nitrique alcoolisé. . . .   2
Vingt gouttes toutes les trois à quatre heures contre
l'hydrothorax.

Autre.

Digitale fraîche . . . .   5 grammes.
Faites dissoudre dans :
    Eau.   150
Passez et ajoutez :
    Oxymel scillitique   20
    Sirop d'althæa.   20
Mêlez. A prendre une cuillerée dans la journée, matin et
soir.

Potion de Strusen.

Elixir acide de Haller . . . . .   10 grammes.

Eau commune. . . . .   180 grammes.
Oxymel scillitique   50

Mêlez. F. s. a. Deux cuillerées chaque deux heures dans les hydropisies consécutives à une maladie du foie.

Poudre diurétique.

(Szerlecki)

Poudre de digitale . . . . . .   1 gramme.
Id.   de scille   1
Oleo-saccharum de genièvre . .   10

F. s. a. une poudre divisée en vingt doses contre l'hydropisie passive : une dose toutes les heures.

Pilules diurétiques.

Scille en poudre . . . .   1 gramme.
Digitale . . . . }(ââ)   0,5 décigr.
Calomel . . . . }
Sirop de gomme . . . .   q. s.

F. s. a. vingt pilules. Deux à quatre par jour.

Pilules, digitaline, scille et scammonée.

Digitaline. . . . .   0,05 centigr.
Poudre de scille . . . .   5 grammes.
Poudre de scammonée d'Alep. .   5

Mêlez au moyen d'une longue trituration et ajoutez :

Sirop de gomme . . . .   q. s.

F. s. a. cent pilules argentées. A prendre deux pilules par jour, puis quatre, puis huit par jour.

Dans les cas d'une hydropisie liée à une maladie du cœur, ou à un trouble de la circulation. (*Pilules très-efficaces.*)

19

Pilules de Dupuy.

Scille en poudre. . . . . .⎫
Digitale . . . .⎬ (ââ)   5 grammes.
Assa-fœtida. . . . .⎮
Extrait de trèfle d'eau . .⎭

Mêlez F. cent pilules: deux matin et soir, dans les hydropisies accompagnées d'asthme et de palpitations.

Lavement diurétique.

Digitale . . . .⎫ (ââ)   2 grammes.
Scille . . . .⎭

Faites bouillir dix minutes dans une quantité suffisante d'eau ; passez et ajoutez :

Vin hydragogue.

Laudanum . . . .   6 gouttes.
Baies de genièvre. . . . . .   30 grammes.
Jalap contus.   8
Scille.   8
Nitrate de potasse   15

Mêlez. Laissez infuser à froid pendant trois jours dans :

Vin blanc léger . . . .   1 litre.

Trois cuillerées par jour, une le matin, une à midi et l'autre le soir, deux heures après le repas ; après deux jours, six cuillerées en trois fois, puis neuf cuillerées. Contre les hydropisies rebelles.

Pilules contre l'hydropisie.

Calomel. . . . .   0,5 décigr.
Scille . . . .⎫ (ââ)   2 grammes.
Rhubarbe. . . . .⎭
Sirop apéritif . . . .   q. s.

F. s. a. quatre pilules : à prendre dans la journée.

Potion contre l'hydropisie.

Eau de chiendent . . . . . . 120 grammes.
Nitrate de potasse 2
Ether nitrique. 2
Sirop apéritif 30

Mêlez. Trois cuillerées par jour.

*Pilules contre l'hydropisie asthénique et œdème
des membres.*

(De Bruc)

Extrait de noix vomique. . . . 0,20 centigr.
Id. de quinquina 0,50

Mêlez. F. s. a. dix pilules : une chaque jour. Cette pilule
réveille l'énergie des fonctions de l'estomac, l'absorption
intestinal est stimulée, l'infiltration disparaît peu à peu.

Potion contre l'ascite.

Iodure de potassium . . . . . 50 centigr.
Eau . . . . 120 grammes.

Par cuillerée chaque deux heures. Cette potion est bonne
dans les cas rebelles.

Tisane apéritive.

Espèces apéritives . . . . . . 20 grammes.
Pariétaire. 10

Faites infuser pendant une demi-heure dans :

Eau bouillante. . . . . 1,000 grammes.

Passez et ajoutez :

Nitrate de potasse 2
Sirop apéritif 100

A prendre par tasse dans la journée.

TRAITEMENT HOMOEOPATHIQUE

Chin. met. kal. sulph dig. dulc. lyc.

HYPERTROPHIE DU CŒUR

L'hypertrophie en général peut être définie ainsi :
Nutrition irritative d'un organe, d'où augmentation de son volume : dans l'hypertrophie du cœur, il augmente effectivement de volume par suite de la dilatation de ses cavités.

TRAITEMENT GÉNÉRAL

Repos absolu, saignées, compresses d'eau froide, sangsues à l'anus, sédatifs, diurétiques, aliments doux, légers et en petite quantité.

Pilules de digitale.

Poudre de digitale. . . . ⎫ (āā)   5 grammes.
Assa-fœtida. . . . . . . ⎭

Faites avec :

Sirop des cinq racines . . . .   q. s

Cent pilules. A prendre une matin et soir, puis trois par jour après quatre jours..

Pilules sédatives.

Digitale. . . . .   5 grammes.
Hydrochlorate de morphine . .   0,5 décigr.
Camphre . . . .   4 grammes.
Conserve de roses . . . . . . ,   q. s.

F. s. a. quarante pilules : deux par jour, puis trois.

Mixture contre l'hypertrophie

    Iodure de potassium . . . . .   8 grammes.
    Teinture de jusquiame   12
        Id.   de digitale   12
    Sirop de salseparcille.   120
    Acide hydrocianique médicinale.   6 gouttes.
Mêlez. Une petite cuillerée à café matin et soir.

Pilules de digitaline.

    Digitaline . . . .   0,05 centigr.
    Mucilage et poudre d'althæa . .   q. s.
F. s. a. cinquante pilules : une à quatre par jour.

Sirop de digitale.
(Labélonie)

    Extrait hydroalcoolique de feuil-
        les fraiches de digitale . . .   2 grammes.
    Sirop de sucre.   1,125
F. s. a.

Solution atrophique.
(Magendie)

    Iodure de potassium . . . .   .   15 grammes
    Sirop d'althæa   50
    Eau de laitue   5
    Teinture de digitale   10
Mêlez. Une cuillerée à café matin et soir.

Potion d'iodure de potassium et digitale.

    · Iodure de potassium . . . . .   0,15 centigr.
    Teinture de digitale. . . . . .   15 gouttes.
    Potion gommeuse . . . . .   150 grammes.
En trois fois dans la journée.

TRAITEMENT HOMOÉOPATHIQUE

Carb.-v. lach. lyc. puls. sulph.

HYPOCONDRIE

Maladie plus fréquente chez l'homme que chez la femme ; elle est caractérisée par divers troubles des fonctions digestives et circulatoires. Dyspepsies, flatuosités, palpitations, lassitude, tristesse, abattement.

TRAITEMENT GÉNÉRAL

Drastiques, préparations d'aloès, sirop de tamarin, bains de mer, antispasmodiques, ferrugineux, pilules purgatives du docteur Thompson, et la poudre stomachique du même auteur. (Voir page 58.)

TRAITEMENT HOMOEOPATHIQUE

Nux-vom. sulph. dulc. lach. calc. ign. cham.

HYSTÉRIE

VAPEURS, MAL DE NERFS

Affection multiple, caractérisée par une quantité d'accidents nerveux, quelquefois irréguliers, revenant par accès, et accompagnée de la perte plus ou moins complète de la connaissance.

C'est une névrose qui a son point de départ dans la matrice, mais qui affecte tout le système nerveux.

Maladie spéciale aux femmes ; tristesse sans motifs, vertiges, pesanteur de tête, palpitations, vapeurs, mal de nerfs, mouvements convulsifs ; l'attaque est souvent

caractérisée par la sensation d'un corps rond, d'une
boule qui semble partir de la matrice et remonte à l'estomac où elle produit une sorte de suffocation ; de là elle
passe au cou et provoque un sentiment de restriction très-
pénible ; la respiration est précipitée et difficile ; il y a parfois météorisme ; la sensibilité est le plus souvent altérée ;
quelquefois les malades éprouvent une vive douleur dans
une partie du corps ; elles sont aussi quelquefois momen-
tanément aveugles, sourdes ou muettes ; elles sont tristes
ou d'une allégresse folle ; elles souffrent souvent de gastralgies ou de névralgies. Les menstrues sont généralement
rares ou irrégulières. Si l'affection dépend d'une maladie de
matrice, il faut visiter cet organe pour en guérir la cause.

TRAITEMENT GÉNÉRAL

Bains de mer, hydrothérapie, distractions, voyages,
valériane, assa-fœtida, éther, sirop d'éther, tisane de
fleurs d'oranger, sirop de tamarin, gouttes dépuratives
n° 1 de Thompson, huile de foie de morue de Dickson,
sulfureuse à l'hélicine. (Voir pages 58 et 81.)

Poudre antispasmodique.

Gomme arabique pulvérisée . .	20 grammes.
Oxyde blanc de zinc.	1
Poudre de valériane	0,50 centigr.

Mêlez. Faites des paquets de trente centigrammes : trois
par jour.

Potion antispasmodique.

Sirop d'opium	15 grammes.
Id. de sucre.	120
Eau de fleur d'oranger.	15
Ether sulfurique	2

Mêlez. A prendre par cuillerées.

Potion calmante.

Sirop de sulfate de morphine. .   50 grammes.
Eau distillée de menthe.   150
Ether sulfurique.   2

Mêlez. A prendre par cuillerée.

Bols antispasmodiques.

Serpentaire de Virginie pulv. .   4 grammes.
Camphre. . . . .)
Assa-fœtida. . . . . . . }(ââ)   0,75 décigr.
Extrait aqueux d'opium. . . .   0,05 centigr.
Rob de sureau . . . .   q. s.

F. s. a. vingt-deux bols : trois à quatre par jour.

Potion antispasmodique.

Valériane contuse . . . . . .   5 grammes.

Faites bouillir dans :

Eau   100

Ajoutez :

Musc . . . .   0,40 centigr.
Teinture d'ambre. . . . . . .   10 grammes.
Sirop de fleur d'oranger   20

F. s. a. Par cuillerée chaque deux heures.

Electuaire antispasmodique.
(Wiediaur)

Poudre de valériane . . .)
   Id.   feuilles d'absinthe. }(ââ)   20 grammes.

Mêlez avec quantité suffisante de sirop pour faire un
électuaire ; quatre à dix grammes trois fois dans la
journée.

Pilules de valériane camphrées.

Extrait de valériane.	5 grammes.
Castoreum	2
Camphre	1
Extrait de laitue	2

F. s. a. cent pilules : six par jour.

Pilules d'assa-fœtida et valériane.

Assa-fœtida	(ââ)	5 grammes.
Valériane en poudre . . .		
Sirop de sucre.		q. s.

F. s. a. cent pilules ; cinq à six par jour.

Pilules d'assa-fœtida et iodure de fer.

Assa-fœtida		6 grammes.
Valériane en poudre. . .	(ââ)	5
Iodure de fer		

F. s. a. cent pilules : à prendre cinq pilules par jour
dans la chlorose compliquée d'accidents hystériques.

Poudre Tonquin.

Musc pulvérisé.	4 grammes.
Poudre de valériane.	6
Camphre en poudre	2

Mêlez. Contre l'hystérie : deux à trois décigrammes par
jour.

Gouttes calmantes.

Teinture d'assa-fœtida.	20 grammes.
Castoreum.	15
Opium	5

Mêlez. Dix à vingt gouttes en une potion appropriée,
ou dans un peu d'eau tiède.

Pilules bénites de Fuller.

Aloès	8 grammes.
Séné	4
Assa-fœtida	2
Galbanum.	2
Myrrhe	2
Safran	1
Macis.	1
Sulphate de fer.	12
Huile de succin	1
Sirop d'armoise	q. s.

F. s. a. des pilules de vingt centigrammes.

Tisane antispasmodique.

Fleurs de tilleul. . . . . }
    Id.   de camomille. . . } (ââ)   2 grammes.
    Id.   d'oranger . . . . }

Faites infuser dans :

    Eau chaude 1,000

Ajoutez :

    Sirop de sucre. 100

Une petite tasse chaque demi-heure.

Pilules contre l'hystérie.

Assa-fœtida. . . . . . . }
Poudre de valériane . . . } (ââ)   50 grammes.
Sirop de gomme . . . .   q. s.

Faites trois cents pilules de vingt centigrammes. Dose :
de deux à six par jour.

Potion contre l'hystérie.

Ether. . . . . 10 grammes.
Eau froide. 1,000

A prendre en vingt fois dans la journée ; on peut porter l'éther jusqu'à quinze ou vingt grammes. Bains chauds prolongés, demi-bains d'assa-fœtida et valériane; selon Gendrin, les petites doses ne guérissent pas.

Granules contre l'hystérie.

Valérianate d'atropine . . . .   0,050 milligr.

Faites vingt-cinq granules : deux à quatre par jour progressivement.

TRAITEMENT HOMOEOPATHIQUE

Ign. nux-vom. aur. calc. plat.

ICHTHYOSE

L'ichthyose est une maladie squameuse à petites écailles dures, sèches, adhérentes, disposées comme celles du poisson. La peau est sèche, grise et comme terreuse.

Bains sulfureux, pommade de goudron, et surtout pommade du docteur Thompson : remède très-efficace; faire usage de ses gouttes n° 1 et n° 2. (Voir pour le mode d'emploi, p 58.)

Pommade contre les éruptions sèches.
(Ricord)

Cérat soufré.	60 grammes.
Turbith minéral	1
Goudron	4

Mêlez. F. s a.

Seconde formule.

Cérat soufré	30 grammes.

Calomel à vapeur. . . . .   2 grammes.
Goudron   4

Mêlez. F. s. a.

TRAITEMENT HOMOEOPATHIQUE

Calc. hep.

ICTÈRE

JAUNISSE

L'ictère est caractérisé par une couleur jaune de la peau, produite par la présence du principe colorant de la bile dans le sang.

La bile est sécrétée en plus grande quantité que d'ordinaire dans certaines émotions de l'âme, dans certains troubles de l'économie, sans autre altération organique qu'un spasme des conduits hépatiques ; comme quelquefois la sécrétion surpasse l'excrétion, on comprend la formation de l'ictère au moyen de l'absorption du produit sécrété en excès.

L'ictère qui arrive à l'occasion d'un accès de colère, d'une frayeur, appartient à cette classe (ictère essentiel) ; l'ictère qui dépend d'une maladie du foie (ictère symptomatique) résulte soit de la suspension de la sécrétion biliaire, soit de la compression du canal excréteur de la bile.

En général, l'ictère arrive lentement ; néanmoins, dans certaines circonstances, il se déclare d'un seul trait, comme après une vive émotion morale ou une douleur violente. La teinte jaune se montre d'abord au visage, puis à la conjonctive oculaire, d'où elle s'étend au nez, au front ; elle apparaît ensuite aux pieds, aux mains et sur la poitrine.

Elle est quelquefois générale, quelquefois partielle, et

elle présente une multitude de variations quant à la couleur : jaune, jaune-clair, verdâtre, brunâtre ; il se manifeste un prurit incommode à la peau, dû à la présence des
matières de la bile dans les veines capillaires.

La bouche est amère, la langue limoneuse ; il y a inappétence, soif, sècheresse ; les urines sont moins abondantes, épaisses, jaunes-rougeâtres ou couleur de café ;
les matières stercorales perdent leur couleur naturelle ;
elles sont couleur cendrée et très-pâles, ce qui indique
que la bile ne passe plus dans le duodenum.

L'ictère essentiel n'est pas accompagné de fièvre ;
quand il se manifeste à la suite de quelques lésions de
l'appareil biliaire, c'est une hépatite et non un ictère.

TRAITEMENT GÉNÉRAL

Boissons acidules, sangsues à l'anus, sirop de tamarin
étendu d'eau (voir page 81) ; dans le cas de pléthore, une
ou deux saignées. Si c'est un ictère spasmodique, il
cède à l'opium plutôt qu'à tout autre remède ; dans l'ictère symptomatique, il faut employer le traitement qui
convient à la lésion du foie.

Le meilleur traitement contre l'ictère est de faire
usage pendant quelques semaines des pilules purgatives
du docteur Thompson, et de prendre quatre à cinq fois
par jour une ou deux cuillerées de sirop de tamarin
dans de l'eau. (Voyez p. 58.)

Pilules contre l'ictère.

Poudre de rhubarbe. . .		
Extrait de chicorée . . .		
Extrait de chélidoine . .	(ãâ)	4 grammes
Extrait de pissenlit . . .		
Savon médicinal. ; . . .		
Gomme ammoniaque. . .		
Aloès		0,15 décigr.

Faites des pilules d'un décigramme : à prendre une le
matin, une à midi et une le soir.

Pilules anti-ictériques.

Extrait de ciguë	3 grammes.
Masse de belloste	1

Mêlez et faites soixante pilules : une à deux par jour.

Pilules anti-ictériques.

Extrait de saponaire.	10 grammes.
Calomel.	5

Mêlez. Faites cent pilules : trois à quatre par jour.

Suc d'herbes dépuratif.

Feuilles de chicorée . . . ⎫
  Id.   de fumeterre . . . ⎬ (ââ)   p. égales.
  Id.   de bourrache . .
  Id.   de cerfeuil . . . ⎭

Quantité suffisante pour obtenir cent vingt grammes de
suc d'herbes ; pétrissez le tout dans un mortier de marbre ; exprimez le suc et filtrez dans un lieu frais. A prendre tout en une fois le matin à jeun.

Pilules de savon.

Savon médicinal	152 grammes.
Poudre d'althæa	16
Nitrate de potasse	4

F. s. a. des pilules de deux décigrammes : de six à vingt
par jour.

Limonade hydrochlorique.

Sirop de sucre.	100 grammes.
Eau.	100
Acide hydrochlorique.	q. s.

Pour donner une agréable acidité.

A prendre par tasse dans la journée.

Pilules Plummer.

Soufre doré d'antimoine. } (ââ)   5 grammes.
Calomel . . . . }
Racine de gaïac   2
Sirop de gomme . . . .   q. s.

Faites des pilules de trois décigrammes. A prendre quatre
à six par jour.

TRAITEMENT HOMOÉOPATHIQUE

Hyd. chin. acon. sulph. cham. nux-v. aur.

INCONTINENCE D'URINE

Ordinairement cette maladie est symptomatique de
diverses affections ; elle constitue aussi une affection idiopathique ou primitive.

L'incontinence d'urine idiopathique se manifeste chez
certains enfants et aussi chez les adultes pendant le sommeil.

Elle provient soit d'une trop grande irritabilité des
parois de la vessie, soit d'une atonie du col : dans le premier cas, l'urine provoque les contractions de la vessie,
et dans le second cas le sphincter n'oppose pas un obstacle suffisant à son écoulement.

Cubèbe contre l'incontinence d'urine.

Cubèbe en poudre . . . . . .   100 grammes.
Miel . . . .   q. s.

Une demi-cuillerée deux fois par jour pour un enfant :
trois cuillerées pour un adulte.

Pilules contre l'incontinence d'urine.

Extrait alcoolique de noix vo-
  mique. . . . .   0,5 décigr.
Ethiops martial. . . . .   5 grammes.

Mêlez et faites trente pilules : une par jour et augmenter
la dose progressivement.

Pilules contre l'incontinence d'urine chez les enfants.

Sous-carbonate de fer. . . . .   0,15 centigr.
Extrait de belladone. . .)
Noix vomique pulvérisée.) (ää)   5

Pour une prise à donner chaque jour.
  Guérison dans quinze jours.

Bols contre l'incontinence d'urine.

Mastic en larmes. . . . . . .   52 grammes.
Sirop de sucre. . . . .   q. s.

Faites une masse pilulaire; divisez en soixante bols ou
en cent vingt-huit pilules. Il faut prendre cette dose en
quatre fois; si le malade a moins de dix ans, en six ou
huit jours. Si on ne réussit pas la première fois, recommencer une seconde fois, même dose.

Mixture contre l'incontinence d'urine.

Teinture de cantharides . . .   5 grammes.
Sirop de cannelle. . . .)
Id.   de gomme . . . .) (ää)   10,0

Une petite cuillerée en se couchant. Augmenter progressivement la dose.

TRAITEMENT HOMOEOPATHIQUE

Puls. sulf. atrop. hyos. sep. sil.

INDIGESTION

Beaucoup de causes peuvent troubler la digestion : les secousses morales qui arrivent après le repas, une trop grande quantité d'aliments ingérés ou pris contre la volonté, enfin certains mouvements du corps comme ceux d'une balançoire.

. Sentiment de plénitude, d'embarras, de douleur à l'estomac, rots, malaise, anxiété, oppression, sueur; souvent le malade vomit, alors il est promptement soulagé. Si les intestins participent à cet état, il y a des gargouillements, météorisme, jets de gaz fétides par l'anus et de matières muqueuses, bilieuses, mêlées à des aliments mal digérés.

Pour combattre l'indigestion, on commence par des boissons aromatiques comme du thé, des infusions de feuilles d'oranger, de camomille, ou par quelques cuillerées d'une liqueur spiritueuse.

Si le malade n'est pas soulagé, et si des vomissements ne surviennent pas, on les favorise en faisant boire des boissons tièdes; si l'anxiété et l'angoisse continuent, on doit provoquer le vomissement avec l'émétique, et ensuite administrer des dissolvants, un purgatif et des lavements. Un des médicaments dont nous avons pu apprécier les heureux effets contre les faiblesses d'estomac et la tendance aux indigestions, c'est la pepsine Boudaut et l'élixir de santé de Bonjean. (Voir aux annonces pour ces deux médicaments.)

Elixir de longue vie.

Teinture d'aloès composée.

Aloès succotrin . . . . 56 grammes.
Racine de gentiane. 4

Rhubarbe. . . . .   4 grammes.
Zedoaire   4
Safran   4
Agaric blanc.   4
Thériaque.   4
Alcool à. . . . .   21°

F. s. a. Dose : cinquante grammes, comme purgatif et stomachique.

Convient dans les indigestions.

Vin d'aloès.

Vin d'Espagne . . . . 250 grammes.
Aloès. 30
Poivre. . . . . ⎞
Gingembre. . . . . ⎰ (ãã) 4

Faites macérer pendant huit jours, filtrez. Une cuillerée contre les indigestions dans un véhicule approprié.

TRAITEMENT HOMOEOPATHIQUE

Puls. cham. chin. nux-vom.

IMPÉTIGO

Petites pustules suivies presque subitement de croûtes épaisses, rouges, jaunâtres ou verdâtres, qui se manifestent, comme la plus grande partie des maladies de la peau, sous l'influence d'une cause générale interne.

Il se montre souvent au visage, au cou et sur le cuir chevelu ; il est très-commun chez les enfants d'un an à quatre ans. La peau est rouge et enflammée : un écoulement visqueux, jaunâtre, abondant, se produit; les pustules se sèchent, le liquide se concrète et finit par couvrir toute la face d'un masque jaunâtre et humide (impétigo larvé).

L'impétigo larvé est celui qu'on appelle ordinairement croûte de lait ou gourme; quelquefois on prend cette affection pour un eczéma, et, réciproquement, l'eczéma pour cette affection.

TRAITEMENT GÉNÉRAL

Lotions mucilagineuses, bains, vésicatoire au bras, sirop de pensées sauvages, bon régime. Le meilleur traitement consiste dans l'emploi extérieur de la pommade antiherpétique de Thompson, et dans l'usage de ses gouttes dépuratives n° 1 et n° 2. (Voyez pour ce traitement page 58.)

Les huiles de foie de morue de Dickson à l'iodure de fer et à l'hypophosphite de soude sont encore des médicaments que nous recommandons dans l'impétigo. (Voir page 75.) On donnera aussi aux malades du sirop de tamarin pour les rafraîchir. (Voyez page 81.)

Voici d'autres formules qui ont été employées.

Pommade alcaline.

Axonge.	30 grammes.
Sous-carbonate de potasse . .	4

Mêlez. F. s. a. une pommade.

Pommade au protonitrate de mercure.

Axonge	20 grammes.
Proto-nitrate de mercure . . .	0,15 centigr.

Lotion calmante.

Extrait de jusquiame	30 grammes.
Eau pure	500

Lotion astringente.

Alcool camphré. . . . .   50 grammes.
Alun   2
Eau distillée   120

Sulph. calc. met. coloc. staph.

INSOLATION

COUP DE SOLEIL

Rougeur érythémateuse de la peau, congestion locale, quelquefois suivie d'inflammation et de desquamation dues à l'action prolongée d'une chaleur intense ou des rayons solaires.

TRAITEMENT GÉNÉRAL

Calmer la douleur et l'inflammation. Est-elle légère? diète, repos, lotions émollientes, boissons tempérantes; est-elle violente avec céphalalgie? saignée du bras, sangsues, maniluves, pédiluves, purgatifs salins, lotions saturnées.

Lotions saturnées.

Acétate de plomb. . . . . . .   4 grammes.
Eau de roses. . . . . . }
Eau de plantain. . . . . } (āā) 100

Mêlez. F. s. a. une lotion.

INSOMNIE

Rechercher la cause et la combattre. Si l'insomnie provient d'une irritation nerveuse, on pourra administrer un des médicaments ci-après :

Pilules de codéine.

Codéine . . . . }
Thridace. . . . . } (ââ)   **2** grammes.
Poudre d'althæa . . . .   q. s.

F. s. a. quatre pilules : à prendre une chaque jour.

Frictions de belladone.

Extrait de belladone. . . }
Laudanum de Sydenham. } (ââ)   5 grammes.

Mêlez. Faites une onction chaque soir sur les tempes au moyen d'une boule de coton imprégnée du liquide, et recouvrez la partie frictionnée avec du taffetas gommé.

Ce moyen, selon le docteur Simon, réussit à merveille dans l'insomnie nerveuse. Faire usage du sirop de tamarin. (Voir page 81.)

TRAITEMENT HOMŒOPATHIQUE

Puls. ipec. stib. bry. sulph. tart.

IRITIS

L'iritis est l'inflammation de l'iris ; cette phlegmasie oculaire est rarement idiopathique et primitive : elle est toujours, au contraire, la complication soit d'une kératite, soit d'une choroïdite ; elle peut néanmoins se montrer isolée quand elle est produite par une syphilis constitutionnelle ou par une opération pratiquée sur les yeux.

L'iris étant une membrane essentiellement contractile, il présente, quand il est malade, des troubles dans ses mouvements de resserrement ou de dilatation ; la contractilité manque quelquefois complétement ; d'autres fois l'iris est resserré ou déformé ; ces divers états dépendent soit de son inertie ou d'une sensibilité exagérée, soit d'un état congestif, ou d'une adhérence avec la membrane du crystallin.

Quand l'iritis est dû à une syphilide, il est lent dans sa marche. On reconnaît sa nature à des petites élévations sur la superficie de l'iris et à une teinte bronzée, à des douleurs orbiculaires plus vives la nuit que le jour.

TRAITEMENT GÉNÉRAL

Une ou deux saignées, application de sangsues suivant l'état du pouls. Administrez le calomel à l'intérieur à petites doses jusqu'à salivation produite.

Onction autour de l'orbite avec l'onguent mercuriel, petits vésicatoires sur le front, purgatifs; mélanger à l'onguent mercuriel de l'extrait d'opium pour calmer les douleurs, et un extrait de belladone pour opérer la dilatation de la pupille, empêcher les adhérences de l'iris ou opérer la rupture de celles qui sont formées.

L'iritis vénérien réclame le traitement général de la *Syphilis*.

TRAITEMENT HOMOEOPATHIQUE

Hyd. nit.-ac. sulph.

IVRESSE

Tout le monde connaît cette maladie passagère acquise par l'ingestion trop abondante d'un liquide alcoolique dans l'estomac; son état est passager et de courte durée; néanmoins, parfois, elle peut donner lieu à des congestions cérébrales. Pour la faire cesser, voici les recettes employées :

Potion anti-acide.

Eau distillée. . . . .   150 grammes.
Menthe   20
Ammoniaque liquide . . . . .   12 gouttes.

Mêlez. A prendre en deux fois contre l'ivresse.

Lavement contre l'ivresse.

Chlorure de sodium. . . . . .   2 cuillerées.
Eau. . . . .   400 grammes.

Faites dissoudre le sel dans l'eau et administrez.

TRAITEMENT HOMOEOPATHIQUE

Carb.-v. op. met. atrop.

KÉRATITE

Inflammation de la cornée transparente qui prend le nom de superficielle, interstitielle et profonde, suivant que l'inflammation attaque plus ou moins profondément le tissu qui la compose. Le tempérament scrofuleux à une grande influence dans la production de cette maladie.

La kératite superficielle est la plus fréquente, elle est liée souvent à la conjonctivite. Il y a larmoiement et photophobie; le brillant de la cornée est terni, son poli se perd, et sa surface est semée de très-petites granulations, tantôt disséminées et tantôt agglomérées, qui souvent ne sont visibles qu'à la loupe.

Dans la majorité des cas, les trois variétés de kératite se confondent, le traitement est le même.

TRAITEMENT GÉNÉRAL

On usera des saignées dans les limites indiquées par le tempérament, l'âge du sujet, et la violence de l'inflammation. Le calomel à doses fractionnées donne de bons résultats; la pommade Thompson n° 1, en frictions sur le front et les paupières, opère des guérisons promptes; on en introduit une petite quantité dans l'angle interne de l'œil.

Collyre de Crimmer contre la kératite causée par une paillette de fer.

    Acide hydrochlorique . . . .   10 gouttes.
    Mucilage de coings . . . . . .   5 grammes.
    Eau de roses.   60

Mêlez. On en baigne l'œil; quelques minutes suffisent pour dissoudre la paillette de fer qui souvent est cause de la kératite; on lave ensuite l'œil avec a lait, et on le fomente avec de l'eau froide.

KYSTES DES OVAIRES

On appelle kyste une espèce de poche ou sac membraneux contenant une matière quelconque, liquide ou solide, se développant ordinairement dans une cavité ou dans l'épaisseur d'un tissu. Les uns sont l'effet d'une aberration de la vitalité du tissu cellulaire : ce sont les kystes séreux. Les autres résultent d'un développement anormal exagéré des follicules de la peau, lesquels deviennent le siége d'un travail morbide, se remplissant d'une matière demi fluide ou solide; les plus connus et les plus graves sont les kystes des ovaires; on les appelle, selon la nature de la matière qu'ils contiennent : kystes sébacés, kystes mélicéris, stéatomateux, etc. Il ne faut pas confondre le kyste des ovaires avec l'ascite.

TRAITEMENT GÉNÉRAL

Ponctions, préparations indurées, bromurées, mercurielles, pommade antiherpétique de Thompson, gouttes n° 1 et n° 2 du même auteur; il faut les ouvrir et les cautériser, pour empêcher la reproduction de la matière sécrétante, ou encore les dessécher et les enlever complétement, ce qui est le moyen le plus sûr; il y a des kystes qui peuvent guérir sans le fer et le caustique, par le moyen de l'écrasement.

LARYNGITE

Inflammation du larynx caractérisée par de la rougeur et la difficulté d'avaler la salive.

Le sang reflue vers la tête, soit parce qu'il circule difficilement dans les poumons, soit à cause de la respiration qui est incomplète.

La maladie est souvent très-légère et insignifiante.

TRAITEMENT GÉNÉRAL

Le malade sera mis à une diète absolue; on lui fera prendre des tisanes émollientes et un léger vomitif.

Si l'inflammation est intense, une application de sangsues conviendra, six à huit, suivant l'âge du sujet. Dès que l'inflammation aura diminué, on fera des gargarismes avec de l'eau d'orge miellée, aluminée, et surtout avec l'eau de Léchelle. (Voir aux annonces.)

Insufflation pulvérulente.

Sulfate d'alumine . . . .   0,20 centigr.
Sucre en poudre . . . .   2 grammes

Mêlez et faites une insufflation.

LÈPRE

Expression générique, autour de laquelle vient se grouper une famille de dermatoses chroniques, caractérisée : 1° par des écailles dures (squames), par des croûtes tuberculeuses, inégales, avec aspérités, gerçures et larges plaques, par des tumeurs noueuses, des fongosités lardacées, épaississant la peau, la déformant, et produisant une hypertrophie de tout l'appareil tégumentaire.

Toutes ces dermatoses, indépendamment de désordres dans la texture de la peau, tiennent surtout à des altérations profondes de l'appareil digestif.

TRAITEMENT GÉNÉRAL

Abstinence de viandes noires ou salées ; régime végétal ; sirop de tamarin, solution de Fowler, pommade de goudron.

Le traitement vraiment spécifique de cette affection rebelle est celui de Thompson ; on fera usage de sa pommade, de ses gouttes dépuratives, et de ses pilules purgatives et dépuratives. (Voyez page 58.)

LÉTHARGIE

La léthargie, comme son nom l'indique, est un sommeil voisin de la mort. Le malade qui en est atteint oublie ce qu'il a dit avant son sommeil. Il faut être très-prudent dans les campagnes quand il s'agit d'enterrer un mort.

LEUCÉMIE

La leucémie est une maladie caractérisée par la formation de globules blancs aux dépens des globules rouges dans la composition du sang.

Cette maladie entre par sa définition dans la catégorie des maladies anémiques. Elle attaque principalement les sujets lymphatiques , chez lesquels on observe des ganglions engorgés, des obstructions au foie et à la rate.

TRAITEMENT GÉNÉRAL

Il consistera dans les toniques, les ferrugineux, l'air de la campagne ; bonne nourriture, viandes crues, gouttes dépuratives, poudre stomachique de Thompson. (V. p. 58.)

LEUCORRHÉE (VOY. FLUEURS BLANCHES)

La leucorrhée ou flueurs blanches est un écoulement provenant de la muqueuse du vagin et de la matrice. C'est à tort qu'on confond chez la femme l'écoulement inflammatoire actif, avec l'écoulement atonique ou passif ; le premier dépend d'une vaginite, et il est caractérisé par une rougeur plus ou moins étendue et prononcée de la membrane muqueuse ; le second cas se lie à une sécrétion anormale de la muqueuse qui est plutôt pâle que rouge.

La leucorrhée est une affection extrêmement commune ; très-souvent elle est contractée sous l'influence d'un froid humide ; elle se remarque plus souvent chez la femme blonde et d'une constitution lymphatique que chez la brune.

Les flueurs blanches sont jaunâtres ou verdâtres quand il y a inflammation ; elles sont blanches ou incolores s'il n'existe aucun phénomène local de phlegmasie. La mem-

branc muqueuse du vagin semble d'ordinaire à l'état sain,
quelquefois néanmoins elle paraît livide ou violacée.

Les flueurs blanches sont sujettes à de grandes variations ; elles se déclarent quelquefois en permanence, ou
elles augmentent à chaque époque menstruelle, dans
les temps humides, et sous l'influence d'une affection
morale. Quand elles sont abondantes, elles occasionnent
des tranchées, des symptômes gastralgiques, de la pâleur,
et divers troubles nerveux.

Avant d'entreprendre un traitement local il faut commencer par modifier l'économie, tonifier, refaire en quel-
qu^ sorte la constitution, en tenant compte des habitudes
et des conditions du climat, en prescrivant les toniques,
les analeptiques, et les préparations ferrugineuses ; flanelle sur la peau, habitation dans des lieux secs, frictions, usage de viandes rôties, vins vieux, eaux minérales
de Spa, bains froids, bains de mer, infusion de mélisse,
d'écorce d'oranger, lotions et injections astringentes ; les
plus employées sont les infusions ou décoctions de roses
rouges, de noix de galle, de ratanhia, de tannin, de fécules de noyer. Tous ces moyens sont très-bons pour
combattre la leucorrhée atonique et idiopathique. Si l'é-
coulement est actif, et dû à un état inflammatoire, il faut
employer les émollients locaux et généraux, et plus
tard les astringents ; il faut visiter la matrice et cautériser les excoriations, granulations, et rougeurs du col.

Le meilleur traitement consiste à prendre les gouttes
dépuratives n° 1 de Thompson deux fois par jour, à faire
usage de sa poudre stomachique avant chaque repas
(v. p. 58), à se faire des injections et des lavages avec
de l'eau froide, et à prendre des bains de mer, à faire
usage des dragées ferroergotées de Grimaud, de Poitiers,
et, comme moyen externe, employer en lotions et en injections la liqueur de goudron concentrée de Guyot. (Pour
ces deux médicaments voir aux annonces.)

Elixir fortifiant.

Extrait de cascarille. . . . . .   3 grammes.
Id.   de gentiane   1

Dissolvez dans :

Eau de menthe poivrée 1,000

Ajoutez :

Teinture de mars astringente .   60

Filtrez. Deux à trois cuillerées par jour dans la leucorrhée.

Injection Ricord.

Vin rouge. . . . .   150 grammes.
Eau distillée de roses.   30
Extrait de ratanhia.   1
Laudanum de Sydenham . . .   2

Faites trois à quatre injections par jour.

Injection de Pringle.

Sulfate de zinc . . . . . }
Alun calciné . . . . . . } (àà)   10 grammes.

Faites dissoudre dans :

Eau   500

En injections matin et soir contre la leucorrhée.

Injection de Girtanner.

Potasse caustique . . . . . .   0,2 décigr.
Opium pur   0,2

Faites dissoudre dans :

Eau distillée. . . . .   600 grammes.

Dans le traitement des flueurs blanches.

TRAITEMENT HOMŒOPATHIQUE

Puls. sulph. hyd. sep. calc. phos. met. nit. acid.

20*

LICHEN (VOY. HERPÈS)

On donne le nom de lichen à une maladie de la peau
caractérisée par des petites papules, le plus souvent agglomérées, produisant un vif prurit. Ses causes sont généralement celles des autres maladies de la peau.

Le lichen offre deux principales variétés : la première,
c'est le lichen simple qui présente des papules de la gros-
seur d'un grain de millet, rouges à l'état aigu, et de la
couleur de la peau à l'état chronique; le plus souvent
agglomérées sur la main, le front et le visage.

Le lichen chronique est la forme la plus commune; il
est accompagné d'un vif prurit, de l'épaississement de
la peau et d'une légère sfoliation.

TRAITEMENT GÉNÉRAL

Le meilleur traitement est celui de Thompson. (Voir
page 58). On peut employer des lotions calmantes, puis
astringentes.

Pommade d'iodure de potassium.

> Huile d'amandes douces. . . . 8 grammes.
> Cyanure de potassium . . . . 0,6 décigr.

F. s. a. avec :

> Cérat de Galien . . . . 60 grammes.

Mêlez. Dans le lichen et le prurigo, quand la peau est
sèche et le prurit très-intense.

TRAITEMENT HOMŒOPATHIQUE

Acon. lyc. sulph. bry.

LIPOME

Tumeur circonscrite, indolente et mobile, qui a son siége sous la peau ou dans son épaisseur ; frictions avec la pommade iodée, iodurée ; application de caustique de Vienne ; traitement Thompson. (Voir page 58.)

TRAITEMENT HOMOEOPATHIQUE

Calc. nit. sulph. hyp. graph. .

LIENTÉRIE

Excrétion par le bas d'aliments solides et liquides qui n'ont point été digérés.

La maladie est souvent compliquée de vomissements, et presque toujours il s'y joint une faim insatiable avec pâleur du visage, épuisement de forces ; elle se montre principalement chez les enfants. L'ingestion d'une grande quantité d'aliments, celle de végétaux crus et fermentescibles, de vins aigres, donnent fréquemment lieu à cette maladie.

TRAITEMENT GÉNÉRAL

On doit administrer des vomitifs et des purgatifs quand il existe un état saburral ; puis fortifier l'estomac par des toniques et des ferrugineux. (V. *Diarrhée*.) Nous recommandons spécialement pour cette maladie la pepsine Boudaut. (Voir aux annonces.)

TRAITEMENT HOMOEOPATHIQUE

Ars. bry. chin. ferr. nux-v.

LUMBAGO

RHUMATISME

Le lumbago est un rhumatisme des muscles de la région lombaire ; il occupe un seul côté ou les deux à la fois. Ses causes et ses symptômes sont les mêmes que ceux du rhumatisme.

Quand les douleurs sont aiguës, il faut recourir aux saignées, aux sangsues, et plus tard aux douches de vapeurs, aux vésicatoires et aux liniments irritants. Prendre à l'intérieur du sirop de tamarin de Bruc (voir page 81) et faire usage de l'élixir antirhumatismal Sarrasin, préparé par Michel. (Voir aux annonces.) Comme moyen externe nous recommandons la soie dolorifuge Léchelle. (Voir également aux annonces.)

Préparations de térébenthine.

(Martinet)

Essence de térébenthine. . .	10 grammes.
Jaune d'œuf.	2

Mêlez et ajoutez peu à peu :

Sirop de menthe.	60 grammes.
Id. de fleurs d'oranger. . .	50
Id. d'éther	50
Teinture de cannelle.	2

Trois cuillerées par jour, le matin, à midi, et le soir dans le lumbago.

TRAITEMENT HOMOEOPATHIQUE

Puls. n.-vom. sulph. dulc. lyc. bry. rhus. cham.

LUPUS VORACE

Maladie de la peau caractérisée par des taches ou tubercules violacées ou rougeâtres, ayant leur siége spécialement sur le visage et le nez, et détruisant en superficie et en profondeur les tissus environnants. Le lupus vorace, rongeant, se déclare chez les jeunes personnes lymphatiques et scrofuleuses.

La santé générale n'est pas altérée ; on ressent un léger prurit et un peu de douleur sur le siége du mal.

TRAITEMENT GÉNÉRAL

Les vieilles méthodes consistaient à panser avec l'onguent styrax, et cautériser avec les acides, le beurre d'antimoine, la pâte de Vienne, la pâte de Cancoin, le chlorure de zinc, et à administrer à l'intérieur les préparations arsenicales. Tous ces traitements ne guérissent pas, nous ne connaissons que le traitement de Thompson qui guérisse radicalement. (V. page 58.)

TRAITEMENT HOMOEOPATHIQUE

Bell. hyp. sulph. calc. carb.

Ce traitement est sans efficacité. Le docteur de Bruc guérissant toujours et infailliblement les lupus voraces, on peut dans les cas graves et rebelles lui en référer.

MANIE

La manie tient à une perversion des sensations plutôt qu'à une altération organique du cerveau.

C'est un défaut de régularité dans le mode de percep-

tion des idées, ou encore une surexcitation des nerfs de
la perception.

Elle peut survenir à la suite de maladies graves, d'une
diète ou de chagrins prolongés.

Voyages, hydrothérapie, douches d'eau froide, sirop
de tamarin, et pilules de jusquiame. (Voir page 81.)

TRAITEMENT HOMŒOPATHIQUE

Ign. phos.-ac. staph. bell.

MALADIE DU CŒUR (voy. Hypertrophie)

MALADIE DU FOIE (voy. Hépatite)

MALADIE DES OS (voy. Nécrose)

MALADIE DE POTT (voy. Carie vertébrale)

MALADIES DE POITRINE (voy. Pneumonie)

Nous recommandons spécialement la pâte pectorale
d'aconit de Bonjean, la liqueur de goudron concentrée
de Guyot contre la bronchite et le sirop minéral sulfureux de Crosnier contre les rhumes négligés, toux rebelles, etc. (Voir aux annonces pour ces trois médicaments.)

MARASME

Etat de maigreur que l'on observe surtout après des
maladies graves et longues. Dans les maladies aiguës on
ne l'observe pas, parce qu'elles se terminent avant de
réagir sur toute l'économie.

TRAITEMENT GÉNÉRAL

Bonne nourriture, huile de foie de morue, et gouttes n° 1 et n° 2 du docteur Thompson; voyages, hydrothérapie (Voir page 58.)

TRAITEMENT HOMŒOPATHIQUE

China. ferrum.

MÉLÆNA

Hémorrhagie intestinale, active ou passive, essentielle ou symptomatique, provenant d'une maladie de l'intestin dont elle est souvent une crise critique et favorable.

Le malade éprouve de vives coliques, évacuation de matières sanguines, noirâtres, souvent si considérables, qu'elles causent l'évanouissement, le refroidissement et la mort.

Maladie grave quand elle résulte d'ulcérations typhoïdes ou cancéreuses.

TRAITEMENT GÉNÉRAL

Sirop de Tamarin, remède excellent. (Voir page 81.)
Boissons acidules, lavements froids, et surtout s'appliquer à traiter l'affection dont elle est la conséquence.

TRAITEMENT HOMŒOPATHIQUE

Arsen. arnica. ferr. ipec. nux-v.

MÉTRITE

Inflammation de la matrice; elle est aiguë, chronique, ou puerpérale.

La malade éprouve des douleurs sourdes au bas-ventre, aux reins, avec sentiment de pesanteur; les urines sont rares et rouges, envies fréquentes d'aller à la selle.

Dans la métrite chronique l'inflammation est moins vive, les douleurs plus sourdes; il y a d'ordinaire écoulement muqueux, dureté et résistance au toucher.

TRAITEMENT GÉNÉRAL

Emissions sanguines, sangsues aux cuisses, à l'anus, à l'hypogastre, bains entiers, bains de siége, injections émollientes, repos, diète, laxatifs, frictions souvent répétées sur le bas-ventre avec la pommade mercurielle.

Dans la métrite aiguë, sirop de tamarin à prendre par cuillerées dans un demi-verre d'eau, plusieurs fois par jour; cataplasmes émollients, narcotiques; quand il existe des ulcérations ou des granulations, il faut avoir recours à un médecin qui cautérisera les parties.

TRAITEMENT HOMOEOPATHIQUE

Bellad. nux-vom. rhus. cham.

MÉNINGITE

Inflammation des enveloppes extérieures du cerveau. L'âge, les chaleurs, l'abus des alcooliques, les passions tristes, voilà les causes prédisposantes. Les violences extérieures, la suppression du flux menstruel, les répercussions d'exanthèmes, voilà les causes occasionnelles.

La méningite est primitive ou secondaire. Quand elle est primitive elle est facile à reconnaître par les symptômes qui se déclarent : céphalalgie, face animée, contractée ou pâle et injectée, langue sèche, vomissements bilieux, fréquents, persistants, pouls accéléré et petit.

Souvent elle est secondaire à une maladie, et surtout à la fièvre typhoïde, à la rougeole ; elle est fréquente chez les enfants de cinq à dix ans pendant le cours d'une fièvre vermineuse.

TRAITEMENT GÉNÉRAL

Pour l'état aigu : émissions sanguines, sangsues derrière les oreilles, boissons tempérantes, glace sur la tête, vésicatoires sur son sommet, et plus tard, frictions irritantes, pommade Autenrièth, calomel ; il faut avoir soin, quand on met de la glace sur la tête, de l'appliquer pendant longtemps, afin d'obtenir l'effet désiré.

MENSTRUATION DIFFICILE

Elle est idiopathique ou symptomatique : elle peut provenir d'excès vénériens, de continence, ou de trop de richesse ou plasticité du sang ; d'une congestion ou d'une inflammation des organes utérins : elle est fréquente dans les premiers temps de la puberté.

Lorsque la menstruation ne s'établit pas régulièrement, la jeune fille éprouve des douleurs aux lombes et dans le bassin, elles augmentent jusqu'à ce que les règles arrivent ; elles sont accompagnées d'ordinaire de douleurs à la tête, de palpitations, d'essoufflement pendant la marche, de tension douloureuse au sein, de défaillances, et quelquefois de syncopes.

La menstruation difficile n'a rien de très-dangereux quand elle n'est pas due à une lésion organique.

TRAITÉMENT GÉNÉRAL

Si la maladie provient de trop de richesse du sang, il faut appliquer tous les mois quelques sangsues aux cuisses, bains de pieds, fumigations aromatiques des parties; à l'intérieur le sirop de tamarin, les gouttes dépuratives n° 1 et n° 2 du docteur Thompson. (Voyez page 58.)

Si la maladie provient d'anémie, les toniques, les ferrugineux, le sirop de quinquina, la poudre stomachique de Thompson avant chaque repas, l'huile de foie de morue de Dickson, à l'iodure de fer et à l'hypophosphite de soude. (Voyez pages 58, 75 et 81.)

Elixir contre les syncopes, douleurs, au moment de la menstruation.

Teinture éthérée de valériane.	10 grammes.
Id. id. de castoreum.	4
Teinture d'ambre	1

Dix gouttes dans une tasse d'infusion de fleurs de tilleul.

Mixture contre les douleurs au moment de la menstruation.

Eau de mélisse	100 grammes.
Teinture de bellad.	1
Sirop d'éther sulfurique . . .	15
Sirop diacode.	50
Sirop de fleurs d'oranger. . .	45
Esprit de Mindererus.	6 gouttes.

Mêlez. A prendre une cuillerée à bouche trois fois par jour dans une infusion de fleurs de tilleul.

TRAITEMENT HOMOEOPATHIQUE

Bella. cupr. graph.

MÉNORRHAGIE, MÉTRORRHAGIE

Ecoulement trop abondant des menstrues : elle est active ou passive.

TRAITEMENT GÉNÉRAL

Active : Un lit de crin, de paille, décubitus horizontal, bassin plus élevé que le tronc, couverture légère, air frais, saignées au bras, topiques émollients, boissons acidules, tempérantes, à la glace. Y a-t-il douleur en même temps, sangsues sur l'hypogastre, cataplasmes laudanisés, lavements narcotiques, sirop de tamarin.

On cherche à arrêter l'écoulement par des lavements froids, des injections vaginales froides, des topiques froids sur l'abdomen, sur la face interne des cuisses, et enfin par le tamponnement du vagin; décoctions astringentes, seigle ergoté.

Passive : Il faut relever les forces par le quinquina et les ferrugineux; une bonne nourriture, viande rôtie, bon vin, potions avec le ratanhia et le fameux bouillon d'Astruc, surtout le sirop de tamarin. (Voyez page 81.)

Si enfin la métrorrhagie est sous la dépendance d'une phlegmasie de l'utérus, d'une dégénérescence cancéreuse, ou d'un corps étranger, alors elle réclame un traitement spécial dirigé contre la maladie qui la produit.

Bouillon d'Astruc.

Racine de g. consoude . . ⎫
  Id.   de bistorte . . . ⎬ (ââ)   15 grammes.
  Id.   de tormentille . . ⎭
Bouillon de poulet. 1,000

Réduisez par l'ébullition à moitié, et faites prendre à la malade par tasses.

Cham. bellad. bry. croc.

MIGRAINE

La migraine qu'on appelle aussi hémicranie, parce que
la douleur n'existe souvent que d'un côté, est une névralgie cérébrale.

Le sexe féminin, l'âge, l'hérédité sont des causes prédisposantes ; elle survient souvent à l'approche des règles
chez les femmes nerveuses.

Le début est subit et quelquefois précédé de bâillements. Bientôt les douleurs augmentent ; les malades
sont incapables de se livrer à aucune occupation sérieuse ;
ils sont tristes, de mauvaise humeur, ils éprouvent une
douleur sous-orbitaire qui occupe tout un côté de la tête.

Le pouls reste calme ; la maladie ne présente aucune
gravité. (Voyez *Névralgie.*)

TRAITEMENT GÉNÉRAL

Le meilleur remède c'est le repos dans l'obscurité ; des
compresses d'eau froide aiguisée d'eau de Cologne appliquées sur le front, une infusion de café, quelques narcotiques, des lavements, un laxatif, et surtout le sirop
de tamarin (voyez page 81) sont souvent d'une grande
utilité.

Essence de Ward.

Camphre.	60 grammes.
Ammoniaque liquide.	200
Alcoolat de lavande	500

Mêlez l'ammoniaque avec l'alcoolat de lavande ; distillez

au bain-marie, et ajoutez le camphre dans le produit de la distillation ; frictions sur le front dans le cas de migraine.

Solution de cyanure de potassium.

Cyanure de potassium	0,20 centigr.
Alcool ou eau distillée	50 grammes.

Mêlez. En compresses sur la tête.

TRAITEMENT HOMOEOPATHIQUE

Sæpia, nux-v. 1/30 igna. puls.

MUGUET

Phlegmasie couenneuse, épidémique et contagieuse de la muqueuse buccale, principalement chez les enfants, s'étendant aux autres parties de l'appareil digestif. Il faut isoler le malade, lui donner une nourrice saine, bon lait, air pur renouvelé, grande propreté, boissons mucilagineuses. Dans la période pseudo-membraneuse humecter la bouche avec mucilage de coings, gargarisme avec le borate de soude, insufflation de calomel et d'alun.

Dans la période de collapsus soutenir les forces par des bouillons, quelques légers toniques, boissons amères, de gentiane, de quinquina.

TRAITEMENT GÉNÉRAL

Lavements laudanisés, sirop d'ipécacuanha à doses vomitives, sous-nitrate de bismuth à haute dose.

Gargarisme émollient.

Décoction de guimauve. .	} (ââ)	100 grammes.
Lait		

Lorsque la bouche est très-douloureuse, on y joindra quatre grammes de laudanum de Sydenham.

Mixture.

(Trousseau)

Borax. . . . . 10 grammes.
Sirop simple. 10
Mêlez. En gargarisme.

MYÉLITE

Inflammation de la moelle épinière. Elle a pour causes ordinaires les violences extérieures, les fatigues, l'onanisme, les excès vénériens. Elle est plus rare chez la femme que chez l'homme.

Elle s'annonce par des fourmillements et l'engourdissement des orteils; faiblesse dans les jambes qui va en augmentant jusqu'à la paralysie.

La sensibilité parfois devient nulle; il y a raideur, perte de l'urine, constipation. Les symptômes varient suivant le point où se trouve l'inflammation.

La maladie est fort grave, entraînant parfois la mort, et presque toujours la paralysie.

TRAITEMENT GÉNÉRAL

Saignées générales et locales, ventouses, pilules purgatives de Thompson, diète, sirop de tamarin du docteur de Bruc, à haute dose; quand l'inflammation a cédé, on emploie alors l'électro-galvanisme et les frictions stimulantes, les appareils électro-galvaniques portatifs de Faraday; continuer les purgatifs et le sirop de tamarin.

NÉCROSE

Mortification d'une partie du tissu osseux, soit par cause diathésique, soit par cause locale.

TRAITEMENT GÉNÉRAL

Combattre la diathèse (voy. *Syphilis*, *Scrofule*), et ensuite favoriser la séparation et l'expulsion du séquestre; ouvrir les abcès, favoriser l'écoulement du pus.

Gouttes nº 1 et nº 2 du docteur Thompson; huile de foie de morue à l'hypophosphite de soude du docteur Dickson, poudre au phosphate de chaux; feuilles de noyer en décoction; bonne nourriture. (Voyez pages 58 et 75.)

TRAITEMENT HOMŒOPATHIQUE

Aug. asa sil sul rut.

NÉPHRITE

Inflammation des reins (d'un seul ou des deux à la fois) qui peut être produite par des violences extérieures, par la suppression de la transpiration, mais surtout par la présence de graviers dans les urétères.

Elle est aiguë ou chronique : la néphrite aiguë s'annonce par des frissons, des vomissements, des douleurs à la région lombaire, qui s'irradient tout autour de cette région; les urines sont troubles, rouges, couleur de sang. — La néphrite aiguë se termine par résolution ou suppuration, et alors il faut donner issue au pus par une incision pratiquée en temps utile.

La néphrite chronique est souvent la conséquence d'une maladie des organes urinaires; elle est due aussi à la présence de graviers dans les urétères, ou à un engorgement de la prostate. Les symptômes sont les mêmes que ceux de la néphrite aiguë : douleurs à la région lombaire, trouble des digestions, engourdissement dans les membres.

TRAITEMENT GÉNÉRAL

Saignées, sangsues, ventouses sur la région lombaire, cataplasmes émollients, bains tièdes, boissons délayantes, laxatifs, régime animal plutôt que végétal, d'après Rayer; sirop de tamarin. (Voyez page 81.)

Liqueur antinéphrétique.

            Eau de pavots . . . .   100 grammes.
            Nitrate de potasse   15

F. s. a. A prendre dix grammes matin et soir dans une décoction de chiendent.

NÉVRALGIE

Affection caractérisée par une exagération de sensibilité, par une douleur vive, s'exaspérant, et qui souvent est intermittente. Elle est quelquefois contusive, sourde, vive, poignante, suivant le trajet des nerfs affectés.

TRAITEMENT GÉNÉRAL

Moxas, électricité, préparations opiacées, morphine, eau de Plombières, solanées vireuses, atropine et ses préparations, jusquiame, stramonium, préparations de térébenthine, pilules de méglin, de ciguë, de vératrine, camphre et ses préparations, musc et castoreum, valérianate de zinc. Deux bons médicaments contre la névralgie sont les dragées ferro-ergotées de Grimaud, de Poitiers, et la névrosine Léchelle, même dans les cas opiniâtres.

Si la personne est faible, mal réglée, ou chlorotique, on lui donnera les gouttes dépuratives n° 1 et n° 2 du

docteur Thompson, et l'huile de foie de morue de Dickson,
à l'iodure de fer et à l'hypophosphite de soude. (Voir
page 58 et 75).

Pommmade contre la névralgie.

Chloroforme. . . . .   12 grammes.
Cyanure de potassium.   10
Axonge   60
Cire . . . .   q. s.

F. s. a. Cinq frictions par jour.

Mixture contre la névralgie faciale.

Valérianate d'ammoniaque . .   0,3 décigr.
Sirop de tolu . . . .   24 grammes.

Mêlez. Une cuillerée chaque quatre heures.

Pommade contre la névralgie.

Valériane . . . .   0,3 décigr.
Axonge . . . .   6 grammes.

Mêlez.

Emplâtre d'opium. P. H. Lond.

Opium dur en poudre. . . . .   15 grammes.
Résine de sapin en poudre. . .   90
Emplâtre de plomb.   370
Eau . . . .   20 centilit.

Ajoutez à l'emplâtre liquéfié la résine, puis l'opium dissous dans l'eau ; évaporez à un feu doux jusqu'à consistance convenable.

Pommade contre la névralgie.

Cérat. . . . .   20 grammes.
Carbonate de plomb   15
Extrait de belladone. . . . . .   3 -

Mêlez.

Liniment contre la névralgie faciale.

Gomme olibanum.	6 grammes.
Essence d'origan . . . . } (ââ)	3 grammes.
Id. de romarin. . . }	
Chloroforme.	10
Camphre	20
Alcool.	100
Beurre de noix muscade. . . .	10
Ammoniaque liquide	30

F. s. a.

Cataplasme narcotique.

Poudre de feuilles de jus-	
quiame	
Poudre de ciguë. . . . . } (ââ) 20 grammes.	
Id. de belladone. . .	
Id. de morelle. . . .	
Farine de lin. . . . . . } (ââ)	
Décoction de pavots . . . } q. s.	

Pommade de belladone.

Extrait de belladone	5 grammes.
Suie balsamique	40

Mêlez.

Solution d'atropine pour injection sous-cutanée contre les sciatiques et les névralgies.

Eau distillée.	30 grammes.
Sulfate d'atropine	0,10 centigr.

On pratique une injection sous-cutanée sur le lieu douloureux avec cette solution. Soulagement immédiat, guérison; trois à quatre injections, à trois jours d'intervalle : supérieur à l'injection de morphine.

Pommade de vératrine.

Vératrine . . . .   0,05 centigr.
Axonge. . . . .   4 grammes.

Mêlez. F. s . a. une pommade; la dose de la vératrine peut s'augmenter jusqu'à deux grammes; on s'en sert pour faire des frictions sur le point de départ de la douleur.

Pommade contre les névralgies faciales.

Atropine . . . .   0,25 centigr. -
Axonge . . . .   12 grammes.
Essence de roses . . . .   1 goutte.

Trois onctions par jour; gros chaque fois comme un pois. Les douleurs s'évanouissent d'ordinaire après deux jours de traitement.

Pilules de valérianate de zinc.
(Seguin)

Valérianate de zinc . . . } (àâ)   1 gramme.
Extrait de quinquina. . . }

Id.   de gentiane . . . } (àâ)   0,10 centigr.
Id.   de belladone. . . }

F. s. a. Mêlez, et faites dix pilules qu'on argente. Une pilule matin et soir dans les névralgies continues.

Seconde formule.

Valérianate de zinc . . . } (àâ)   0,50 centigr.
Extrait de quinine. . . . }

Extrait de quinquina. . . } (àâ)   1 gramme.
Id.   de gentiane . . . }

Id.   de belladone . . . . .   0,10 centigr.

F. s. a. Mêlez, pour faire dix pilules qu'on argentera. Une pilule matin et soir dans les névralgies non continues avec des accès irréguliers; dans les névralgies intermit-

tentes les deux pilules seront données à deux heures de
distance; la seconde sera administrée cinq à six heures
avant l'accès.

Pilules antinévralgiques.
(Trousseau)

Extrait d'opium . . . .   0,5 décigr.
   Id. de stramonium   0,5
Oxyde de zinc . . . .   8 grammes.

F. s. a. quarante pilules : une à huit dans les vingt-
quatre heures; il faut en élever la dose jusqu'à ce
que le malade éprouve un trouble dans la vue, et en continuer l'usage quinze jours après la cessation des douleurs.

TRAITEMENT HOMOEOPATHIQUE

Caff. acon. cham. n.-vom. ipéc. coloc. vérat. hyd.

NÉVROSES (voy. ÉPILEPSIE, HYSTÉRIE)

Etat morbide caractérisé par divers troubles des fonctions dus à une simple perversion de l'innervation, sans
lésion matérielle évidente.

Les symptômes des névroses sont très-variables ; différentes selon l'espèce et les individus, ce sont de vrais
Protées. Elles sont quelquefois légères et fugaces, d'autres fois graves en apparence et d'une durée indéfinie,
mais rarement dangereuses. Elles sont indolentes ou
douloureuses, intermittentes et rémittentes, mais toujours sans fièvre, comme on en juge par l'épilepsie et
l'hystérie.

TRAITEMENT GÉNÉRAL

Opium et préparations opiacées, solanées vireuses,
atropine, gouttes d'atropine, préparations de belladone,

de ciguë, datura, oxyde de zinc, camphre, tilleul, oranger, valérianate de zinc.

Ces diverses médications forment la science académique, bien pauvre contre ces terribles affections. Pour le traitement curatif voyez *Epilepsie*.

TRAITEMENT HOMOEOPATHIQUE

Atrop. stram. ignat. n.-vom. hyosc.

NOSTALGIE

L'éloignement du pays natal ou des habitudes et un désir irrésistible d'y retourner, donnent lieu à une modification morbide inconnue du cerveau, se traduisant par une mélancolie spéciale qui peut aller jusqu'à la monomanie, ou déterminer des phlegmasies cérébrales.

TRAITEMENT GÉNÉRAL

Retour aux habitudes, au pays, auprès des objets regrettés ; consolations, distractions, occupations corporelles.

TRAITEMENT HOMOEOPATHIQUE

Bell. merc. sol.

NOUURE

Affection générale de l'organisme, caractérisée principalement par la prédominence du système lymphatique, par le ramollissement et la déformation des os chez les enfants. Il faut autant que possible modifier le tempérament et régulariser les fonctions digestives , la nutrition, par des aliments sains et tirés du règne animal ; exercice en plein air, promenades au soleil.

TRAITEMENT GÉNÉRAL

Gouttes dépuratives n° 1 et n° 2 du docteur Thompson, huile de foie de morue à l'hypophosphite de soude du docteur Dickson. (Voyez pages 58 et 75.)

TRAITEMENT HOMOEOPATHIQUE

China. ferr.

NYMPHOMANIE

Désir ardent, irrésistible du coït chez la femme. C'est une névrose du système encéphalique utérin, principalement du cervelet, organe qui préside à l'amour physique ; névrose qui constitue une espèce de folie, de manie, avec des idées luxurieuses prédominantes.

Cette maladie chez la femme est comme le satyriasis chez l'homme ; ses causes dépendent d'une constitution nerveuse et ardente, d'une imagination vive, de la privation forcée des plaisirs vénériens, et sans aucun doute d'un état particulier du cerveau.

L'irritation des parties sexuelles, l'onanisme, le prurit de la vulve, peuvent produire la nymphomanie en réagissant symptomatiquement sur le cerveau et le cervelet.

TRAITEMENT GÉNÉRAL

Camphre, purgatifs salins, antiphlogistiques ; boissons réfrigérantes, sirop de tamarin longtemps continué, émulsions camphrées, bains généraux, lotions narcotiques, bains

de siége, sangsues, affusions froides sur la tête, distractions, voyages, lectures sérieuses.

Lupulin contre la nymphomanie.

Lupulin. . . . .   10 grammes.
Miel . . . .   q. s.

Faites vingt pilules, trois par jour.

Bromure de potasse contre le satyriasis et la nympho-
manie.

Bromure de potassium . . . .   0,12 décigr.
Sucre en poudre. . . . . . .   8 grammes.

Mêlez. Divisez en douze paquets; un paquet chaque
quatre heures; régime végétal.

TRAITEMENT HOMOEOPATHIQUE

Plat. phos. hyos. vérat. stram.

OBÉSITÉ

Quand l'obésité est générale et que le corps a acquis
un énorme volume, les parties sont déformées, les mouvements pénibles et lents, la respiration difficile. Il y a
parfois des palpitations.

TRAITEMENT GÉNÉRAL

Diminuer la quantité des aliments; choisir ceux qui
contiennent le moins de principes nutritifs; donner la
préférence aux légumes et aux herbes, faire de l'exercice
à pied, se coucher tard et se lever matin, exciter toutes
les évacuations, sueurs, excréments, urines, s'abstenir
des alcooliques et des aliments gras, se purger deux fois
par semaine avec cinq pilules de Thompson, faire usage
de ses gouttes dépuratives. (Voir page 58.)

ODONTALGIE

MAUX DE DENTS

Je vais donner, sous ce titre, plusieurs formules très-
usitées et bonnes pour calmer les maux de dents.

Mixture.

Alcool	8 grammes.
Camphre	4
Opium	0,25 centigr.
Essence de girofles.	20 gouttes.

Mêlez. Imprégnez du coton que vous introduisez dans la
cavité de la dent.

Autre.

Ether		
Laudanum liquide. . . .	(ãã)	5 grammes.
Baume de commandeur .		
Huile de girofles		20 gouttes.

F. s. a. Imbibez un peu de coton, et introduisez dans la
dent cariée.

Autre.

Eau de laurier-cerise	60 grammes.
Acétate de morphine	0,03 centigr.

M. s. a. Employez en gargarismes dans les névralgies
dentaires à la dose de quelques gouttes dans soixante
grammes d'eau. Cette mixture calme promptement les
douleurs.

Créosote.

Imprégnez de cette substance un peu de coton, et in-
troduisez-le dans la dent cariée; très-souvent les douleurs

cessent aussitôt. Il faut éviter d'en laisser tomber sur la
langue.

Mixture odontalgique alumineuse.

Ether acétique. . . . .   2 grammes. ·
Alun en poudre . . . . . }
Gomme arabique . . . . }(àà)   10
Mucilage . . . .   q. s.

Pour faire une pâte qu'on introduit dans la dent.

Topique anti-odontalgique.

Huile de jusquiame. . . . . .   4 grammes.
Opium purifié   2
Extrait de belladone. . . }
Camphre. . . . . }(àà)   0,5 décigr.
Teinture de cantharides . }
Huile de cajéput. . . . . }(àà)   8 gouttes.

F. s. a. En introduire dans la dent cariée.

TRAITEMENT HOMOEOPATHIQUE

Aconit. antim. baryt. carb. merc. sol.

ŒDÈME DES MEMBRES

Tuméfaction pâteuse et indolente due à une infiltration de sérosité dans les mailles du tissu cellulaire.
L'œdème des extrémités inférieures est des plus fréquents; il dénote une faiblesse générale et un appauvrissement du sang, un obstacle à la circulation veineuse
ou une maladie du cœur.

TRAITEMENT GÉNÉRAL

Frictions avec le vin aromatique ou la teinture de
scille et de digitale ; la compression au moyen d'un ban-

dage roulé est un moyen utile pour guérir l'œdème, mais
il n'est que palliatif. Il faut se purger souvent avec les
pilules de Thompson, faire usage du sirop de tamarin.
(Voyez pages 58 et 81.)

TRAITEMENT HOMOEOPATHIQUE

Rhus. sulph. aconit. ferr.-mur.

ŒDÉME DE LA GLOTTE

Laryngotomie, vésicatoires sur les côtés du larynx, vomitifs, purgatifs, sinapismes.

OPHTHALMIE AIGUE et CHRONIQUE

L'ophthalmie ou la conjonctivite se distingue en simple,
catarrhale ou purulente.

La conjonctivite catarrhale a pour cause parfois les
travaux de cabinet et l'influence de la poussière ou d'un
gaz irritant sur l'œil: mais elle est due le plus souvent
à un état particulier de l'organisme.

Cette maladie est facile à connaître : l'œil est rouge,
enflammé; cette rougeur a pour siége exclusif la conjonctive, de laquelle partent de petites veines gorgées de
sang, qui s'entrecroisent de mille manières sur la sclérotique.

Cette rougeur est plus ou moins intense, souvent elle
est accompagnée d'un sentiment de brûlure ou d'un chatouillement, comme si on avait de la poussière entre les
paupières, provenant précisément d'une injection vascu-
laire de la muqueuse. Celle-ci exhale un mucus d'abord
clair et âcre, puis épais, jaunâtre, qui s'attache à la paupière pendant la nuit; l'organe est très-sensible à la lu-

mière ; les larmes coulent, et quand l'inflammation est vive, il y a céphalalgie, anorexie, et mouvement fébrile.

Dans les cas intenses la conjonctive se tuméfie, devient épaisse, et forme quelquefois un bourrelet autour de la cornée. Quand l'inflammation occupe plus spécialement les follicules muqueux de la conjonctive, cette membrane présente un aspect granuleux ; la forme granuleuse est sans contredit la plus rebelle. Cette maladie tend à passer à l'état chronique.

TRAITEMENT GÉNÉRAL

Saignées, séton, moxas, préparations opiacées, préparations de belladone, purgatifs, pédiluves. Nous recommandons par-dessus tout les pilules purgatives de Thompson, à la dose de quatre pilules tous les matins ; faire usage comme boisson ordinaire du sirop de tamarin. (Voir pages 58 et 81.)

Prendre avant les repas les gouttes dépuratives du docteur Thompson. (Voir page 58.) Dans les cas chroniques surtout, ces gouttes et les pilules Thompson forment un traitement supérieur à tout autre. On passera sur les paupières un peu de pommade de Thompson n° 1, matin et soir, et l'on introduira entre les paupières une petite quantité de cette pommade, qu'on mélange avec une petite quantité de beurre frais.

Collyre narcotique.

Extrait de suc de stramonium .   0,2 décigr.
   Id.   d'opium   1
Eau de roses . . . .   100 grammes.

Contre les ophthalmies douloureuses.

Collyre contre l'ophthalmie aiguë.

Nitrate d'argent . . . .   10 à 20 centigr.
Eau distillée. . . . .   30 grammes.

En instillations répétées souvent dans la journée.

Collyre résolutif.

Eau de roses. . . . .   40 grammes.
Infusion de mélilot. . . . · . .   40

Au commencement d'une inflammation légère. .

Collyre abortif au début

Bichlorure de mercure . . . .   0,05 centigr.
Eau distillée. . . . .   180 grammes.
Laudanum.   4

Mêlez. Faites dissoudre s. a.

Collyre simple.

Eau de roses. . . . .   120 grammes.
Laudanum de Sydenham. . . .   6 gouttes.

Collyre de nitrate d'argent.

Nitrate d'argent . . . .   2 grammes.
Eau distillée.   50

Employé avec beaucoup de succès pour faire avorter
l'ophthalmie purulente. Il faut, avant de commencer l'instillation du collyre au nitrate d'argent, laver avec l'eau
simple la partie infectée de pus. A employer trois fois le
premier jour, et ensuite matin et soir.

Teinture contre la photophobie.

Teinture d'iode . . . . . }
Glycérine. . . . . } (ââ)   50 grammes.

Mêlez. En frictions deux fois par jour sur la région orbi-
culaire et sourcilière.

Collyre dit pierre divine.

Sulfate de ouivre cristallisé . .	96 grammes.
Nitrate de potasse	96
Alun	96
Camphre	4

Faites fondre les sels à une douce chaleur, incorporez
le camphre en poudre quand ils commencent à se refroidir.

Autre à la pierre divine.

Pierre divine	1 gramme.
Eau de roses.	50

F. s. a.

Collyre résolutif.

Eau distillée.	75 grammes.
Eau-de-vie.	50
Sucre candi.	
Iris de Florence en poudre. (ââ)	5 grammes.
Pierre divine	

F. s. a. Filtrez, instillez.

Collyre sec.

(Dupuytren)

Sucre blanc	10 grammes.
Deutoxyde de mercure	0,5 décigr.
Tuthie	1 gramme.

F. s. a. une poudre fine et homogène; en insuffler une
petite quantité entre les paupières matin et soir; très-
bon contre les taies de la cornée, suite d'une ophthalmie
intense.

Collyre contre les taies de la cornée.

Tuthie préparée. . . . .
Calomel préparé à la va-
  peur. . . . . } (àā)   5 grammes.
Sucre candi. . . . . . .

Pulvérisez et mêlez, insufflez sous la paupière. Ce collyre est moins corrosif, il est plus employé que le précédent.

Collyre contre la conjonctivite chronique.

Sulfate de cuivre. . . . . . .   0,05 centigr.
Eau distillée. . . . .   10 grammes.
Laudanum de Sydenham . . .   6 gouttes.

Mêlez.

Collyre détersif.

Eau de roses. . . . .   30 grammes.
Eau distillée.   100
Sulfate de zinc. . . . .   0,5 décigr.
Poudre d'iris . . . . } (àā)   0,6
Sucre candi. . . . . . .

Faites dissoudre le sulfate de zinc, ajoutez la poudre d'iris dans l'eau distillée ; laissez infuser et filtrez.

Collyre opiacé astringent.

Extrait d'opium . . . .   0,1 décigr.
Sulfate de zinc.   0,2

Faites dissoudre dans :

Eau de rose . . . .   100 grammes.

Collyre contre les affections oculaires, avec muco-pus.

Tannate de zinc . . . .   1 gramme.
Eau distillée.   60
Glycérine.   30

Mêlez.

Collyre contre la conjonctivite.

Sulfate de zinc. . . . .   6 à 10 grammes.
Eau distillée.   10
Laudanum de Sydenham. . . .   10 gouttes.

Mêlez.

Collyre contre l'ophthalmie scrofuleuse.

Solution de perchlorure de fer .   4 gouttes.
Eau distillée. . . . .   50 grammes.

Mêlez.

Collyre astringent.

Acétate de plomb liquide . . .   6 gouttes.
Eau de plantain . . . .   200 grammes.
Mucilage de gomme arabique. .   50

Mêlez et agitez chaque fois.

Pommade ophthalmique.

(Sichel)

Onguent napolitain . . . ⎫
Extrait de belladone. . . ⎬ (àà)   10 grammes.
Huile. . . . .   q. s.

Pour faire une pommade molle et homogène contre les ophthalmies violentes, accompagnées de photophobie.

Pommade veuve Farnier.

Beurre frais. . . . .   60 grammes.
Minium   1
Acétate de plomb cristallisé . .   3

Bonne contre l'ophthalmie aiguë.

Blanc d'œuf aluminé.

Alun pulvérisé. . . . .   0,5 décigr.

Blanc d'œuf. . . . .   0,1 décigr.

Eau de roses. . . . .   40 grammes.

Employé dans l'ophthalmie.

Pommade anti-ophthalmique

Précipité rouge . . . .   1 gramme.

Oxyde de zinc   1

Camphre . . . .   0,3 décigr.

Mêlez. Incorporez dans :

Cérat. . . . .   5 grammes.

Beurre frais.   50

TRAITEMENT HOMOEOPATHIQUE

Met. sulph. hep. calc. phos. nitr.-acid.

OPHTHALMIE SCROFULEUSE

Avant tout il faut traiter la constitution générale du sujet (à cet égard voyez *Scrofules*), puis employer la pommade antiherpétique de Thompson, mélangée avec du beurre (parties égales), faire usage des gouttes dépuratives de Thompson, et de l'huile de foie de morue médicamenteuse de Dikson. (Voyez pages 58 et 75.)

TRAITEMENT HOMOEOPATHIQUE

Atrop. hydrarg. sulph. calc. nux-v.

OPHTHALMIE SYPHILITIQUE

Même observation que pour l'ophthalmie scrofuleuse. Traiter la maladie syphilitique.

Toutefois comme les ravages exercés par l'ophthalmie

syphilitique peuvent aller très-vite, on administrera sans retard le calomel à doses fractionnées. (Voyez *Iritis*.)

Faire des frictions sur les paupières et le front avec la pommade antiherpétique de Thompson. (Voir page 58.) Dans les cas chroniques faire usage des gouttes dépuratives nº 1 et nº 2 de Thompson et de l'huile de foie de morue de Dickson à l'iodure de fer. (Voir pages 58 et 75.)

L'ophthalmie syphilitique traitée promptement est sans danger ; si on atermoie elle peut détruire la vision.

TRAITEMENT HOMOEOPATHIQUE

Merc. hépar. sulph. nitr.-ac. pulsat.

ORGELET

C'est une inflammation furonculeuse de la paupière, se développant vers son angle interne, sur les glandes de Meibomius ; il est fréquent chez les personnes d'un tempérament lymphatique ou scrofuleux, et surtout chez les femmes à l'époque de la menstruation.

Au début il convient de faire avorter l'inflammation par des applications d'eau froide, des cataplasmes émollients.

Si on ne peut y arriver on favorise la sortie du pus par une légère pression, par des lotions répétées. Il faut, avant tout, traiter la diathèse lymphatique ou scrofuleuse. (Voyez *Scrofule*.) On se purgera avec les pilules du docteur Thompson ; on prendra ses gouttes dépuratives nº 1 et nº 2. (Voir page 58.)

ORCHITE

Inflammation du testicule; elle peut être produite par une cause directe, une violence extérieure, une contusion, ou l'usage trop fréquent de l'équitation; parfois elle est le résultat d'une métastase, mais le plus souvent elle est déterminée par une blennorrhagie; quelquefois elle provient de l'irritation du canal de l'urêtre causée par le passage d'une sonde.

L'orchite commence par une vive et profonde douleur qui se manifeste dans le testicule et se fait sentir sur la région lombaire; il y a gonflement et chaleur, le scrotum devient volumineux, douloureux à la pression par suite du gonflement du testicule, et par un épanchement séreux qui se fait dans la tunique vaginale.

L'orchite n'existe ordinairement que d'un seul côté, mais l'inflammation passe facilement d'un testicule à l'autre. Cette inflammation arrive promptement à son plus haut degré d'intensité, et ne disparait que lentement. Elle se termine le plus souvent par résolution, qui n'est complète que du vingt-cinquième ou soixantième jour, et encore l'épididyme reste-t-il quelquefois plusieurs mois et plusieurs années plus volumineux que dans son état normal.

L'orchite peut aussi se terminer par un état chronique, c'est le type qu'affectent les engorgements inflammatoires, squirrheux et tuberculeux du testicule.

TRAITEMENT GÉNÉRAL

Appliquer quinze à vingt sangsues sur la partie gonflée et douloureuse. Si on a à faire avec un sujet jeune, fort et sanguin, on pratique en outre une saignée; après la chute des sangsues, le malade se mettra dans un bain ou demi-bain; on lui couvrira la partie avec un cataplasme émollient, il gardera la position horizontale et portera un suspensoir pour tenir le testicule relevé et porté vers l'anneau inguinal.

On fera un usage abondant du sirop de tamarin. (Voir page 81.) Un ou deux lavements laxatifs à l'huile d'olives ou de ricin aideraient la médication.

Les accidents aigus ayant disparu, c'est alors le moment d'employer les résolutifs : pommade mercurielle en onctions, emplâtre de Vigo en permanence sur le scrotum; et, mieux que tout cela, la pommade de Thompson en onctions sur le scrotum, en appliquant après la friction un léger cataplasme de farine de lin délayée avec une infusion légère de feuilles de belladone. On se purgera plusieurs jours de suite avec les pilules Thompson; on fera usage de ses gouttes n° 1 et n° 2, et l'on sera bientôt guéri. (Voir page 58.)

On peut appliquer sur la partie malade une vessie remplie de glace qu'on renouvelle souvent; cette application ne convient que dans l'état aigu.

TRAITEMENT HOMOEOPATHIQUE

Arnica. con. iod. mezer. climat.

ORTHOPNÉE (voy. Asthme)

Difficulté de respirer; le malade est obligé de se tenir assis.

TRAITEMENT GÉNÉRAL

Fumer des cigarettes faites avec des feuilles de belladone et de stramonium dans du papier nitré, se purger avec les pilules de Thompson, et prendre de temps en temps

un vomitif. S'appliquer sur la poitrine un appareil électro-galvanique de Faraday.

TRAITEMENT HOMOEOPATHIQUE

Tart. met. carb.-v. op. lach.

OTITE

Inflammation des conduits auditifs externes et internes
provenant d'une prédisposition scrofuleuse. Pesanteur de
tête, bourdonnements et douleur dans l'oreille, puis
écoulement.

Appliquer des sangsues derrière l'oreille, cataplasmes
émollients, pilules purgatives de Thompson, gouttes dépuratives n° 1 et n° 2 du même auteur, huile de Dickson.
(Voir pages 58 et 75.)

OTORRHÉE

Cette maladie, consécutive à une otite, est toujours
sous la dépendance d'une diathèse scrofuleuse ou dar-
treuse.

Elle se présente sous deux formes : la forme sèche,
la forme humide. Il faut entretenir l'écoulement, ne pas le
supprimer brusquement, et surtout traiter la cause, la
diathèse, comme il est dit pour l'otite.

TRAITEMENT HOMOEOPATHIQUE

Puls. sulph. hyd. calc. carb.-v.

PARALYSIE

La paralysie est la diminution ou l'abolition de la contractibilité musculaire, avec ou sans lésion de sensibilité, ou seulement l'affaiblissement ou la perte de cette dernière.

Le mouvement et le sentiment ne pouvant être reportés qu'à l'action du système nerveux cérébro-spinal, leur paralysie doit être attribuée nécessairement à quelques lésions de ce système.

Les paralysies ne frappent donc que les organes soumis à l'influence nerveuse du cerveau, de la moelle épinière et de leurs nerfs, et par conséquent les organes de la vie de relation ; si quelques-uns appartenant à la vie nutritive, comme le pharinx, la vessie, le muscle sphincter de l'anus se paralysent quelquefois, c'est qu'ils reçoivent aussi des nerfs cérébro-spinaux.

La motilité et la sensibilité sont les premières facultés troublées dans la lésion de l'encéphale ; le plus souvent ce sont les seules. L'intelligence, les perceptions des sens, les impulsions instinctives restent pour ainsi dire intactes.

Paralysies par lésion de la moelle épinière.

Les altérations de la moelle épinière ne se rapportent qu'à la motilité et à la sensibilité. La paralysie ne frappe que les organes placés au-dessous de la lésion ; c'est elle qui intercepte par le fait toute communication entre le cerveau et ces mêmes organes.

TRAITEMENT GÉNÉRAL

Emissions sanguines, électricité, strychnine, iodure de zinc, brucine, noix vomique, vératrine, huile de croton, purgatifs, préparations d'arnica, esprit volatil de corne de cerf, douches aromatiques, liniments stimulants, et surtout appareils électro-galvaniques portatifs de Faraday.

Les paralysies saturnines, les paralysies rhumatismales sont celles qui sont le plus promptement guéries par ces appareils. Pour les paralysies chroniques, les paralysies du nerf optique (*Amauroses*), les paralysies du nerf acoustique (*Surdités nerveuses*), un traitement victorieux et prompt est celui par les pilules phosphorées et le liniment phosphoré du Dr G. Hasting. (Voir aux annonces.)

Mixture contre la paralysie.

Ergot de seigle.	1 gramme.
Eau bouillante.	150

Faites dissoudre. Ajoutez :

Sirop simple.	15

A prendre dans la journée en deux fois.

Payan, d'Aix, emploie cette infusion contre les paralysies des membres inférieurs. Elle est utile dans les paralysies de la vessie et du rectum.

La dose du seigle ergoté peut être portée jusqu'à deux grammes. D'autres fois Payan prescrit des paquets de un gramme et demi de seigle ergoté, récemment pulvérisé, à prendre dans un peu d'eau.

Strychnine contre la paralysie.

Strychnine	0,05 centigr.
Alcool rectifié	q. s.
Mie de pain	q. s.

Pour seize pilules, trois par jour.

Frictions d'iode contre la paralysie saturnine.

Axonge. . . . .   50 grammes.
Teinture d'iode.   10

Mêlez. Une friction matin et soir sur le membre paralysé.

Pilules contre les faiblesses des articulations chez les
sujets affectés de syphilis.

Iodure de strychnine. . . . .   0,50 centigr.
Poudre d'althæa . . . .   q. s.

Faites cent pilules, de une à six graduellement.

Potion contre la paralysie.

(Fucher)

Racine d'angélique. . . . . .   10 grammes.
Feuilles de nicotine   5
Réglisse.   15
Eau bouillante.   250

Laissez infuser : une cuillerée chaque demi-heure.

TRAITEMENT HOMOEOPATHIQUE

Cocc. rhus. n.-vom. atrop. hyp. lach. graph.

PARAPHIMOSIS et PHIMOSIS

Par paraphimosis on entend un étranglement du gland
par le prépuce. La contraction du prépuce peut occasionner l'inflammation et la gangrène de l'extrémité de la
verge. Il faut donc, sans aucun délai, tenter la réduction
de la partie déplacée.

Le phimosis consiste dans une étroitesse du prépuce;
le gland alors ne peut être découvert en partie ou en
entier; il survient quand le gland ou le prépuce sont

enflammés. Cet état est ordinairement la suite d'une blennorrhagie ou d'un chancre vénérien, affections qui amènent des complications en maintenant le pus sur la partie malade, portant ainsi obstacle à leur guérison.

Il faut se hâter de diminuer l'inflammation au moyen des bains émollients locaux, d'injections entre le prépuce et le gland, de fomentations et cataplasmes anodins, de boissons tempérantes et de lavements, par des applications de pommade de belladone et d'onguent napolitain ; diète sévère, bains généraux.

Pommade hydrargyrique belladonisée.

Onguent mercuriel opiacé . . .   40 grammes.
Extrait alcoolique de belladone.   5
Baume de Pérou liquide. . . .   5

F. s. a. Contre le phimosis compliqué de syphilis.

Injection opiacée.

Eau ordinaire . . . .   250 grammes.
Opium brut   30

F. s. a. Employée quand l'inflammation est grave.

TRAITEMENT HOMŒOPATHIQUE

Hyd. sulph. cann. nitr.-ac. sep.

PÉRICARDITE

L'inflammation du péricarde est aiguë ou chronique. La péricardite aiguë est produite par des causes qui sont souvent inconnues, et elle est considérée comme maladie primitive.

Elle est fréquemment due à une métastase rhumatismale, à l'endocardite, à la pleurésie, à la pneumonie, à une lésion organique du cœur qui en sont alors autant

de complications : douleur poignante sous la mamelle
gauche, palpitations violentes, battements de cœur iné-
gaux, tumultueux ; oppression, anxiété, fièvre aiguë,
pouls fréquent, son sourd, et exhaussement prononcé de
la région du cœur, bruits de souffle, de râpe, de scie, de
frottement, effets dus à l'épanchemeut séro-albumineux
qui s'opère à l'intérieur du péricarde et qui produit une
courbure de la paroi thoracique.

La péricardite passe quelquefois à l'état chronique ;
elle donne à la longue une grande partie des accidents
qui, comme l'œdème, accompagnent toutes les maladies
organiques du cœur.

TRAITEMENT GÉNÉRAL

Saignées générales et locales après la cessation de la
fièvre, vésicatoires, frictions mercurielles sous la région
précordiale ; digitale à l'intérieur. On ajoute à ces remèdes
principaux des boissons tempérantes, des révulsifs et des
laxatifs : repos, diète ; les vésicatoires et les diurétiques
sont des remèdes qui conviennent dans la péricardite
chronique.

TRAITEMENT HOMŒOPATHIQUE

Acon. puls. bry. cann. caust. lach.

PÉRIPNEUMONIE (voy. PNEUMONIE)

PEMPHIGUS

Maladie caractérisée par un développement de bulles
plus ou moins nombreuses sur des surfaces rouges et enflammées, renfermant une sérosité limpide ou jaunâtre.
Elle a pour causes : la misère, les veilles prolongées, une
constitution délabrée, l'humidité.

TRAITEMENT GÉNÉRAL

Soins de propreté, empêcher que la plaie ne soit irritée par le frottement d'aucun corps étranger qui pourrait détacher l'épiderme ; boissons délayantes s'il y a fièvre, saignée, purgatifs. Panser les ulcérations avec la pommade antiherpétique de Thompson ; faire usage de ses gouttes dépuratives n° 1 et n° 2, et de ses pilules purgatives et dépuratives. (Voyez page 58.)

TRAITEMENT HOMŒOPATHIQUE

Rhus. arsen.

PÉRITONITE

Inflammation du péritoine. Cette maladie, excessivement grave, doit être distinguée en simple et en puerpérale, selon qu'elle se déclare chez l'homme ou chez la femme. Dans ce cas elle est dite puerpérale.

Elle se déclare par un froid violent, avec une douleur vive ordinairement limitée à une partie du ventre. Cette douleur augmente avec les mouvements du corps et par la pression abdominale ; elle s'accompagne de nausées et de vomissements. Le malade ne peut souffrir le poids des couvertures du lit, ni respirer sans exaspérer les douleurs.

Bientôt survient une grande sécheresse à la langue ; la face exprime une vive angoisse et se contracte ; le pouls est d'ordinaire plein, dur, fréquent, quelquefois au contraire petit, concentré, et comme entraîné par la violence du mal.

Une membrane séreuse ne peut être le siége d'une vive inflammation sans qu'il s'y opère à la superficie une exhalaison séro-purulente plus ou moins abondante.

Si on ne parvient pas par un bon traitement à faire avorter l'inflammation à son début, il se forme bientôt un épanchement dans la cavité péritonéale, épanchement quelquefois général, quelquefois partiel, selon l'extension de la péritonite qui, dans ce second cas, se limite par des adhérences. Quand elles sont formées, l'intensité des symptômes diminue, comme si la suppuration devait servir d'élimination au stimulus morbide, ou de crise à la maladie.

Ces phénomènes doivent coûter une somme énorme de forces au malade et produire un effet terrible sur le principe vital. Aussi le pouls devient-il souvent très-petit, et d'une extrême fréquence ; puis reparaissent les vomissements, le visage se contracte davantage, les yeux s'excavent, la diarrhée et les sueurs annoncent la mort qui arrive après une courte agonie, pendant que le malade conserve toute son intelligence.

TRAITEMENT GÉNÉRAL

Une, deux ou trois saignées, suivant l'état du pouls ; couvrir en même temps la région abdominale de sangsues ; mettre le malade dans un bain tiède, le laisser aussi longtemps que possible, faire sur le ventre des frictions avec la pommade mercurielle, et y maintenir des lotions émollientes ; lavements tous les jours. On donnera des boissons douces, froides ou glacées en petite quantité pour calmer les vomissements.

Immédiatement après les évacuations sanguines, on devra avoir recours aux frictions mercurielles à haute dose, vingt à trente grammes d'onguent napolitain.

On administrera le calomel à petites doses que l'on continuera jusqu'à la salivation. Si on a affaire avec une péritonite bilieuse, l'ipécacuanha réussit très-bien.

Dans les cas extrêmes on doit tenter tous les moyens, et ne pas oublier surtout d'appliquer sur le ventre un large vésicatoire. Dans tous les cas le sirop de tamarin étendu d'eau sera très utile. (Voir page 81.)

TRAITEMENT HOMŒOPATHIQUE

Hyd. acon. n.-vom. bry. atrop. hyos.

PITUITE, GASTORRHÉE
GLAIRES

Cette maladie provient d'une hypersécrétion de la muqueuse gastrite ; c'est un catarrhe de l'estomac sans traces d'inflammation.

TRAITEMENT GÉNÉRAL

Alimentation tonique, usage de vin vieux, mélangé avec une eau gazeuse, comme l'eau de seltz, boissons amères et aromatiques, extrait de quinquina, pilules ferrugineuses, s'abstenir de boissons spiritueuses, poudre stomachique du Dr Thompson (voir page 58), remède excellent, et pepsine Boudaut, remède très-recommandé. (Voir aux annonces.)

TRAITEMENT HOMŒOPATHIQUE

Bry. carb.-v. sep. n.-vom. sulph. sil.

PHLÉBITE

Par phlébite, on entend l'inflammation des veines. Elle est produite par des déchirures, des contusions, des plaies enflammées, des saignées, des érysipèles phlegmo-

neux : elle est fréquente surtout chez les nouvelles accouchées ; elle peut être spontanée.

Les principaux symptômes sont une douleur sourde
sur le trajet de la veine affectée, s'accompagnant de dureté et de gonflement des parties environnantes ; la veine
est noueuse, bosselée ; il se forme de petits abcès autour
de la veine. Si la suppuration est forte, le danger est
imminent ; il y a à craindre l'infection et la résorption
purulente.

TRAITEMENT GÉNÉRAL

Sangsues, cataplasmes émollients, repos ; ouvrir les
abcès dès qu'ils sont formés. Emploi prolongé du sirop
de Tamarin. (Voyez page 81.)

PHLEGMASIE

La phlegmasie ou inflammation reçoit diverses déno-
minations, selon l'organe qui en est frappé. Son nom est
formé par l'étymologie grecque de cet organe, et la terminaison *ite* ou *ie* qu'on y ajoute. Ainsi on appelle gastrite l'inflammation de l'estomac ; cérébrite, celle du
cerveau ; arthrite, celle des articulations ; métrite, celle
de la matrice ; pneumonie, celle du poumon ; hépatite
celle du foie, etc., etc.

Les causes de l'inflammation sont nombreuses ; nous
citerons comme les plus fréquentes :

1° Les violences externes, les coups, les chutes, les
contusions ;

2° Les irritants de tous genres, les agents chimiques,
physiques et mécaniques qui agissent à l'extérieur, les
aliments excitants et échauffants, les alcooliques, les
poisons introduits à l'intérieur ;

3° Les secousses morales et les chagrins prolongés ;

4º Les principes vénéneux et miasmatiques, les poudres irritantes, la suppression de la transpiration.

Toutes ces causes peuvent être considérées comme déterminantes; mais il faut aussi tenir compte de l'importance des causes prédisposantes internes et externes.

L'inflammation est caractérisée par de la douleur, de la chaleur, de la rougeur, avec tuméfaction de la partie affectée. Pour peu que l'inflammation soit intense, elle donne lieu à des phénomènes secondaires qui consistent dans une accélération circulatoire, dans une augmentation de calorique, du nombre des pulsations artérielles, et quelquefois aussi, dans un trouble des facultés cérébrales.

Ces phénomènes constituent les symptômes généraux, à l'ensemble desquels on a donné le nom de fièvre symptomatique, fièvre qui exprime le degré de réaction de la force vitale contre la cause morbifique et le stimulus inflammatoire.

Le sang, dans les maladies inflammatoires graves devient plus fibrineux : au lieu de 3, chiffre normal de la fibrine dans le sang, elle varie de 4 à 9; cette augmentation n'arrive qu'au fur et à mesure de l'intensité de la phlegmasie. L'inflammation est susceptible de beaucoup de modes de terminaison, qui sont : la résolution, la métastase, la suppuration, la gangrène et le passage à l'état chronique.

TRAITEMENT GÉNÉRAL

Le traitement doit être essentiellement atonique et débilitant; il doit se composer des émollients et des contre-stimulants. Les narcotiques sont aussi très-utiles pour calmer les douleurs qui, non seulement augmentent la congestion locale, mais troublent aussi le sommeil.

Dans les inflammations externes, les sangsues doivent

être préférées aux saignées, parce qu'elles dégorgent directement les veines capillaires qui sont le siége principal du mal.

Dans les inflammations des organes internes, du poumon, du foie, des reins, les saignées sont au contraire préférables. Les émollients sont employés en cataplasmes, en fomentations. On administrera à l'intérieur les boissons tempérantes, mucilagineuses, dissolvantes, et surtout le sirop de tamarin. (Voir page 81.)

Le traitement de l'inflammation présente aussi quelques modifications, suivant le tissu malade.

L'inflammation du tissu cellulaire devra être attaquée vigoureusement avec les sangsues pour empêcher la suppuration, si cela est possible.

L'inflammation des parenchymes exige aussi des moyens actifs, principalement les saignées.

Celle des veines réclame les saignées, les sangsues, les émollients, les frictions mercurielles, tout l'arsenal des antiphlogistiques, pour prévenir la suppuration qui est mortelle. Les topiques astringents, les caustiques modifient favorablement les inflammations des membranes muqueuses; ils peuvent s'appliquer sur les yeux, dans les fosses nasales, dans le vagin et l'urètre.

Tisane béchique.

Espèces béchiques . . . .   8 grammes.
Eau bouillante. 1,000

Faites infuser et passez.

On édulcore avec :

Sirop de sucre.   60

Tisane pectorale.

Espèces pectorales . . . . . .   12 grammes.

    Eau bouillante. . . . . 1,000 grammes.
Ajoutez :
    Sirop de sucre.   60

Tisane d'orge.

    Orge perlé en entier . . . . .   20 grammes.
Lavez l'orge dans l'eau tiède et faites bouillir ensuite
dans une quantité d'eau jusqu'à ce qu'il se crève.

Tisane gommeuse.

    Gomme arabique entière . . .   15 grammes.
    Eau froide. 1,000
Lavez la gomme dans l'eau froide, faites dissoudre à froid
dans un litre d'eau, et passez à travers un linge grossier;
ajoutez :
    Sirop de sucre. . . . .   60 grammes.

Pilules de calomel.

    Calomel . . . . ⎫
    Poudre d'althæa. . . . . ⎬ (āā)   1 gramme.
    Miel . . . . ⎭   q. s.
Faites vingt pilules, une chaque quatre heures comme
altérant et contro-stimulant.

TRAITEMENT HOMŒOPATHIQUE

Aconit. bell. mer.-sol.

PHLEGMASIE ALBA DOLENS

Œdème des nouvelles accouchées, avec inflammation du tissu cellulaire cutané, intermusculaire et extra-pelvien, fréquemment compliqué de phlébite.

Cette maladie est due à une impression de froid, à un écart de régime ou à un état inflammatoire préexistant, soit de la matrice, soit de ses annexes.

1° Il faut combattre l'inflammation ;

2° L'œdème ;

3° Traiter les complications.

Contre l'inflammation : diète absolue, repos, position horizontale, éviter le froid, l'humidité, porter des vêtements de flanelle, entourer les membres de laine, d'ouate, etc. On fera des fomentations émollientes, narcotiques, sangsues nombreuses sur les points douloureux, fumigations vers la vulve avec vapeurs de feuilles émollientes, boissons diaphorétiques, eau de poulet, sirop de tamarin. (Voir page 81.)

1° Pour combattre l'œdème, on fera une légère compression au membre, frictions mercurielles opiacées sur le ventre, vésicatoires volants sur les jambes.

Pommade pour frictions.

Protoiodure de mercure. . . .	5 grammes.
Axonge.	50

Mêlez. Pour deux frictions par jour.

Autre.

Onguent mercuriel. . . .	} (áá)	15 grammes.
Cérat opiacé		

Quatre grammes pour frictions sur l'abdomen, et mieux encore des tisanes diurétiques, sirop des cinq racines, additionné de nitrate de potasse; sirop de tamarin (voyez page 81), et pilules purgatives et dépuratives de Thompson, remède prompt et excellent contre l'œdème.

TRAITEMENT HOMOEOPATHIQUE

Aconit. arsen. bry. sulph. bellad.   .

PHLEGMASIE DES VOIES URINAIRES

(voy. Ischurie, Catarrhe de la vessie)

PHLEGMON (voy. Abcès)

L'arsenic est vanté contre la diathèse furonculeuse.

Oxyde blanc d'arsenic. . . . .   0,1 décigr.
Poudre d'althæa. . . . . ⎫
Miel. . . . . ⎭ (ââ)   q. s.

Pour faire trente-six pilules : une, puis deux, puis trois, puis par quatre par jour. Sirop de Tamarin longtemps continué. (Voyez page 81.)

PHTHISIE PULMONAIRE

PREMIÈRE PÉRIODE.

Tubercules crus.

La matière tuberculeuse se présente sous forme de granulations milliaires et grises, plus ou moins nombreuses, isolées ou réunies par groupes, occupant principalement le sommet des poumons qui, quelquefois, en sont comme criblés et farcis.

Dans un état un peu plus avancé, ces granulations forment de petits corps qui, incisés, offrent à leur centre un point jaune et opaque, ce sont les tubercules proprement dits, ceux-ci grossissent peu à peu et forment bientôt une masse qui irrite et comprime le tissu pulmonaire.

DEUXIÈME PÉRIODE.

Tubercules ramollis.

Les tubercules formés augmentent de volume pour rester ensuite stationnaires, et marcher vers le ramollissement si on n'arrête pas la maladie dans son cours. Ce ramollissement, qui commence après un temps plus ou moins long, s'opère dans chaque tubercule du centre à la circonférence.

Le ramollissement des tubercules commence par ceux qui sont au sommet du poumon.

TROISIÈME PÉRIODE.

Cavernes pulmonaires.

Les tubercules ramollis, transformés en matière puriforme, usent, perforent les tubes bronchiques circonvoisins et s'évacuent au dehors laissant à la place qu'ils ont occupée une excavation qu'on appelle généralement une caverne.

Les tubercules subissent souvent la transformation crétacée ou calcaire, effort que fait la nature pour opérer la guérison. Les cavernes pulmonaires sont susceptibles de cicatrisation, aussi avons-nous souvent trouvé dans des autopsies, au sommet des poumons de personnes mortes de toute autre maladie, des cicatrices qu'on ne pouvait attribuer qu'à des cavernes guéries.

Les tubercules donnent lieu à une toux aiguë, sèche d'abord puis humide, à de la maigreur, à des sueurs nocturnes limitées à la poitrine et à la tête, à de l'oppression, etc.

Les malades s'imaginent n'avoir qu'un simple rhume.

Beaucoup crachent le sang, et chez les jeunes filles, les
règles diminuent ou cessent.

Le bruit respiratoire est moins prononcé que dans l'é-
tat normal ; généralement les malades conservent de l'appétit ; beaucoup ont de temps en temps de la diarrhée et
un mouvement fébrile le soir.

Quand les tubercules passent à l'état de ramollissement
les accidents s'aggravent, la toux devient plus fréquente (elle empêche de dormir), les crachats deviennent
verdâtres, opaques, parfois striés, parsemés de sang ou
de lignes jaunâtres, quelquefois grumeux ; plus tard, ils
renferment une espèce de pituite claire, diffluente, en
plus ou moins grande quantité.

La fièvre et l'oppression augmentent, la maigreur fait
des progrès ; en appliquant l'oreille sur la poitrine on
entend au niveau des points où les tubercules se ramol-
lissent, un râle humide, muqueux, très-prononcé, surtout
dans les fortes inspirations et dans les efforts de la toux; plus
tard, ce râle se transforme en une sorte de gargouillement.

A la percussion, le thorax rend un son mat, obscur,
excepté dans les points où il se trouve une caverne au niveau de laquelle on obtient un son clair, particulier,
appelé son de pot fêlé. Bientôt la fièvre et la diarrhée
augmentent, ainsi que les sueurs, la faiblesse et l'oppression et le malade succombe dans un véritable état de marasme. La mort est presque toujours la conséquence de
cette maladie; mais cependant, comme le prouvent les
cicatrices dont nous avons parlé plus haut, elle n'est pas
fatalement inévitable. Nous en avons guéri beaucoup de cas
par les aspirations Warner et un traitement approprié.
(V. ci-après et aux annonces.)

TRAITEMENT GÉNÉRAL

Quand il y a tendance à la diathèse tuberculeuse, on
doit chercher à modifier la constitution avant qu'il ne

sóit trop tard. On administrera les gouttes dépuratives
n° 1 et n° 2 du Dr Thompson ; on donnera les huiles de
foie de morue de Dickson à l'hypophosphite de soude et
et à l'iodure de fer. (Voir pages 58 et 75.)

Les traitements Thompson et Dickson unis aux aspirations médicamenteuses Warner, donnent des résultats
merveilleux dans le cas qui nous occupe.

Les parents ne doivent par différer de soumettre leurs
enfants affaiblis à ces traitements.

On administrera des toniques analeptiques ; en appliquant les remèdes à temps, on peut détruire le germe de
la maladie et empêcher son développement. Eaux sulfureuses, lait d'ânesse ; quand la fièvre cesse, une nourriture plus réparatrice, exercice, décoction de cresson,
préparation de lichen, pilules sédatives de Thompson.

Nous obtenons par les aspirations Warner, nous le
répétons, des guérisons de maladies de poitrine qui semblaient désespérées ; ce sont de véritables résurrections
qu'on obtient au moyen de ce mode de traitement. (Voir
aux annonces.)

TRAITEMENT HOMOEOPATHIQUE

Aconit. phos. sulph. carb.-v. sepia. china, silicea, bell.
calc.

PLAIES et COUPS

La première chose à faire est de réunir les bords de la
plaie ou de l'incision au moyen d'un morceau de diachy-
lon ou par une simple bande.

On laisse couler un peu de sang et immédiatement
après on réunit les deux bords ; si la plaie n'est pas réu-
nie promptement et parfaitement la suppuration arrive :
c'est ce qu'il faut éviter.

Les coups et contusions, que l'on reçoit ou que l'on se donne sans qu'ils produisent de plaies, exercent une sorte de déchirure des petits vaisseaux ; de là, épanchement de sang dans cette partie qui devient noire, jaune, tuméfiée ; il faut appliquer de suite sur les parties de l'eau froide, glacée même, pour empêcher le sang des parties voisines de s'y porter, faire usage ensuite de cataplasmes astringents, d'eau de Goulard, d'eau salée, acidulée.

Si la plaie ne résulte pas d'une blessure, mais provient de varice, d'âcreté du sang, etc., on appliquera de la pommade antiherpétique de Thompson, et l'on suivra son traitement dépuratif. (Voir page 58.)

TRAITEMENT HOMŒOPATHIQUE

Arn. puls. cham. sil. sulph. carb.-v.

PLEURÉSIE AIGUE

Inflammation de la plèvre. Cette maladie est due parfois à un coup violent sur le thorax, à des influences inconnues, mais surtout à un refroidissement. Fréquente à tous les âges et à tous les sexes, elle l'est beaucoup plus dans la jeunesse et chez l'homme.

Elle survient aussi comme complication dans le cours de plusieurs affections aiguës ; elle commence subitement par un point de côté précédé ou non par un frisson ; ce point existe sous la région mammaire ; la douleur est vive, aiguë, poignante et fixe. Elle est accompagnée de fièvre, de soif et d'inappétence ; la respiration est difficile, les mouvements sont pénibles, la douleur s'exaspère pendant la toux qui ordinairement est sèche.

Au début, il s'exhale de la plèvre enflammée une exudation séreuse, albumineuse qui se répand dans la partie déclive.

L'épanchement est plus ou moins abondant; il augmente ou diminue selon la marche que suit la maladie et donne lieu à divers phénomènes d'auscultation peu utiles à indiquer ici.

TRAITEMENT GÉNÉRAL

Diète absolue; si le sujet est robuste, une ou deux saignées. Boissons tempérantes, adoucissantes, pectorales, juleps émetisés; plus tard, potion avec nitrate de potasse et oxymel scillitique; vésicatoires, frictions avec la teinture d'iode sur la partie de la poitrine où se trouve l'épanchement pour en faciliter la résorption. Nous recommandons surtout pendant tout le traitement les pilules sédatives de Thompson. (Voir page 58.)

Potion pour la pleurésie.

Eau de laitue.	120 grammes.
Sirop de digitale.	15
Id. diacode	15
Oxymel scillitique	15
Teinture d'aconit.	10 gouttes.
Tartre stibié.	0,10 centigr.

Une cuillerée toutes les heures, même s'il survient des nausées et des vomissements.

PLEURÉSIE CHRONIQUE

Cette forme est très-fréquente; elle se déclare quelquefois comme terminaison de la pleurésie aiguë, quelquefois comme maladie primitive, due à une prédisposition particulière, à une métastase rhumatismale. Dans ces cas, on observe tout d'abord un peu de douleur et une légère fièvre, l'épanchement se forme lentement, mais donne à la longue une grande partie des signes physiques que nous avons signalés à l'article pleurésie aiguë.

TRAITEMENT GÉNÉRAL

Sangsues sur le siége de la douleur, laxatifs, calomel, repos, diète, boissons douces ; la période aiguë passée, la fièvre cessée, on active les sécrétions et la résorption par les diurétiques, la digitale en poudre, la décoction de chiendent, l'acétate de potasse et par de grands vésicatoires sur la partie inférieure du poumon.

Dans la pleurésie chronique, les saignées, les sangsues doivent être employées avec la plus grande sobriété ; il faut employer les ventouses scarifiées ; on a aussi recours aux vésicatoires sur la poitrine, aux moxas, aux cautères, aux révulsifs et aux diurétiques comme ci-dessus, au badigeonnage sur la poitrine avec la teinture d'iode, aux emplâtres stibiés, aux frictions avec l'huile de croton-tiglium, aux eaux sulfureuses. C'est surtout dans la pleurésie chronique que les pilules sédatives de Thompson prouvent toute leur efficacité. (Voir page 58.)

Alimentation douce et légère.

Looch à l'oxyde d'iodure d'antimoine.

Looch blanc. . • . . . .   140 grammes.
Oxyde d'iodure d'antimoine . .   15 à 30
Eau de laurier-cerise   10

Une cuillerée de deux heures en deux heures contre la bronchite capillaire et la pleurésie chronique.

Emplâtre de poix de Bourgogne.

Poix de Bourgogne. . . . . . .   740 grammes.
Résine . . . . . . :   360
Colophane . . . . }
Cire jaune . . . . } (ââ) 120
Huile de noix muscade   30

Id. d'olives . . . .   0,05 centigr.

Eau. . . . .   q. s.

TRAITEMENT HOMOEOPATHIQUE

Aconit. bry. bell. kal. sulph. lach. chin.

PNEUMONIE, PÉRIPNEUMONIE

Inflammation du parenchyme pulmonaire. Ses causes déterminantes sont ordinairement un refroidissement partiel ou général. Cette maladie parcourt rapidement ses périodes, c'est-à-dire qu'on en guérit ou qu'on en meurt très promptement.

Le poumon est gorgé de sang, son tissu est d'un rouge violacé, l'inflammation commence ordinairement tout d'un coup, par un frisson qui dure plus ou moins longtemps. Quelquefois il se déclare un point de côté avec difficulté de respirer, toux et fièvre.

La douleur n'est pas toujours constante; elle est due à une inflammation concomittante de la plèvre (pleuropneumonie); quand elle existe, la douleur est vive, poignante. Si on ausculte la poitrine, on entend un râle crépitant dans les points malades, et le son respiratoire exagéré dans les parties saines; à la percussion, la poitrine rend un son sourd, au niveau de l'engorgement pulmonaire où l'air ne peut passer; la toux est constante mais non continue, toutefois elle ne survient pas par accès comme dans la bronchite. Elle provoque l'expulsion de crachats visqueux, très adhérents au vase qui les contient; ils sont colorés en rouge, jaune ou vert clair, selon la quantité du sang qui s'y mêle; le plus souvent, ils sont rouillés, le pouls est plein, fort, développé, fréquent.

Hépatisation rouge. — Le tissu pulmonaire ne donne plus passage à l'air, aussi ne crépite-t-il plus; il est d'un rouge foncé, semé de granulations dures qui ne sont autres que des vésicules pulmonaires transformées en corps solides, par l'oblitération de leurs cavités et l'épaississement de leurs parois.

Dans cette seconde période, les douleurs persistent ou cèdent ; la gêne de la respiration est plus grande, les crachats sont plus visqueux, toujours colorés ; à l'auscultation, on n'entend plus le râle crépitant, par la raison que l'air ne pénètre plus dans le tissu pulmonaire ; il circule avec force dans les tuyaux bronchiques.

Cet air en circulant produit un bruit de souffle, appelé souffle tubulaire, respiration bronchique ; la voix résonne fortement et produit le phénomène connu sous le nom de *broncophonie*.

La fièvre est toujours intense, le pouls est plus fréquent mais moins plein.

Hépatisation grise. — Le poumon est encore plus imperméable à l'air ; sa couleur rouge est surchargée d'une teinte grisâtre, et son tissu est plus mou, infiltré de pus (période de suppuration) ; la dyspnée augmente encore, le pouls s'affaiblit, la respiration devient plus fréquente et plus pénible, l'expectoration est plus difficile, les crachats ressemblent à du jus de pruneaux ou de réglisse, la langue est sèche et la mort survient promptement. Les facultés intellectuelles se conservent jusqu'au dernier moment.

Le premier degré peut-être arrêté dès son principe par un traitement prompt et actif, néanmoins l'inflammation passe souvent au second degré. Celui-ci survient rapidement, et quand la maladie doit se terminer heureusement elle retourne au premier degré qu'on reconnaît par le râle crépitant qui se manifeste de nouveau ; le troisième degré est toujours mortel.

TRAITEMENT GÉNÉRAL

Les saignées à doses convenables quand la réaction
est vive et que le sujet est robuste ; elles seront moins
utiles et plus dangereuses chez les vieillards, chez les individus faibles, chaque fois que le pouls est mou, fugace,
et la réaction languissante ; quand il y a point de côté,
on l'attaque par des sangsues et des scarifications ;
bien entendu que la diète et les infusions pectorales sont
prescrites.

Pour les contro-stimulants et les révulsifs, on a vanté
l'émétique à hautes doses : quinze à vingt centigrammes
pour les enfants au-dessus de trois ans ; vingt-cinq à trente
pour les adultes ; quarante à cinquante pour les vieillards.
Ce remède n'est plus en usage ; on fait suivre ce traitement par des vésicatoires. On donne aujourd'hui l'émétique, à doses plus modérées, dissous dans une potion
gommeuse ou dans un looch à prendre d'heure en heure,
ou de deux en deux heures, selon la tolérance.

Ordinairement, les premières cuillerées produisent la
diarrhée ou des vomissements. L'économie ne tarde pas
à s'habituer au médicament ; alors il n'agit plus que sur
la nutrition, qui modifie l'organe enflammé.

Le kermès et l'oxyde blanc d'antimoine, surtout ce
premier, sont très-employés dans toutes les circonstances.

Julep contro-stimulant.

(Laennec)

Emétique . . . .   0,3 décigr.
Infusion de feuilles d'oranger. .   150 grammes.
Sirop de gomme   40

Par cuillerée d'heure en heure, dans le traitement de
la pneumonie.

Looch contro-stimulant.

Looch blanc. . . . .   150 grammes.
Antimoine diaphorétique lavé .   4

Mêlez. Une cuillerée toutes les deux heures. Agitez quelquefois.

Looch contro-stimulant.

Looch blanc . . . .   150 grammes.
Kermès minéral   1

Mêlez. A prendre par cuillerée toutes les deux heures.

Potion contre la pneumonie.

Toutes les trois heures une cuillerée de la potion suivante dans une tasse d'infusion :

Eau gommeuse. . . . .   125 grammes.
Eau de fleur d'oranger   50
Eau de laurier-cerise   10
Teinture de digitale   3
Oxymel scillitique   30
Nitre.   2

Dans la journée : potion gommeuse sucrée avec sirop de mou de veau ; le soir, sinapismes aux membres inférieurs, boissons chaudes, diète ; dès le troisième jour effet sédatif, alors on donne la prescription suivante à prendre dans les vingt-quatre heures.

Infusion d'hysope . . . . . .   100 grammes.
Oxyde blanc d'antimoine . . .   2
Sirop de digitale. . . . . } (ââ)   15
Id. de diacode. . . . . }

Augmenter chaque jour l'oxyde blanc d'antimoine de cinquante centigrammes ; la tisane de fruits béchiques et des infusions aromatiques terminent la cure en dix jours. Excellente recette.

TRAITEMENT HOMŒOPATHIQUE

Aconit. bry. sulf. phos. hyd. chin. tart. met.

PNEUMONIE CHRONIQUE
BRONCHITE CHRONIQUE

Vésicatoires, eaux sulfureuses, sirop de poligala, tisane,
de poligala, poudre expectorante, et surtout les pilules
sédatives de Thompson. (Voir page 58.)

Tisane de Mascagni.

  Bicarbonate de potasse . . . . 10 grammes.
Faites dissoudre dans :
  Eau commune. 1,000
Ajoutez :
  Sirop de gomme 60
Par cuillerée dans la pneumonie chronique.

TRAITEMENT HOMOEOPATHIQUE

Acon. hyd. chin. met. cham. n.-vom.

PORRIGO, FAVUS, TEIGNE

Maladie pustuleuse de la tête, essentiellement contagieuse ; les pustules, extrêmement petites, sont comme
cachées sous l'épiderme, mais donnent lieu après leur
éruption à une croûte jeaunâtre, d'un caractère particulier. C'est la teigne proprement dite.

Nous disons proprement dite, parce que les autres maladies herpétiques de la tête, comme l'eczéma chronique,
l'impétigo, le psoriasis, ont aussi reçu le nom de teigne ;
celles-ci diffèrent du favus en ce qu'elles ne sont pas
contagieuses, et ne produisent pas l'altération des bulbes
des cheveux et l'alopécie définitive.

D'un autre côté, la teigne se produit spontanément

sous l'influence de la malpropreté, de la misère surtout chez les enfants faibles et lymphatiques. Elle peut se transmettre toujours par contact médiat ou immédiat, avec la coiffure, les peignes, les brosses qui servent aux teigneux.

. La teigne présente deux variétés : la première, le type du genre favus ou teigne faveuse, ainsi appelée à cause de la ressemblance de ses croûtes à des rayons du miel ; elle est caractérisée par des croûtes d'un jeaune-clair, conservant une dépression caractéristique, et exhalant une odeur rebutante comme leur aspect. Avec la teigne, il survient d'ordinaire un engorgement des ganglions lymphatiques , que le vulgaire appelle improprement *glandes*.

La seconde variété est le *porrigo scutata,* ainsi nommé parce que les pustules sont réunies en un cercle formant des croûtes, disposées en anneaux irréguliers semblables à de la pâte de maïs.

La teigne, surtout la faveuse, est grave par sa lenteur à guérir et par la perte des cheveux qui en est la conséquence.

A l'intérieur, régime tonique et analeptique ; il faut couper les cheveux très-courts, les raser s'il est possible, et faire tomber les croûtes au moyen de cataplasmes émollients et de lotions mucilagineuses.

Se laver ensuite fréquemment avec de l'eau alcaline, eau de savon chaude.

Après avoir fait ces lavages, on appliquera matin et soir une bonne couche de la pommade antiherpétique de Thompson ; le lendemain matin on lavera de nouveau la tête à l'eau de savon chaude, puis on fera une nouvelle application de pommade ; guérison prompte et radicale. (Voyez page 58.)

Il faut prendre à l'intérieur les gouttes n° 1 et n° 2 du même auteur ; aucun traitement n'équivaut à celui-ci.

Formules préconisées contre la teigne.

Pommade alcaline.

Sous-carbonate de soude . . .	10 grammes.
Axonge.	40
Vin d'opium composé.	5

Mêlez.

Pommade épilatoire.
(Cazenave)

Carbonate de soude.	10 grammes.
Axonge.	40
Chaux	5

Mêlez.

Pommade et poudre contre la teigne.

Soude de commerce	0,60 centigr.
Chaux éteinte	4 grammes.
Axonge	120

F. s. a. une pommade.

Chaux vive	120
Charbon.	50

Faites une poudre.

Couper les cheveux à un quart de pouce, faire tomber toutes les croûtes avec un cataplasme de farine de lin, se laver la tête avec une lotion savonneuse, ou de l'eau de lessive légère, et faire des frictions avec ladite pommade sur toutes les parties affectées une fois par jour. On diminue ainsi le gonflement et la rougeur, mais on n'obtient pas de suite un effet complet comme avec la pommade. Thompson ; on saupoudrera les cheveux tous les deux jours avec un peu de la poudre ci-dessus ; les cheveux perdront de leur adhérence à la peau, et pourront s'arracher sans douleur : ce qu'on doit faire peu à peu.

On cessera les frictions quand la peau aura pris sa couleur naturelle, et les cheveux renaîtront insensiblement.

Pommade contre la teigne.

Oxyde rouge de mercure . . .	10 grammes.
Carbonate de soude	16
Sulfate de zinc.	6
Tuthie	4
Fleur de soufre	16
Axonge.	125

Mêlez exactement. Graissez la tête et les parties affectées chaque soir avec cette pommade, et le lendemain on lavera avec de l'eau savonneuse. Préparation dangereuse.

Pommade contre la teigne.

Charbon de bois en poudre . .		100 grammes.
Fleur de soufre		100
Carbonate de potasse. . . } (áá)		50
Fuligine . . . . }		

Mêlez et incorporez :

Axonge.	400

Graissez la tête chaque soir; lavez avec eau de savon le lendemain, et continuez.

Mixture contre la teigne.

Suie	70 grammes.
Blanc d'œuf.	11° 6

Mêlez. En onctions sur la tête après avoir coupé les cheveux.

Topique et pommade des frères Mahon.

Axonge.	80 grammes.
Soude de commerce	15
Chaux éteinte	10

Mêlez exactement. Contre la teigne.

Poudre des frères Mahon.

Cendres de bois neuf . . . . .   100 grammes.
Charbon porphyrisé   50

On varie la quantité de charbon suivant l'alcalinité des cendres, et la susceptibilité du malade ; on saupoudre la tête chaque jour avec cette poudre.

TRAITEMENT HOMŒOPATHIQUE

Sulph. calc. baryt. lyc. met. hep. rhut. hyd. phos. grap. staph.

POURRITURE D'HOPITAL

C'est une espèce de gangrène qui complique les plaies en suppuration chez les malades qui se trouvent concentrés dans les hôpitaux ; elle est constituée par une sanie grisâtre et couenneuse sur la partie ulcérée, qui s'enflamme et devient douloureuse.

TRAITEMENT GÉNÉRAL

Chlorure, chlore, eau de créosote, poudre de quinquina, poudre de charbon et de quinquina, nitrate d'argent, nitrate de plomb, boissons stimulantes et surtout les gouttes dépuratives de Thompson avec sa pommade. (Voir page 58.)

TRAITEMENT HOMOEOPATHIQUE

Chin. sulph. hyp. phos. ac. sil. calc.

POUX

Lotion contre les poux.

Eau distillée de roses. . . . . .   70 grammes.
Eau mercurielle   10

Mélez.

Lotion purifiante.
(Boerhaave)

Sublimé corrosif . . . .   2 décigr.
Eau distillée de roses   120

Faites dissoudre. S'en laver matin et soir sur les points infestés de poux ou d'autres parasites.

Pommade mercurielle simple.

Pommade mercurielle double .   125 grammes.
Axonge   775

Mêlez. En frictions pour détruire les poux.

PRIAPISME

C'est l'état d'un homme tourmenté par des érections violentes, douloureuses, sans désir de s'abandonner à l'acte vénérien. C'est une névrose de l'appareil génital, due le plus souvent à l'état maladif d'un organe voisin, à une cystite vésicale, à une blennorrhagie et d'autres fois à des oxyures, ou des ascarides qui ont leur siége dans le rectum. Elle peut survenir aussi par l'effet de l'injection de cantharides dans l'organisme, par une continence prolongée et par des excès vénériens.

Le traitement devra donc varier selon la nature de sa cause.

TRAITEMENT GÉNÉRAL

Boissons émollientes, ablutions froides sur les parties, préparations de ciguë et de camphre; purgatifs salins, régime lacté, bromure de potasse, sirop de tamarin. (Voir page 81.)

Lupulin comme sédatif des organes génitaux.

Lupulin. . . . .   3 grammes.
Camphre   2
Miel . . . .   q. s.

F. s. a. trente pilules; trois à six par jour.

TRAITEMENT HOMOEOPATHIQUE

Canth. nat. sil. phos.

PRURIGO

Maladie de la peau, caractérisée par l'apparition de papules accompagnées d'un vif prurit; elles sont quelquefois très-petites, quelquefois plus volumineuses, de la couleur de la peau quand elles sont intactes; mais avec les ongles, on les excite bientôt et elles paraissent presque toujours couvertes d'une petite croûte produite par du sang coagulé.

L'éruption papuleuse se généralise souvent, et la peau, incessamment altérée par l'irritation et le frottement, devient rugueuse, épaisse, ridée comme du parchemin.

Le prurigo affecte plus souvent les enfants et les vieillards que les adultes.

TRAITEMENT GÉNÉRAL

Bains, lotions émollientes, saignée pour les sujets sains et jeunes, régime doux, boissons tempérantes, acidules,

lotions alcalines, bains alcalins, sulfureux, eaux minérales, soufre à l'intérieur: Si le sujet est affaibli : boissons amères, régime tonique; quand le prurigo résiste à
ces moyens, on devra suivre le traitement Thompson, qui
sera victorieux. (Voir page 58.) On fera usage de sa pommade et de ses gouttes dépuratives. S'abstenir des boissons
alcooliques. Faire usage du sirop de Tamarin. (V. p. 81.)

TRAITEMENT HOMOEOPATHIQUE

Acon. sep. hyd. calc. nit.-ac. con.

PRURIT

Démangeaison vive de la peau, occasionnée par la
malpropreté, par l'usage trop prolongé du même linge
sans le laver.

TRAITEMENT GÉNÉRAL

Soins de propreté, lotions de borax.

Lotion alcaline. F. H. P.

Carbonate de potasse. . . . . . 120 grammes.
Eau. 1,000
Faites dissoudre et filtrez.

Mixture pour lotion.
(Biett)

Sous-carbonate de potasse. . . 20 grammes.
Eau de roses. 200
Mêlez.

TRAITEMENT HOMOEOPATHIQUE

Acon. con. op. sulph. sil. stib.

PRURIT DE LA VULVE

Les organes extérieurs de la génération sont fréquemment le siége d'un prurit plus ou moins intense qui est très-incommode.

TRAITEMENT GÉNÉRAL

Lotions et bains émollients, lotions astringentes, pilules purgatives de Thompson, pommade antiherpétique du même auteur. (Voyez page 58).

Lotion astringente.

Sulfate de zinc. . . . .   4 grammes.
Id.   d'alumine.   4
Eau distillée.   500

TRAITEMENT HOMOEOPATHIQUE

Sulph. bry. rhut.

PSORIASIS

Maladie caractérisée par des plaques écailleuses observées principalement sur les articulations ; l'éruption de ces plaques est quelquefois précédée de phénomènes généraux : tels que malaise, frissons, céphalalgie, troubles dans les fonctions digestives ; souvent l'éruption apparaît sous la forme de petits points rouges ou rosés, accompagnés de démangeaison ; on aperçoit à leur centre une écaille légère : cette forme a reçu le nom de *psoriasis guttata ;* quand les plaques sont plus étendues, plus irrégulières, recouvertes de squames blanches, on l'appelle *psoriasis diffusa :*

cette maladie passe le plus souvent à l'état chronique; on l'appelle alors *psoriasis invelerata*.

Les causes prédisposantes sont : la misère, la malpropreté, les excès, la vieillesse.

TRAITEMENT GÉNÉRAL

Pommade de goudron, pommade d'iodure d'arsenic, pilules purgatives de Thompson; les gouttes dépuratives n° 1 et n° 2 du même auteur, sont le meilleur traitement interne contre le psoriasis; comme traitement externe, la pommade antiherpétique de Thompson est celle qu'on doit préférer; on se purgera avec les pilules purgatives du même auteur, une fois par semaine. (Voyez page 58.)

Autres formules qu'on pourra essayer.

Pommade de proto-nitrate de mercure.

Proto-nitrate de mercure . . .   2 grammes.
Axonge purifié.   50

Pilules contre le psoriasis.

Iodure d'arsenic . . . .   0,20 centigr.
Extrait de ciguë . . . .   2 grammes.

Mêlez. Faites trente pilules : trois par jour.

TRAITEMENT HOMOEOPATHIQUE

Sep. dul. sulph. met. phos. cal.

PURPURA

Apparition à la peau de plaques rouges, livides, violacées, ou même noirâtres, semblables aux ecchymoses;

ces taches sont produites par une extravasion de sang sous l'épiderme ; elles ne sont accompagnées d'aucune chaleur, d'aucune douleur.

On le distingue en simplex et en purpura hémorrhagica : le simplex est une affection légère, sans fièvre, qui se montre le plus souvent chez les enfants, les femmes, les individus faibles et soumis à des influences débilitantes ; l'hémorrhagica est plus grave, les taches sont plus larges ; il survient des hémorrhagies par les surfaces muqueuses ; on l'observe quelquefois dans le cours des fièvres éruptives.

TRAITEMENT GÉNÉRAL

Repos, boissons rafraîchissantes, délayantes, bains frais. Saignée quelquefois, dans le purpura hémorrhagica : toniques.

En général le traitement doit varier suivant les indications qui se présentent : on se réglera sur la cause, la marche, les symptômes, la constitution et l'âge du sujet affecté ; suivant les cas, le régime sera débilitant ou tonique. Cependant le traitement de Thompson est celui qui procure le plus promptement une guérison radicale. (Voyez page 58.)

PTYALISME (voy. STOMATITE MERCURIELLE)

RACHITISME

Ramollissement des os, et de leur texture. Cette affection est due au manque des sels terreux nécessaires pour la solidité des tissus osseux, soit que ces substances salines ou inorganiques, n'aient pas existé en quantité suffisante dans l'organisme, soit qu'elles en aient disparu par l'effet d'un état maladif prolongé.

Le rachitisme présente plusieurs degrés : le premier consiste dans une légère tuméfaction des articulations, dans un redressement peu marqué des flancs, dans une faible déviation de la colonne vertébrale, avec ou sans courbure des jambes, et sans réaction générale ; d'autres fois le rachitisme est très-lent et n'a pas de conséquences très-graves. Dans d'autres cas l'affection marche rapidement, les enfants perdent l'appétit, la vivacité, le goût du manger, et enfin le mouvement.

La tête se développe, la peau devient molle et flasque, le visage se rétrécit, les articulations se gonflent, il se déclare une fièvre lente qui consume le malade ; pendant ce temps les os longs s'incurvent sous le poids du corps, la colonne vertébrale se dévie.

TRAITEMENT GÉNÉRAL

Régime alimentaire fortifiant, frictions toniques et excitantes avec l'eau de Cologne, le vin aromatique ; bains aromatiques, bains de mer, bains d'eau salée.

Si le sujet malade a plus de deux ans, on lui donnera des viandes crues en pilules ; surtout l'huile de foie de morue Dickson à l'iodure de fer (voyez page 75) ; c'est le remède par excellence. On donnera les gouttes dépuratives et toniques du Dr Thompson. (Voyez page 58.) Par ces moyens continués, la guérison est certaine. Le régime devra être tonique : viandes rôties, vin vieux coupé d'eau.

Quand, au contraire, on traite un enfant à la mamelle, il faut le donner à une bonne nourrice ; le lait de chèvre est aussi excellent.

Contre les difformités nous recommandons les moyens orthopédiques.

Poudre contre le rachitisme.

(Temple)

Oxyde de fer noir . . . . } (āā)	1 gramme.
Rhubarbe. . . . . }	
Sucre.	4

Mêlez. Divisez en seize paquets : un paquet matin et soir.

Poudre de phosphate de chaux composée.

Phosphate de chaux.	1 gramme.
Carbonate de chaux	8
Sucre de lait.	12
Lactate de fer	1

Mêlez. Trois pincées avant le repas.

TRAITEMENT HOMOEOPATHIQUE

Calc. atrop. sulph. lyc. sil. nit.-acid.

RAGE

Maladie qui se déclare chez le chien, le loup et le chat spontanément et se communique à l'homme par la morsure de l'animal qui en est atteint. Cette maladie est caractérisée par une aversion prononcée pour les liquides, par un état spasmodique des muscles respiratoires, par des convulsions.

Elle se développe d'ordinaire du trentième au quarantième jour après la morsure; la guérison de la rage déclarée est rarement possible; le seul traitement efficace est celui qui consiste à la prévenir.

L'indication principale est de détruire le venin dans le lieu-même où il a été inoculé; il faut donc aussitôt après l'accident faire couler le sang par la pression, par l'application de ventouses, laver la plaie avec un linge imbibé d'ammoniaque liquide et y maintenir le linge pendant une heure; on brûle la plaie avec de la poudre à canon ou le fer rouge; mais la brûlure avec la poudre à canon a cet avantage sur le fer rouge, que le feu pénètre dans toutes les fissures, les sinuosités, et les carbonise.

- Un excellent remède, et qui a réussi plusieurs fois,

consiste à faire prendre au malade, des bains de vapeur;
après le bain, couvrir le malade de couvertures de laine,
et le soumettre à un courant électrique du deuxième
ordre; la circulation sera accélérée, la transpiration de-
viendra grande, et la maladie ne se déclarera pas. Un
médecin de Paris a prétendu que des cas de rage
déclarée avaient été guéris par ce moyen. Il faut continuer ce traitement pendant plusieurs jours et ne pas désespérer de la guérison; le courant électro-galvanique du
deuxième ordre doit être très-puissant.

RAMOLLISSEMENT DES GENCIVES
(voy. Scorbut)

RAUCITÉ DE LA VOIX (voy. Bronchite)

RECTUM (Chute du)

Maladie assez commune dans l'enfance; elle survient
d'ordinaire chez les individus faibles et lymphatiques;
les paralysies du sphincter, les diarrhées chroniques,
l'enfance, la vieillesse, sont considérées comme causes
du prolapsus du rectum.

En général, le prolapsus anal n'est pas grave, quand
il est simple; mais il n'est réellement simple que chez les
enfants, et sa guérison peut avoir lieu sans opération.

TRAITEMENT GÉNÉRAL

On aura recours à un bon régime, aux ferrugineux,
aux lotions astringentes avec de l'eau de chaux, de
l'écorce de chêne, des solutions d'alun; on administrera
des lavements froids, et l'on fera prendre au malade des
bains de siége également froids. Ces moyens sont d'ordinaire suffisants chez les enfants.

Pour les vieillards, il faut, en outre des moyens ci-
dessus, faire usage du sirop de tamarin : trois à quatre
cuillerées par jour, dans de l'eau. (Voyez page 81.)
Appliquer un bandage compressif, et faire usage de la
poudre stomachique du docteur Thompson avant chaque
repas. S'il y a diarrhée chronique, il faut la guérir.
(Voyez ce mot.)

RÈGLES SUPPRIMÉES (voy. Aménorrhée)

Gouttes n°. 1 du Dr Thompson (voir page 58); remède
excellent. Huile de foie de morue Dickson à l'iodure de
fer. (Voir page 75.)

RÉTENTION D'URINE

Elle survient lentement ou subitement : lentement,
dans le cas de retrécissement urétral, de maladie de la
prostate, et surtout d'inertie de la vessie; d'autres fois
l'urine s'arrête instantanément : cela peut arriver quand
l'individu résiste trop longtemps à un pressant besoin d'u-
riner; dans ce cas le liquide distend démesurément la
vessie et la paralyse.

Cela arrive aussi quand un calcul s'arrète sur le col
de la vessie; cela peut encore survenir chez les individus
qui s'abandonnent aux excès du vin et des femmes.

La rétention d'urine offre plusieurs degrès savoir :
premier degré, *dysurie* quand l'individu urine avec difficulté; deuxième degré, *ischurie* quand il ne peut plus
uriner. Dans ce dérnier cas la vessie se distend, l'urine
continuant à augmenter, l'extension n'a d'autres limites
que celles de l'extensibilité de la fibre vésicale, et cette
extensibilité étant bien vite surmontée, il survient la
paralysie de la vessie. La rétention existant, la vessie
peut devenir très-considérable, remonter jusqu'à l'ombi-

lic et simuler une hydropisie : sentiment de pesanteur au périnée, ténesme, constipation, douleurs, efforts pour uriner, agitation, nausées, vomissements ; si la rétention persiste encore quelques jours : délire, coma et mort.

La première opération à faire est de donner issue à l'urine au moyen de la sonde. On s'occupera ensuite à faire disparaître la cause de la maladie, si cela est possible.

Potion diurétique calmante.

Huile d'amandes douces. . . .	20 grammes.
Gomme arabique en poudre . .	10
Jaune d'œuf.	5
Sirop diacode	50
Eau de chaux	100

Mêlez. Recommandée contre l'ischurie et la strangurie, par cuillerées chaque heure.

Cataplasme contre l'ischurie.

Oignons blancs triturés. . . .	n° 6
Feuilles de pariétaire fraîches .	50 grammes.
Décoction de racines d'althæa .	q. s.

En recouvrir le pubis et le pénis.

TRAITEMENT HOMOEOPATHIQUE

Con. op. canth. n.-vom. puls. atrop.

RÉTRACTION DES MEMBRES
(voy. COURBATURE et PARALYSIE)

RHAGADES (voy. SYPHILIS)

RHUMATISME ARTICULAIRE
AIGU ET CHRONIQUE

Affection inflammatoire d'une nature particulière, qui a son siége spécialement dans les tissus fibreux, synoviaux et musculaires, ayant une grande téndance à la récidive ; il résulte d'une prédisposition héréditaire, ou acquise sous l'influence prolongée d'un froid humide, des excès, etc., etc.

Dans cette affection le sang est très-fibrineux : les aliments excitants, l'abus d'une nourriture trop succulente et trop azotée produisent l'état aigu.

Le rhumatisme articulaire aigu n'arrive pas ordinairement tout d'un coup : tantôt il s'annonce par un frisson, une sorte de courbature, une fièvre peu intense ; d'autres fois il y a rigidité des articulations attaquées, voilà les prodromes.

Après quelques heures, ou quelques jours, la maladie se déclare ; alors une ou plusieurs articulations deviennent le siége de vives douleurs ; elles sont gonflées, et la peau qui les recouvre est souvent rouge et tendue. Ces phénomènes diffèrent peu de ceux de l'arthrite simple ou traumatique. Dans les inflammations rhumatismales, les symptômes locaux comme : gonflement, chaleur, rougeur et douleur, ne paraissent pas toujours les premiers ; non-seulement le mouvement fébrile les précède, mais souvent aussi ces derniers persistent après sa disparition.

D'autres fois l'inflammation ne suit pas toutes ses périodes ; il est dans la nature du rhumatisme articulaire de changer de place, et d'envahir successivement plusieurs articulations.

Le rhumatisme articulaire est fréquemment compliqué d'inflammation du cœur, du péricarde ou des méninges. Le rhumatisme articulaire chronique est une maladie très-commune, il succède ordinairement à l'aigu, mais souvent il débute par cette forme ; ses symptômes sont alors peu intenses, ils consistent dans une gêne des mouvements, dans un gonflement sans rougeur de la peau ; les douleurs dans certains cas sont quasi nulles, dans d'autres cas elles sont très-prononcées, s'augmentant peu à la pression, mais toujours par les variations de l'atmosphère.

Quand il n'y a qu'un petit nombre d'articulations malades et que les douleurs sont modérées, l'état général n'en souffre pas; dans le cas contraire il survient de la maigreur, de la fièvre, les jointures se déforment et se remplissent d'une substance dure, composée principalement d'urate de soude; les tissus qui entourent les articulations subissent une altération et se désorganisent: de là les tumeurs blanches, les caries, les suppurations profondes auxquelles succède la fièvre hectique et la mort, qui vient mettre un terme à cet état désesperé.

TRAITEMENT GÉNÉRAL

Dans l'état aigu, sulfate de quinine à haute dose : un gramme cinquante centigrammes à deux grammes par jour, administré à cuillerée dans cent cinquante à deux cents grammes de véhicule; cette méthode donne de très-bons résultats, mais ils ne sont pas constants et elle peut aussi devenir dangereuse, quand on porte la dose du médicament à trois grammes par jour.

Le nitrate de potasse à haute dose est vanté par plusieurs auteurs contre le rhumatisme ambiant; l'opium est utile dans le rhumatisme, comme il l'est dans mille circonstances où il faut calmer les douleurs; il se donne à la dose d'un décigramme en quatre pilules, en augmentant jusqu'à vingt centigrammes. Les bains en général font plus de mal que de bien.

Dans le rhumatisme aigu : émissions sanguines, boissons antiphlogistiques, sirop de tamarin surtout. (Voyez page 81.) Les pilules purgatives de Thompson, répétées chaque matin, sont le remède héroïque par excellence; les préparations antimoniales, les solanées vireuses, les vésicatoires révulsifs rendent aussi de grands services.

Nous recommandons également d'une manière toute spéciale les préparations dialytiques de Bonjean, la soie dolorifuge de Léchelle et l'élixir antirhumatismal de feu Sarrasin, préparé par Michel, pharmacien à Aix. (Voir aux annonces pour ces trois médicaments.)

Dans le rhumatisme articulaire chronique, on ne pratique pas d'émissions sanguines générales, quelques sangsues ou ventouses scarifiées suffisent : révulsifs cutanés, liniments excitants, vésicants, cautères, moxas, bains et douches de vapeur, bains sulfureux, eau de Baréges, de Bade, de Bagnères, etc., etc.

A l'intérieur, les gouttes dépuratives n° 1 et n° 2 du docteur Thompson, sont le remède à préférer. (Voyez page 58.) Le colchique, l'aconit, la salsepareille, le gaïac, et enfin l'électricité, le galvanisme et l'acuponcture.

Dans ces derniers temps on a beaucoup vanté l'iodure de potassium, l'huile de foie de morue à hautes doses ; nous recommandons principalement l'huile de foie de morue à l'iodure de fer du docteur Dickson. (V. page 75.)

Médicaments qui peuvent convenir également dans cette affection.

Poudre de Dower.

Poudre de sulfate de potasse. .	4 grammes.
Nitrate de potasse	4
Poudre d'ipécacuanha.	1
Réglisse.	1
Extrait d'opium sec et pulvérisé.	1

Mêlez exactement : trois à six décigrammes par jour comme diaphorétique et calmant ; cinquante-cinq centigrammes de cette poudre représentent cinq centigrammes d'extrait d'opium.

Potion iodurée.

Iodure de potassium	2 grammes.

Eau de menthe. . . . .   200 grammes.
Sirop de safran   30

A prendre de cette potion trois fois par jour. Employée dans le traitement du rhumatisme articulaire aigu.

Solution d'acétate de potasse.

Acétate de potasse . . . . . .   5 grammes.
Eau   280

A prendre dans la journée; on édulcorera à volonté : prompte guérison en faisant usage des pilules purgatives de Thompson. (Voir page 58.)

Eau de goudron.

Goudron . . . . 1,000 grammes.
Eau . . . .   10 litres.

Mettez le tout dans un vase de douze litres, agitez de temps en temps avec une spatule en bois; après dix jours de macération filtrez et décantez; trente grammes contiennent à peu près un centigramme des principes de goudron en solution. A prendre par tasse, pur ou mélangé avec du lait; édulcorez avec sirop de gomme ou de tolu. Bon pour prévenir les récidives du rhumatisme aigu.

Sirop contre les engorgements rebelles des articulations.

Sirop apéritif . . . . 500 grammes.
Teinture de colchique . . $\left.\right\}$ (āā)   15 grammes.
Iodure de potassium. . .
Teinture d'aconit.   1

Mêlez. Une cuillerée trois fois par jour.

Bains sulfureux de Baréges artificiels.

Hydrosulfate de soude. . . . .   64 grammes.
Carbonate de soude.   64

Chlorure de sodium. . . . . .   60 grammes.
Eau distillée.   320

Faites dissoudre les sels dans l'eau, ajoutez à un bain.
Dans le rhumatisme chronique.

Bains gélatineux sulfureux.

Colle de Flandre . . . .   1 kilog.
Sulfure de potasse liquide. . .   150 grammes.
Eau. . . . .   q. s.

Faites dissoudre la colle de Flandre à chaud dans suffisante quantité d'eau, et mêlez la solution de potasse en
même temps que l'eau destinée pour le bain.

Liniment volatil composé.

Huile blanche . . . .   60 grammes.
Ammoniaque.   8
Camphre   4

Faites dissoudre le camphre dans l'huile, introduisez
la solution dans une bouteille, ajoutez l'ammoniaque, bou-
chez et agitez avant d'en faire usage.

Poudre d'oxyde-iodure d'antimoine.

Oxyde-iodure d'antimoine. . .   0,10 centigr.
Poudre d'ipécacuanha.   0,20
Sucre. . . . .   q. s.

Mêlez : faites huit paquets. Deux à trois par jour dans
le cas d'arthrite rhumatismale aiguë.

Alcoolat de Fioraventi.

Térébenthine . . . .   500 grammes.

Résine élémi . . . . . . \
Résine tacamahaca. . . . \
Succin. . . . . \
Styrax liquide. . . . . . \
Gomme résine. . . . . . }(àà)   96 grammes.
Galbanum . . . . /
Myrrhe. . . . . /
Aloès. . . . . /

Baies de laurier   125
Galanga.   84

Zédoaire. . . . . \
Gingembre . . . . \
Cannelle . . . . \
Girofle. . . . . }(àà)   48
Muscade . . . . /
Feuilles de dictame de /
  Crète. . . . . /

Alcool à 31°. 3,000

En frictions stimulantes à la dose de soixante grammes.

Liniment stimulant.

Alcoolat de Fioraventi . . . .   50 grammes.
Acide hydrochlorique.   5

F. s. a. une cuillerée pour frictions, matin et soir dans le rhumatisme chronique.

Liniment résolutif stimulant.

Alcoolat de Fioraventi . . }
Id.   de romarin . . . }(aa)   50 grammes.
Teinture de cantharides. . . .   10

Mêlez. Employé à l'Hôtel-Dieu dans les affections rhumatismales.

Liniment anodin.

Extrait aqueux d'opium. . . .   10 grammes.
Onguent d'althæa   50

Baume tranquille . . . . } (ââ) 60 grammes.
Huile d'amandes douces . }

Baume tranquille.

Feuilles de belladone. . . ⎫
  Id. de jusquiame . . ⎪
Morelle. . . . . ⎪ (ana) 125 grammes.
Nicotiane. . . . . ⎪
Pavots. . . . . ⎪
Stramonium . . . . . . ⎭
Sommités d'absinthe. . . ⎫
Marjolaine . . . . ⎪
Menthe aquatique . . . . ⎪
Menthe coq. . . . . . . ⎪
Millepertuis. . . . . . . ⎬ (ana) 32
Rue . . . . ⎪
Sauge . . . . ⎪
Thym . . . . ⎪
Fleur de sureau. . . . . ⎪
  Id. de romarin . . . . ⎭
Huile d'olives 3,000

Employé en frictions dans les cas de rhumatisme douloureux.

Baume saxon.

Huile concrète de muscade. . . 125 grammes.
Huile essentielle de la- ⎫
  vande . . . . ⎬ (ââ) 6
Huile de succin . . . . . ⎭
  Id. d'origan 4
  Id. de marjolaine . . . } (ââ) 4
  Id. de sauge . . . . . }
  Id. de romarin. 4
  Id. de menthe. . . . . ⎫
  Id. de rue . . . . . . ⎬ (ââ) 0,26 décigr.
  Id. de macis . . . . . ⎭

Mêlez : à froid pour frictions.

Vin aromatique.

```
Espèces aromatiques . . . . .   455 grammes.
Vin rouge. . . . . . . . . . 1,000
Alcoolat vulnéraire. . . . . .    64
```

Faites macérer, filtrez. En fomentations toniques et résolutives.

Douches aromatiques.

```
Espèces aromatiques . . . . .   200 grammes.
Baies de laurier. . . . . }
  Id. de genièvre . . . . } (ââ)  50
Eau de fontaine . . . . . . . 3,000
```

Faites bouillir pendant un quart d'heure, passez ; ajoutez à la colature :

```
Sel ammoniacal . . . . . . .   425 grammes.
Alcool de genièvre . . . . . .  500
```

Administré en douches au moyen d'un appareil.

Cataplasme calmant.

```
Capsules de pavots . . . . . .   32 grammes.
Feuilles sèches de jusquiame. .   64
Farine émolliente . . . . . .   125
```

F. s. a. En application sur les articulations douloureuses.

Baume Opodeldock liquide.

```
Savon d'Espagne. . . . . }
Alcool rectifié. . . . . } (ââ)  50 grammes.
Essence de thym. . . . . . .     4
  Id.  de romarin. . . . . .     8
Ammoniaque liquide . . . . .    30
```

Mêlez : faites dissoudre selon l'art et filtrez ensuite ; mettez le produit dans une bouteille bien bouchée. En frictions dans le rhumatisme.

Savon acétique.

Ether acétique. . . . .   40 grammes.
Savon animal   5

Faites dissoudre au bain-marie : deux à quatre grammes
pour frictions dans les douleurs rhumatismales.

Emplâtre de Goulard.

Huile d’olive. . . . .   500 grammes.
Cire vierge   250
Acétate de plomb.   50
Camphre. . . . . }
Sel ammoniacal . . . . . } (ââ)   5

F. s. a. Etendez sur une toile ou une peau. Contre les
rhumatismes.

TRAITEMENT HOMŒOPATHIQUE

Acen. puls. hyd. rhus. bry. aru. n.-vom.

RHUMATISME MUSCULAIRE

Douleurs dans les muscles, sans gonflement, n'augmentant pas par la pression, rendues plus fortes par le
mouvement, et s’exaspérant par le froid. On confoud
souvent le rhumatisme musculaire avec des douleurs
névralgiques.

On le distingue en aigu et en chronique : dans le rhumatisme musculaire chronique, la douleur est plus étendue ; elle est fixe ou revient à certains intervalles, après
un froid, une course forcée, un séjour dans des lieux
humides.

Le rhumatisme diffère de la névralgie en ce que, dans
celui-là, la douleur occupe une plus grande surface, et
surtout que les douleurs s’observent sur le point d’inser-
tion des muscles et non sur le trajet des nerfs.

Bains de vapeur avec des baies de genièvre, fleurs de

sureau, frictions avec l'alcool camphré, frictions sèches ;
pour tisanes, des infusions diaphorétiques, telles que de
tilleul, de bourrache, additionnées avec un peu d'acétate
d'ammoniaque; vêtements chauds, de flanelle ; une forte
transpiration suffit quelquefois pour se débarrasser d'un
rhumatisme aigu ; un verre de bon punch, en se mettant
au lit, suffit souvent pour produire ce résultat.

Dans les cas graves il faudra se purger avec les pilules
Thompson (voir page 58) et se frictionner avec le liniment suivant. Nous recommandons spécialement l'elixir
antirhumatismal de feu Sarrasin, préparé par Michel,
pharmacien à Aix (Provence). (Voir aux annonces.)

Liniment contre le rhumatisme musculaire.

Baume Fioraventi	60 grammes.
Ammoniaque liquide	8
Chloroforme.	4

Mêlez : en frictions matin et soir.

RHUME (voy. BRONCHITE)

Remèdes excellents : sirop minéral sulfureux de Crosnier ou liqueur de goudron concentrée de Guyot, surtout
dans les cas anciens et rebelles. (Voir aux annonces.)

RHUME DU CERVEAU (voy. CORYZA)

ROUGEOLE

Maladie de la peau, se déclarant à l'extérieur par de
petites macules rouges irrégulières, légèrement saillantes,
disparaissant le huitième jour en laissant une esqua-
mation furfuracée.

C'est une fièvre éruptive due à un principe contagieux,
qui d'ordinaire n'attaque qu'une seule fois dans la vie la
même personne. Elle se déclare spécialement chez les enfants, quelquefois aussi chez les adultes ; elle est contagieuse dès le début de l'éruption jusqu'au quinzième et
vingtième jour ; elle est souvent épidémique.

La rougeole s'annonce par du malaise, de la toux, de
la rougeur ; injection de la conjonctive, coryza, nausées,
vomissements avec céphalalgie ; il y a aussi parfois
de l'assoupissement, du délire et des convulsions. Ces
symptômes s'aggravent pendant trois à quatre jours, et
alors commence l'éruption ; elle paraît premièrement sur
la face, le front, et le cou, et ensuite sur la poitrine,
sur le ventre et enfin sur tout le corps. Elle est caractérisée par de petites vésicules ressemblant à des piqûres
de puces, qui s'élargissent, se confondent et forment
promptement des plaques rouges, irrégulières, légèrement saillantes, autour desquelles la peau saine conserve
sa couleur naturelle ; elles se développent au bout de
vingt-quatre, trente-six ou quarante heures au plus ; alors
la fièvre diminue ainsi que les autres phénomènes pré-
curseurs ; néanmoins la toux, la rougeur des yeux, le
coryza et l'état catarrhal persistent.

Si l'éruption tarde à apparaître, on administrera des
boissons sudorifiques, on traitera les différents symptômes
d'après les indications ; si le mal de tête est intense on
appliquera des révulsifs aux extrémités ; on peut même
appliquer quelques sangsues derrière les oreilles. Il faut
surtout surveiller la convalescence : éviter le froid et être
sévère sur le régime ; vésicatoires volants, calmants légers contre la toux ; boissons douces et laxatives sur la
fin de la maladie.

TRAITEMENT HOMOEOPATHIQUE

Puls. acon. sulph. atrop. phos. rhus. hy. dros.

RUPIA

 . Affection de la peau, caractérisée par une éruption sur une base enflammée, par des bulles isolées applaties, pleines d'un liquide séreux qui bientôt se concrète et forme une croûte parfois noirâtre. On l'observe principalement chez les enfants et chez les vieillards affaiblis.

TRAITEMENT GÉNÉRAL

Le traitement victorieux de cette maladie est celui du docteur Thompson. (Voyez page 58.)

TRAITEMENT HOMOEOPATHIQUE

Hyd. met. sulph. sep.

SAIGNEMENT DE NEZ (voy. Epistaxis)

SALIVATION MERCURIELLE
(voy. Ptyalisme)

SATYRIASIS

Le satyriasis consiste en des érections fortes, fréquentes ou continuelles, accompagnées d'un désir ardent, irrésistible de se livrer au coït.

C'est une névrose du cerveau. Le satyriasique est assiégé de pensées lassives, de songes voluptueux, d'érections continuelles et de pollutions nocturnes fréquentes.

Le malade se livre très-souvent à la masturbation, et manifeste ses désirs par des gestes obscènes; toutes les femmes sont belles pour lui et lui plaisent; il est ardent, brûlant, ses yeux brillent, son pouls est fort ; il répand une odeur *sui generis*. Dans un tel état s'il trouve à satisfaire ses désirs, il les répète à outrance et ne sait pas se borner ; s'il ne trouve pas à les satisfaire, sa raison se trouble, plus tard le délire survient : ce sont là les symptômes du dernier degré du satyriasis ; il peut exister à des degrés moins prononcés, suivant l'âge et le tempérament du sujet.

TRAITEMENT GÉNÉRAL

Saignée, bains, régime doux, boissons tempérantes, réfrigérants sur les parties sexuelles et sur le cerveau ; le camphre peut être employé avec avantage, en pilules et en lavements. Pilules de lupulin. Distractions, voyages, occupations sérieuses. Usage prolongé du sirop de tamarin. (Voyez page 81.)

On a tenté dans ces derniers temps le bromure de potasse en solution : huit grammes pour deux cent cinquante grammes d'eau distillée ; trois à six cuillerées par jour.

TRAITEMENT HOMOEOPATHIQUE

Cham. plat. hyd. sulph. natr.-m.

SCARLATINE

Maladie exanthémateuse, caractérisée par des petits points rouges, comme des grains de millet, ou de larges plaques irrégulières d'un rouge framboisé, accompagnée d'angine et de fièvre et se terminant par une desquamation.

C'est une fièvre éruptive due, comme la rougeole, à un principe contagieux, qui n'attaque qu'une seule fois le même individu ; elle n'attaque que les enfants au-dessous

de dix ans ; elle règne souvent épidémiquement, surtout
en automne et au printemps.

L'invasion de la scarlatine s'annonce par des vomissements, des maux de gorge, et par divers accidents nerveux ; la peau est de couleur écarlate : elle est tendue,
sensible, brulante, prurigineuse; les maux de gorge peuvent augmenter jusqu'à produire l'engorgement des ganglions sous-maxillaires.

L'éruption commence à pâlir du cinquième au sixième
jour; la fièvre cesse et le mal de gorge disparait vers le
huitième jour ; la rougeur est remplacée par une desquamation.

Dans certaines épidémies, l'angine est violente et souvent couenneuse ou gangréneuse ; elle constitue alors
un symptôme prédominant. L'éruption, dans ce cas, est
lente, irrégulière, partielle et donne lieu à des hémorrhagies ; la fièvre est forte, la maladie devient grave.

Une autre forme de scarlatine, qu'on appelle maligne-
nerveuse, présente encore des symptômes plus sérieux :
elle est accompagnée de prostration, de délire, de coma;
l'éruption est irrégulière, parsemée de pétéchies, de
sudamina, d'ecchymoses; les urines sont sanguinolentes,
l'haleine est fétide, le pouls petit et fréquent.

La scarlatine est d'une nature plus grave que la rougeole; ces deux affections se confondent souvent l'une avec
l'autre ; on peut les distinguer par les symptômes qui
sont principalement le mal de gorge et la toux dans la
scarlatine, et le larmoiement dans la rougeole.

Si l'angine est très-intense, on devra appliquer six
sangsues au cou, employer des gargarismes émollients,
auxquels on ajoutera un peu d'acétate de plomb sur la fin
de la maladie.

Gargarisme émollient.

Eau d'orge . . . .   120 grammes.

Alcool . . . .   15 grammes.
Acétate de plomb . . . . . .   0,05 centigr.

Mêlez. Pour un gargarisme.

Révulsifs, vésicatoires aux jambes ou à la nuque; purgatifs si le canal intestinal n'est pas enflammé.

Quand l'angine devient gangréneuse, ce qu'on reconnaît à l'inspection de la bouche et à la fétidité de l'haleine, il faut administrer des antiseptiques et des toniques à l'intérieur : comme décoction de quinquina, eau vineuse. Dans la scarlatine maligne et surtout dans la forme nerveuse, l'art est presque toujours impuissant.

On emploie, selon les circonstances, les toniques, les révulsifs, les émétiques, les purgatifs; le camphre, le musc conviennent dans la forme nerveuse ; les affusions d'eau froide sur la superficie du corps est un moyen très-employé en Angleterre.

Dans la convalescence, on doit éviter le froid, rétablir les fonctions de la peau au moyen de bains et de frictions. Faire usage des diurétiques ainsi que des ventouses sur la région des reins dans le cas d'hydropisie consécutive; comme moyens prophilactiques certains on conseille, en outre de l'isolement des malades et leur éloignement du foyer d'infection, de donner chaque jour aux enfants, pendant tout le temps de l'épidémie, deux à quatre gouttes d'une solution de dix centigrammes d'extrait de belladone dans trente grammes d'eau, ou six à huit gouttes de la teinture de cette plante dans même quantité d'eau.

Potion de Sthal.

Carbonate d'ammoniaque . . .   8 grammes.
Eau distillée.   200
Sirop d'althæa   40

Une demi-cuillerée toutes les deux heures contre la scarlatine nerveuse.

Solution prophilactique.

Extrait de suc dépuré de bella-
donc . . . .   0,1 décigr.
Eau distillée. . . . .   30 grammes.
Faites dissoudre. Deux gouttes quatre fois par jour aux
enfants de dix ans pour prévenir la scarlatine.

Teinture contre la fièvre scarlatine.

Teinture de muriate de fer . .   10 grammes.
Quatre à cinq gouttes dans un verre d'eau de quatre en
quatre heures. Prompte guérison.

Cure de Godelle.

Extrait de belladone . . . . .   0,15 centigr.
Eau distillée. . . . .   30 grammes.
On en donne aux enfants d'un an et au dessous, matin
et soir, deux à trois gouttes ; à ceux de deux ans, trois à
quatre gouttes. On augmente progressivement suivant
l'âge, sans dépasser quinze gouttes pour les adultes.

Autre.

Racines de belladone en poudre.   0,15 centigr.
Sucre en poudre. . . . . . .   8 grammes.
Faites soixante doses. Deux à trois par jour pour les en-
fants d'un an et augmenter selon l'âge.

TRAITEMENT HOMOEOPATHIQUE

Atrop. sulph. phos. acon. hyd.

SCIATIQUE

Névralgie du nerf de ce nom, causée ordinairement par le séjour dans un lieu froid et humide ; elle est plus fréquente chez l'homme que chez la femme ; les gens de la campagne en sont souvent atteints. -

Cette maladie se manifeste par une douleur sourde, lacérante, qui suit le trajet du nerf sciatique jusqu'au pied, principalement du côté externe de la jambe.

Les mouvements exaspèrent d'ordinaire les douleurs, il n'y a pas de fièvre, la couleur de la peau n'est pas changée ; la douleur revient par crises et ses paroxysmes n'ont rien de régulier. La maladie a une durée variable, les récidives sont fréquentes.

TRAITEMENT GÉNÉRAL

Frictions avec le liniment volatil, applications d'un cataplasme sinapisé, vésicatoires sur les points douloureux ; on les applique de haut en bas ; l'opium à l'intérieur calme parfois les douleurs ; le sulfate de quinine peut éloigner les accès, s'ils arrivent périodiquement.

Récamier et Martinet vantent l'huile de térébenthine à l'intérieur : douze grammes dans un looch, à prendre trois à quatre cuillerées par jour ; se couvrir de flanelle, éviter le froid, l'humidité, provoquer la transpiration ; moxas dans les cas rebelles et anciens. Le remède que nous recommandons d'une manière toute particulière est l'élixir antirhumatismal de feu Sarrasin, préparé par Michel, pharmacien à Aix (Provence). (V. aux annonces.)

Codéine contre la sciatique.

Codéine.		1 gramme.
Miel. . . . . } (ãã)		q. s.
Poudre d'althæa. . . . . }		

Faites vingt pilules. Une à quatre par jour.

Pommade contre la sciatique.

Pommade stibiée.	40 grammes.
Extrait d'aconit.	5

Mêlez : en frictions.

Mixture de térébenthine.

Emulsion	64 grammes.
Essence de térébenthine. . . .	56 gouttes.
Sirop diacode	24

A prendre le soir en allant se coucher, en une seule fois ;
la quantité de l'huile de térébenthine peut être augmentée jusqu'a quatre grammes, sans augmenter la dose du
sirop diacode.

Traitement de la sciatique.

Racine de renoncule scélérate .	120 grammes.
Teinture de cantharides. . . .	15
Laudanum de Sydenham . . .	1

Etendez sur une peau et appliquez sous le talon de la
jambe malade, laissez pendant trente-six heures, il se
formera une forte vésication et la douleur sciatique disparaîtra ; on pansera ensuite avec du cérat simple. Ce
moyen, employé par nous, nous a donné de bons résultats.

Potion contre la sciatique.

(Schneider)

Essence de térébenthine .	(ââ)	10 grammes.
Poudre de gomme		
Eau de menthe.		120
Sucre blanc.		15
Sirop de menthe poivré. . . .		30

F. s. a. deux cuillerées par jour ; il faut en même temps

pratiquer plusieurs fois par jour des frictions sur les
parties douloureuses, au moyen d'un liniment composé
avec :

Essence de térébenthine. . . .	1 partie.
Liniment camphré	2

Cataplasme sciatique.

(Willis)

Farine de moutarde.	250 grammes.
Poivre blanc . . . . . . ⎫ (ââ)	5 grammes.
Gingembre. . . . . . . ⎭	
Oxymel scillitique	q. s.

Mêlez. Contre la sciatique.

TRAITEMENT HOMŒOPATHIQUE

Rhus. puls. bry. calc. sulph. coloc,

SCLÉROTITE

Inflammation de la sclérotique, due à des vices goutteux, rhumatismaux ou vénériens.

Elle est rarement primitive : au début la sclérotique
a une teinte jaune, parfois bleuâtre; la vue est trouble;
quand il y a larmoiement, c'est que la maladie se
complique de choroïdite, d'iritis ou de kératite.

TRAITEMENT GÉNÉRAL

Au début, antiphlogistiques, saignées, sangsues derrière les oreilles, purgatifs avec les pilules Thompson.
(Voir page 58.) Plus tard les mercuriaux et surtout combattre la cause diathésique.

SCORBUT

Cette affection consiste en une altération du sang, caractérisée par une diminution considérable de la fibrine, due à l'action de causes débilitantes : comme les privations, l'encombrement, l'humidité, les mauvais aliments, l'excès de travail et les chagrins.

Quand il se déclare dans les grandes villes, dans les camps, dans les armées, on l'appelle scorbut de terre ; et scorbut de mer, quand il se déclare chez les marins et les passagers.

Les individus deviennent pâles, perdent leurs forces et éprouvent de la répugnance pour les aliments ; au début les gencives se gonflent, deviennent fongueuses, d'un bleu azuré ; ensuite la peau se couvre de plaies noires ou jaunes ; bientôt tous les tissus et surtout les muscles sont envahis, il survient en même temps des douleurs dans les articulations et dans les os, puis des hémorrhagies de la muqueuse buccale ; il se forme des ulcérations.

Les individus chez lesquels le scorbut se déclare sont toujours affaiblis par des privations, la mauvaise nourriture, ou par des maladies antérieures. Fétidité de l'haleine, rareté des urines, petitesse et fréquence du pouls, les gencives sont décharnées, les dents remuent : tels sont les symptômes.

TRAITEMENT GÉNÉRAL

Boissons amères, plantes antiscorbutiques, boissons acidules, gargarismes astringents, acides, et aussi caustiques, pour arrêter les progrès de l'ulcération des gencives ; thériaque ou diascordium, contre la dyssenterie concomittante ; nourriture végétale, insolation, fruits acides, limons, préparations de crucifères, safran, cochléaria, pyrèthre, cresson, moutarde, valériane, préparations de quinquina, de myrrhe, eau de goudron et surtout le sirop de tamarin qui, à lui seul, vaut tous les autres remèdes. (Voir page 81.)

Suc antiscorbutique.

Feuilles de cresson. . . .)
   Id. de cochléaria . . } (àà)
   Id. de trèfle d'eau. .)

Triturez ces plantes dans un mortier en marbre : exprimez-en le suc et filtrez au moyen d'un papier. Dose : cent grammes.

Alcoolat de cochléaria.

Feuilles fraîches de cochléaria . 1,500 grammes.
Alcool rectifié à 80°. 3,000

Distillez au bain-marie pour obtenir deux mille cinq cents grammes de colature. Dose : vingt à cinquante grammes dans une tisane appropriée ; comme antiscorbutique.

Chlorate de potasse contre le scorbut.

Chlorate de potasse. . . . . .   6 grammes.
Suc de citrons.   10
Eau   120

Une cuillerée chaque trois heures.

Gargarisme antiscorbutique.

Alun . . . .   2 grammes.

Faites dissoudre dans du vin blanc, ajoutez peu à peu :

Teinture de quinquina . . . .   10 grammes.
   Id. de myrrhe   5
Miel rosat.   50
Laudanum. . . . .   5 gouttes.

Sirop de cresson.

Sirop simple . . . .   500 grammes.
Alcoolat de cresson.   60

Mêlez dans une capsule d'argent et faites évaporer tout l'alcool, retirez du feu et laissez refroidir. Quinze à vingt grammes dans un véhicule approprié.

Potion antiscorbutique.

Sirop de quinquina. . . . . .   50 grammes.
Eau de menthe.   150
Alcoolat de cochléaria. . . . .   10 grammes.
Suc de citrons   50

Mêlez. Une cuillerée chaque heure.

Gargarisme antiscorbutique.

Teinture de myrrhe . . . }
  Id.   de cannelle. . . }(ââ)   4 grammes.
  Id.   de gaïac   8
Alcoolat de cochléaria.   30

Une petite cuillerée, allongée avec deux grandes cuillerées d'eau.

Potion antiscorbutique.
(Franck)

Décoction de quinquina. . . .   250 grammes.
Alcoolat de cannelle   60
Sirop de pavots blancs   30
Extrait de quinquina   25

Contre le scorbut arrivé à un degré très-élevé. A la dose d'une cuillerée chaque demi-heure.

Gargarisme détersif.

Alun . . . .   10 grammes.

Faites dissoudre dans :

Eau de roses. . . . .   20 grammes.

Dans les affections scorbutiques.

Potion de cochléaria et citrons.

Eau distillée. . . . .   180 grammes.
Alcoolat de cochléaria   15
Suc de citron   60
Sirop de pavots   60

F. s. a. Contre les affections scorbutiques. Une cuillerée chaque demi-heure.

Traitement antiscorbutique.

Mangez chaque jour deux à trois citrons, un paquet de cresson et de l'oseille ; boire matin et soir un demi-verre préparé de la manière suivante :

Quinquina jaune. . . . . . .   50 grammes.
Racine de raifort.   200
Feuilles de cochléaria. . . . .   2 poignées.
Eau-de-vie . . . .   250 grammes.
Vin blanc. . . . .   2 litres.

F. s. a. Avec ce vin coupé d'eau, on peut aussi se gargariser plusieurs fois par jour.

TRAITEMENT HOMŒOPATHIQUE

Staph. n.-vom sulph. hyd. carb.-v. natr.-m.

SCROFULES

Etat constitutionnel consistant en une altération particulière des liquides blancs, et dans un engorgement chronique des ganglions lymphatiques, avec ou sans tubercules.

La cause de cette maladie est mal connue : on l'attribue à la misère, aux privations de toutes sortes, à l'action prolongée d'un froid humide, à l'usage des farineux,
de la pâtisserie, des fruits verts, d'aliments mauvais, à
la syphilis ; mais sans aucun doute, la cause la plus certaine est l'hérédité.

S'il y a une grande analogie entre les maladies tuberculeuses et les scrofules, il existe aussi entre ces deux affections de grandes différences. En effet, les scrofules consistent dans l'engorgement des ganglions lymphatiques,
avec une modification particulière de la lymphe qui les
traverse.

Les tubercules, au contraire, sont composés de matières coagulables qui se rencontrent souvent là où il
n'existe pas de veines lymphatiques.

TRAITEMENT GÉNÉRAL

Alimentation analeptique, air pur, vêtements de flanelle, frictions, habitations saines ; boissons amères et
toniques : gentiane, lupulin, suc de fumeterre, de tussilage ; infusion de feuilles de noyer, ferrugineux, café de
glands ; bains de mer ou d'eau froide, à laquelle on ajoute
du sel commun.

Quand les engorgements se déclarent on a recours à
des rémèdes plus actifs.

Nous ne connaissons pas de traitement supérieur à
celui de Thompson comme traitement principal, curatif
et prophylactique, sans négliger les moyens indiqués ci-
dessus, assistés de l'huile de foie de morue de Dickson.
(Voir page 58 et 75.) On devra prendre les gouttes dépuratives n° 1 et n° 2 de Thompson selon le mode indiqué, faire usage de ses pilules purgatives, frictionner les
glandes avec sa pommade n° 1 ; panser les plaies et les fistules avec la même pommade ; prendre matin et soir une
cuillerée de l'huile de foie de morue de Dickson à l'io-

dure de fer. Par ce traitement on obtiendra la guérison dans les cas les plus désespérés. Nous recommandons aussi comme médicament de premier ordre contre la scrofule à tous les degrés, le sirop antilymphatique de Bonjean. (Voir aux annonces.)

Pilules d'iodoforme.

Iodoforme. . . . .
Extrait d'absinthe . . . . . .

F. s. a. trente-six pilules : à prendre trois par jour dans les affections scrofuleuses.

Teinture d'iode.

Iode . . . .   52 grammes.
Alcool à 86º.   375

Faites dissoudre et filtrez. Quinze à vingt gouttes dans un verre d'eau sucrée, deux fois par jour.

Solution d'iodure d'ammoniaque.

Eau distillée. . . . .   120 grammes.
Iodure d'ammoniaque.   2

Une petite cuillerée matin et soir ; augmenter progressivement.

Pilules contre les scrofules.

Phosphate de fer. . . . . . .   4 grammes.
Sulfate de quinine . . . . . .   0,75 centigr.

Faites douze pilules : deux à trois par jour.

Eau iodurée pour boissons.
(Lugol)

Iode . . . .   0,2 décigr.
Iodure de potasse   0,4
Eau distillée. . . . .   1,000 grammes.

Triturez l'iode et l'iodure de potassium dans un mortier de cristal ou de porcelaine, et ajoutez peu à peu l'eau distillée ; chaque demi-décilitre contient un centigramme d'iode. Trois à quatre verres par jour.

Sirop d'iodure de fer.

Sirop sudorifique. . . . .   500 grammes.
Proto-iodure de fer.   4

Deux à six cuillerées par jour.

Pastilles d'iodure de fer.

Iode . . . .   20 grammes.
Fer porphyrisé   10
Eau   200

Faites chauffer au bain-marie jusqu'à ce que vous ayez obtenu un liquide incolore; filtrez et mêlez :

Sucre blanc . . . .   1,000 grammes.
Essence de menthe.   5

Ajoutez à la solution d'iodure de fer :

Eau de menthe. . . . .   q. s.

F. s. a. des pastilles du poids de huit décigrammes. Deux par jour.

Bols antiscrofuleux.

Eponge calcinée . . . .   2 grammes.
Sulfate de potasse   10
Baume de soufre simple. . . .   10 gouttes.
Sirop de sucre. . . . .   q. s.

F. s. a. des pilules de deux décigrammes. Deux à quatre par jour en deux fois; boire un demi-verre d'eau de mer auparavant, quand c'est possible.

Poudre antimoniale.

Calomel. . . . .   0,5 décigr.
Soufre doré d'antimoine . }
Carbonate de magnésie. . }(ãâ)   4 grammes.

Mêlez et divisez en seize paquets : un matin et soir dans les ophthalmies scrofuleuses.

Sirop de noyer.

Extrait de feuilles de noyer . .   4 grammes.

Faites dissoudre dans un peu d'eau et ajoutez :

Sirop bouillant . . . .   50 grammes.

On le prescrit aux enfants : à la dose de deux à trois cuillerées ; aux adultes on ne dépasse pas soixante grammes ; la dose ordinaire est de trente grammmes.

Elixir amer.

Racine de gentiane coupée . .   50 grammes.

Faites macérer pendant cinq à six jours dans :

Eau-de-vie . . . . 1,000 grammes.

Carbonate de potasse.   5

Filtrez et conservez : dix à vingt grammes et plus selon l'état.

Pilules antiscrofuleuses.
(Baudeloque)

Sulfure de mercure . . . . .   0,1 décigr.

Magnésie . . . .   0,05 centigr.

Poudre de ciguë . . . .   0,1 décigr.

Mêlez : faites une pilule. Une matin et soir ; on augmente jusqu'à dix par jour.

Teinture de suie.

Suie . . . .   5 grammes.

Cannelle et gingembre   10

Faites macérer durant huit jours dans de l'alcool à vingt-deux degrés.

Filtrez : Employé comme stimulant à la dose de cinq grammes dans une tisane appropriée.

Vin antiscorbutique.

Raifort. . . . .   52 grammes.
Feuilles fraiches de cochléaria.   16
Cresson de fontaine   16
Trèfle d'eau.   16
Semence de moutarde.   16
Hydrochlorate d'ammoniaque .   8
Vin blanc généreux.   1,000
Alcoolat de cochléaria.   16

F. s. a. Très-employé; dose : trente-deux à cent-vingt-cinq grammes dans les affections scrofuleuses.

Sirop de raifort composé.

Feuilles de cochléaria . . ⎫
Trèfle d'eau . . . . ⎬ (ââ) 500 grammes.
Cresson . . . . ⎪
Oranges amères. . . . . ⎭
Cannelle   16
Vin blanc.   2,000
Sucre   2,000

Dose : cinquante grammes comme antiscrofuleux.

Sirop dépuratif de Majault.

Vin rouge. . . . . 12,000 grammes.
Racines de saponaire. . . ⎫
Feuilles d'arnica. . . . . ⎬ (ââ) 120
Trèfle d'eau. . . . . . . ⎪
Fumeterre . . . . ⎭
Baies de genièvre . . . . ⎫
Racines de câprier. . . . ⎪
Racines de squine. . . . ⎬ (ââ) 60
Fleurs de sureau . . . . ⎪
Bois de sassafras . . . . ⎪
 Id. de gaïac . . . . . . ⎭
Pied de veau.   50

Faites bouillir et ajoutez :

Cassonade.'. . . . . 7,500 grammes.

Passez : et évaporez jusqu'à consistance sirupeuse ; quand le sirop est fait, on ajoute par litre deux grammes d'ammoniaque liquide; huit à quarante-huit grammes par jour dans les scrofules.

Pastilles de chlorure d'or.
(Chrestien)

Chlorure d'or et de soude. . .   0,25 centigr.
Sucre. . . . .   50 grammes.
Mucilage de gomme. . . . . .   q. s.

F. s. a. soixante pastilles; deux chaque jour.

Pilules d'or.

Or pulvérisé. . . . .   0,6 décigr.
Extrait de saponaire . . . . .   4 grammes.

Mèlez et faites trente-six pilules. Dose : douze à quinze par jour.

Pilules de cyanure d'or.

Cyanure d'or . . . .   0,05 centigr.
Extrait de daphné mezereum. .   0,15

Mèlez; et, avec quantité suffisante de poudre d'althæa, faites quinze pilules; on en donnera d'abord une, puis deux et trois par jour; contre les scrofules.

Potion antiscrofuleuse.

Carbonate de soude. . . . . .   5 grammes.
Faites dissoudre dans :
Eau de camomille.   100
Ajoutez :
Sirop de gentiane.   50
Teinture de quinquina   5

Par cuillerée dans la journée.

Pommade d'iodure de zinc.

Iodure de zinc. . . . .   5 grammes.
Axonge.   4

Mêlez : quatre à huit grammes, en frictions dans la
journée ; contre les ulcérations scrofuleuses.

Pommade iodurée, opiacée.

Iode . . . .   1 gramme.
Iodure de potassium.   5

Mêlez dans un mortier de porcelaine et ajoutez :

Axonge . . . .   100 grammes.
Laudanum de Rousseau. . . .   10

Etendez cette pommade sur un plumasseau de charpie,
et couvrez en l'ulcère.

Bain ioduré. F. H. P.

Iode . . . .   8 grammes.
Iodure de potassium   15
Eau . . . .   q. s.

Pour un grand bain.

TRAITEMENT HOMŒOPATHIQUE

Sulph. calc. hyd. hep. baryt. iod.

SPASME (voy. Névralgie hystérique)

SPERMATORRHÉE

Perte de sperme, volontaire ou involontaire, sthénique ou asthénique. La spermatorrhée n'est pas toujours
une maladie très-sérieuse ; elle le devient lorsqu'elle
est fréquente, involontaire, et qu'elle épuise le sujet.

Les causes de cette maladie sont nombreuses, et pour arriver à diriger un bon traitement contre cette affection, il faudra les chercher autant que cela est possible, dans la constitution du sujet, son âge, ses passions, ses excès antérieurs.

Une fois la maladie déclarée elle fait souvent des ravages rapides, tant au physique qu'au moral ; elle conduit au dégoût de la vie et parfois au suicide : perte de mémoire, palpitations, affaiblissement général, marasme, et enfin la mort.

TRAITEMENT GÉNÉRAL

Si les pertes séminales sont dues à trop de continence, le mariage peut guérir ; si elles sont dues à une affection de l'un des organes de la génération, c'est cet organe malade qu'il faut traiter. Très-souvent la spermatorrhée est due à un état sédentaire, à une constipation opiniâtre, à des oxyures autour de l'anus ; éloigner ces causes, c'est traiter la maladie :

Régime doux, rafraîchissant quoique tonique, vin de Bordeaux ; pas de poisson ni de gibier, ni aucun excitant du système nerveux.

Le plus souvent cette affection provient d'excès vénériens ; il y a alors impuissance complète ou incomplète.

Les gouttes régénératrices du docteur Thompson conviennent surtout à la dose de dix à douze gouttes dans un peu d'eau, trois fois par jour après le repas, dans les cas où la maladie provient d'excès vénériens ou de faiblesse générale.

Une cautérisation est souvent indispensable ; mais elle ne peut être faite que par un médecin ou un chirurgien.

STOMATITE

Phlegmasie, parfois couenneuse, parfois épidémique, et parfois contagieuse de la muqueuse buccale, et s'étendant quelquefois aux autres parties de l'appareil digestif.

On en distingue de plusieurs sortes :

1° La *stomatite simple*, qui est limitée au voile du palais, caractérisée par un gonflement douloureux de certains points du palais. Quelques boissons émollientes, des gargarismes adoucissants, une légère diète : voilà le traitement dans ce cas.

2° La *stomatite couenneuse* se montre d'ordinaire dans le cours de plusieurs maladies, comme dans la fièvre typhoïde, la phthisie ; elle survient quelquefois dans le cours d'une maladie, dont elle annonce la fin.

Gargarismes astringents, toniques, soins de propreté : tels sont les moyens à employer.

3° La *stomatite ulcéreuse* ; il ne faut pas la confondre avec des ulcérations syphilitiques, ni avec celles produites par des fièvres tiphoïdes, ou une salivation mercurielle. Celle dont nous parlons ici est simple, en dehors de toute complication, et consiste dans un gonflement avec ulcération du voile du palais. Les meilleurs traitements à opposer à celle-ci sont les gargarismes émollients, légèrement opiacés, la cautérisation avec l'acide hydrochlorique : dix gouttes dans une demi-once de miel rosat.

4° La *stomatite gangréneuse* ; elle affecte trois formes : couenneuse, ulcéreuse et charbonneuse.

Gonflement des ganglions sous-maxillaires avec difficulté de la mastication, odeur caractéristique, diarrhée et vomissements ; il faut agir ici avec plus d'énergie : cautérisations avec les acides purs, avec le nitrate d'argent ; le chlorure de chaux sec est employé avec succès ;

gargarismes avec la décoction de quinquina. Dans toutes ces formes, on devra se purger au moins deux fois par semaine avec les pilules de Thompson (voyez page 58) et faire un usage habituel du sirop de tamarin. (V. p. 81.) La solution de chlorate de potasse convient dans la plupart des cas.

5° *Stomatite mercurielle*. (Voyez *Ptyalisme*.)

SUETTE MILLIAIRE

La suette milliaire n'est qu'une sorte de fièvre éruptive, présentant pour symptômes principaux des sueurs abondantes, accompagnées d'une éruption milliaire, d'un sentiment de suffocation, de malaise avec soif, anorexie, précédant l'invasion qui, quelquefois, est subite ; il se déclare alors d'abondantes sueurs avec céphalalgie, sentiment de constriction à l'épigastre et souvent palpitation et tendance à la syncope.

La fièvre est modérée, elle présente des exacerbations, le pouls est large, les urines abondantes et rouges, la langue blanche. Du second au troisième jour, le malade éprouve des fourmillements sur tout le corps ; c'est l'éruption qui s'annonce, celle-ci se montre sous deux formes : tantôt sous une multitude de petites taches irrégulières, déprimables, semblables à celles de la rougeole ; offrant au centre un point saillant et dur, formé par une vésicule pleine d'un liquide transparent (milliaire rouge) ; souvent ce sont des vésicules diaphanes, disséminées sur la peau (milliaire blanche). Les vésicules sont quelquefois visibles à l'œil nu, et quelquefois il faut se servir d'une lentille pour les voir.

Quand l'éruption est complète, les sueurs diminuent, mais elles persistent pendant tout le temps de la fièvre, et sont souvent restreintes à l'épigastre.

La desquamation commence vers le septième ou le huitième jour et dure sept semaines.

Il faut veiller à la convalescence.

La maladie est bénigne ou grave; dans ce dernier cas, elle est compliquée de phénomènes nerveux qui sont dangereux, et peuvent conduire à la mort dès les premiers jours.

TRAITEMENT GÉNÉRAL

Révulsifs aux extrémités, vomitifs, surtout l'ipécacuanha; quand l'estomac est débarrassé, les purgatifs salins conviennent. Boissons émollientes, délayantes, en petite quantité; sangsues à la base du crâne derrière les oreilles, vésicatoires, antispasmodiques et enfin le sulfate de quinine dans le cas d'intermittence.

TRAITEMENT HOMOEOPATHIQUE

Acon. ipéc. bry. hyd. rhus. sulph.

SUEURS NOCTURNES

La moiteur de la peau et une légère sueur sont un signe favorable de la terminaison d'une maladie aiguë. Dans certaines maladies, telles que la phthisie, la consomption, le carreau, les suppurations profondes, etc., les sueurs nocturnes sont d'un fâcheux présage; il est très-difficile de les arrêter sans voir apparaître bientôt des diarrhées colliquatives plus funestes qu'elles encore; il faut donc, pour agir avec prudence, agir contre la maladie elle-même. (Voyez *Phthisie* et *Scrofules*.)

TRAITEMENT HOMOEOPATHIQUE

Sulph. calc. sil. hep. phos. puls. met.

SURDITÉ

Elle existe à l'état complet ou incomplet selon qu'il y a abolition ou seulement diminution de l'ouïe. Elle est due d'ordinaire à la paralysie du nerf acoustique, ou elle est consécutive à des fièvres éruptives graves, à des refroidissements subits ou à un écoulement de l'oreille.

Contre cet écoulement il faut employer les gouttes dépuratives n° 1 et n° 2 de Thompson, et faire usage de ses pilules purgatives. (Voir page 58.) Les malades prendront en outre l'huile de foie de morue médicamenteuse de Dickson à l'iodure de fer (voir page 75); ce sont les seuls moyens à employer pour obtenir la guérison.

Pour la surdité on fera usage des embrocations du docteur Turnbull : à la vératrine, à l'aconitine, à la delphine (voir aux annonces); on se purgera avec les pilules Thompson, et l'on fera usage de ses gouttes dépuratives. (Voyez page 58.)

Mixture acoustique.

Baume du Pérou.	5 grammes.
Fiel de bœuf.	15

Mêlez. Contre les écoulements fétides de l'oreille.

Baume acoustique.

Alcoolat de Fioraventi.	5 grammes.
Huile d'amandes douces. . . .	10
Fiel de bœuf.	20

Mêlez. Quelques gouttes sur du coton qu'on introduit dans l'oreille.

Huile créosotée.

Créosote	5 grammes.
Huile d'amandes douces. . . .	20

Mêlez; et introduisez-en matin et soir quelques gouttes dans l'oreille avec un pinceau.

Injection acoustique.
(Alibert)

Baume du Pérou. . . . . . .   10 grammes.
Infusion d'ipéricum.   100
Teinture de musc . . . .   0,2 décigr.
Essence de roses. . . . . . .   0,05 centigr.

Faites des injections matin et soir dans les oreilles. (Surdité accidentelle.)

TRAITEMENT HOMOEOPATHIQUE

Calc. carb. psoricum.

SYNCOPE (voy. Hystérie)

La syncope est la suspension momentanée de la respiration et de la circulation, avec perte du sentiment et du mouvement. Le point de départ de la syncope est dans le cœur, le cerveau et le poumon ; ces trois viscères sont, ainsi qu'on l'a dit, le trépied de la vie.

La syncope est occasionnée souvent par une saignée ou une grande perte de sang, par une vive impression sur l'esprit, une sensation désagréable, une douleur vive, suffocante, par un air vicié, une course précipitée, un encombrement capable de causer l'asphyxie.

TRAITEMENT GÉNÉRAL

Placer le malade dans une position favorable à l'arrivée du sang au cerveau, favoriser la circulation et l'introduction de l'air dans les poumons : éther, air froid, ammoniaque, jeter de l'eau froide au visage, desserrer les vêtements de la malade.

Sel volatil pulvérisé.

Sel ammoniac pulvérisé. . . .　　20 grammes.
. Carbonate de potasse . . . . .　　50

Mêlez promptement, et conservez dans un vase bouché à l'émeri. Employé comme l'ammoniaque.

Acide aromatique fort.

Acide acétique concentré . . .　　200 grammes.
Camphre . . . .　　20
Essence de lavande . . . .⎫
　　Id.　de romarin . . .⎬(ââ)　　5 grammes.
　　Id.　de girofle . . . .⎭
Cochenille pulvérisée. . . . .　　0,20 centigr.

F.s. a.

TRAITEMENT HOMOEOPATHIQUE

Acon. ign.n.-vom. op. carb -v. cham atrop.

SYPHILIS

On nous objectera peut-être que nous ne devrions pas traiter un article semblable dans le formulaire médical des familles ; à ceci nous répondons : nous avons vu dans notre pratique médicale des centaines de jeunes gens qui, pour n'avoir pas osé dire à leurs parents et même à un médecin, le mal dont ils étaient atteints, ont vu leur santé compromise pour le reste de leurs jours. Combien d'autres qui, par ignorance, tardent à se soigner et ne vont trouver le médecin que lorsque le mal a déjà exercé des ravages souvent irréparables. A l'aide de ce livre ils pourront se soigner eux-mêmes en secret ; ceux qui ne seront pas atteints de cette maladie passeront cet article comme s'il n'exitait pas ; nous n'écrivons pas d'ailleurs pour les jeunes filles, mais pour les pères de famille, les hommes, les jeunes gens, et quand ils prendront notre livre pour y chercher cet article, c'est qu'ils en auront besoin, le mal sera déjà fait.

La syphilis est une maladie produite par un virus particulier; lequel étant appliqué sur une partie du corps où son absorption est possible, y exerce d'abord une action locale qui plus tard réagit sur toute l'économie et l'infecte.

Pendant la période d'incubation les individus ne peuvent communiquer la maladie dont ils portent le germe; mais dès qu'il existe une sécrétion morbide celle-ci transmet l'affection.

Les premiers accidents de l'affection vénérienne sont : le chancre, le bubon et la pustule muqueuse. Chez l'homme les chancres existent ordinairement sur le frein de la verge, autour du gland, sous le prépuce et dans la fosse naviculaire. Chez la femme dans tous les points de la muqueuse qui tapissent les grandes et les petites lèvres, la fourchette, l'entrée et l'intérieur du vagin. Chez l'un et l'autre sexe, on peut trouver les chancres à l'anus, aux lèvres, au pharynx, dans l'oreille et aux mamelles.

Le chancre se déclare du troisième au huitième jour après un coït impur, par un point rouge, douloureux, avec démangeaison, prurit, élancement. Le point le plus essentiel est de reconnaître si le chancre est induré ou non induré.

En effet les chancres indurés annoncent toujours une infection vénérienne, constitutionnelle actuelle ou prochaine. Le chancre induré forme une petite plaie dont le diamètre dépasse rarement celui d'une pièce de cinquante centimes; ses bords sont comme taillés à pic, sous la petite plaie il y a toujours une induration, et pour parler vulgairement on pourrait dire : c'est comme une petite plaie sous une élévation représentant la moitié d'un pois chiche.

Les auteurs admettent deux autres espèces de chancres : le simple ou chancre mou, qui consiste dans une ulcération superficielle, sans induration de sa marge et de sa superficie; et le phagédénique ou rongeant, dont le fond n'est pas induré, mais qui présente un détritus brun ou grisâtre, comme dans la pourriture d'hôpital ; sa superficie est granuleuse, fongueuse et saignante ; les marges sont œdématiées plutôt qu'indurées, et tendent à détruire très-promptement les tissus environnants.

Quant au pronostic, le chancre simple ou chancre mou est très-bénin, il n'exige pas de traitement général, car il ne produit jamais l'infection générale : la syphilis. Le chancre phagédénique est plus grave comme lésion locale, ayant une action qui tend à détruire les tissus voisins en peu de temps; il est plus difficile à guérir et demande un traitement prompt.

Il n'y a que le chancre induré qui infecte l'organisme et produit la syphilis constitutionnelle du deuxième et troisième degré. Le meilleur traitement des syphilis constitutionnelles est le traitement du docteur Thompson : prendre deux fois par jour ses gouttes dépuratives n° 1 et n° 2, purger le malade avec ses pilules purgatives trois fois par semaine, panser les chancres ulcérés, les plaques muqueuses avec sa pommade antiherpétique ; guérison certaine, prompte, sans récidive, si on continue le traitement un peu de temps après la disparition du mal. Nous recommandons également le sirop antilymphatique de Bonjean ; remède excellent surtout dans les cas anciens. (Voir aux annonces.)

Autres prescriptions.

Solution d'iodure d'ammoniaque contre
les maladies syphilitiques.

Iodure d'ammoniaque. . . . de 0,10 centigr. à 2 gr.

```
Eau distillée. . . . . . . . .   90 grammes.
Sirop de gomme . . . . . . .    15
```

A prendre dans la journée comme substitutif des iodures
de potassium et de soude.

Pilules de chlorure de mercure et de morphine.

```
Chlorure de mercure et de mor-
    phine. . . . . . . . . . .    1 gramme.
Poudre de réglisse . . . . . .    2
Sirop de gomme . . . . . . . .    q. s.
```

F. s. a. soixante-douze pilules; à prendre une matin et
soir et augmenter progressivement la dose.

Pilules d'iodure de mercure et morphine.

```
Iodure de mercure et de mor-
    phine. . . . . . . . . . .    1 gramme.
Poudre de réglisse . . . . . .    2
```

F. s. a. soixante-douze pilules; à prendre une tous les
soirs dans la syphilis constitutionnelle, et augmenter la
dose pour combattre les sueurs nocturnes.

Pilules mercurielles de Belloste.

```
Mercure. . . . . . . . . . . .    24 parties.
Poudre d'aloès. . . . . . . . .   24
    Id.   de rhubarbe . . . . .   12
    Id.   de scammonée . . . .    8
    Id.   de poivre noir. . . . . 4
Miel . . . . . . . . . . . . .    q. s.
```

F. s a. des pilules de vingt centigrammes : douze, comme
purgatif. Deux par jour dans les affetions syphilitiques.

Pilules mercurielles.
(Biett)

```
Onguent mercuriel. . . . .  )
                            } (ââ)   5 grammes.
Poudre de salseparcille. . .)
```

Mêlez et divisez en cinquante pilules. Une à trois par jour.

Pilules antisyphilitiques.
(Dupuytren)

Sublimé corrosif.	0,4 décigr.
Extrait d'opium	0,5
Id. . de gaïac.	6 grammes.

F. s. a. quarante pilules. A prendre une à trois par jour.

Pilules de proto-iodure de mercure.

Proto-iodure de mercure. . . .	0,5 décigr.
Rob de sureau.	2 grammes.
Poudre de réglisse	q. s.

F. s. a. cinquante pilules. A prendre une matin et soir.

Gargarisme avec le sublimé.
(Ricord)

Décoction de ciguë et de morelle.	250 grammes.
Deuto-chlorure de mercure . .	0,1 décigr.

On augmente la dose jusqu'à cinq centigrammes pour trente grammes. Dans les ulcérations syphilitiques de la gorge après la période aiguë.

Gargarisme antisyphilique.

Décoction d'orge.	100 grammes.
Miel	20
Liqueur de Van Swieten . . .	10

Dans les ulcérations syphilitiques de la bouche.

Pommade de deuto-iodure de mercure.
(Biett)

Deuto-iodure de mercure . . .	0,6 décigr.
Axonge purifiée	30 grammes.

Excellente dans la syphilis, pour panser les ulcères.

27

Injection mercurielle.

Pommade mercurielle double. .   5 grammes
Huile d'olives   40

Mêlez et agitez chaque fois : pour combattre les chancres
et les ulcérations syphilitiques du canal de l'urètre et
du vagin.

TRAITEMENT HOMOEOPATHIQUE

Merc.-sol. subl.-cor. iod.

SYPHILIDES

Ordinairement, on désigne sous le nom de syphilides
diverses affections de la peau, des muqueuses, des os et
des autres organes, qui se manifestent comme conséquence de l'absorption du virus syphilitique.

Néanmoins, une syphilide constitutionnelle peut exister sans être précédée d'accidents primitifs, quand le sujet
la contracte dans le sein de la mère infectée.

La syphilide se présente sous forme d'exanthème,
papules, pustules, tubercules, squames et d'ulcères qui
se montrent sur la peau, sur les membranes muqueuses,
suivies de douleurs et de gonflements osseux. Ces accidents ne se trouvent jamais réunis sur un même sujet.

Les syphilides qui affectent la peau et les muqueuses,
se déclarent d'ordinaire de la troisième à la septième
semaine après l'apparition d'un chancre ; celles qui attaquent profondément les tissus ne se manifestent qu'après
six à douze mois et plus. Les premiers accidents s'ap-
pellent secondaires et les autres tertiaires ; les syphilides
cutanées se développent presque sans inflammation et
sans douleur, elles ont pour caractère commun une rou-

geur violacée, ou une couleur caractéristique qui existe quelquefois seule, sous forme de taches cuivrées.

TRAITEMENT GÉNÉRAL

Préparations d'aconit, de daphné mezereum, limonade nitrique, gouttes dépuratives du docteur Thompson nº 1 et nº 2, pommade du même auteur.

Il n'existe pas de remèdes supérieurs à ceux de Thompson ; on prendra dix gouttes de ses gouttes dépuratives nº 1 avant de déjeuner et dix gouttes de celles nº 2 avant de dîner ; trois fois par semaine on prendra quatre de ses pilules purgatives le soir en se couchant ; on fera trois fois par jour soit des onctions, soit des frictions ou applications sur les pustules, papules, squames, ulcères, etc., avec la pommade antiherpétique de Thompson, nº 1 ; on touchera les ulcères les plus rebelles une fois par semaine avec la pommade nº 2. (Voir page 58.) Nous recommandons aussi d'une manière toute particulière le sirop antilymphatique de Boujean. (Voir aux annonces.)

Autres formules.

Pilules de proto-iodure de mercure et gaïac.

Proto-iodure de mercure . . .	2 grammes.
Extrait de gaïac	4
Thridace	5
Sirop et poudre de salseparcille.	q. s.

F. s. a. une masse ; divisez en soixante-douze pilules ; une par jour d'abord, et ensuite deux.

Liniment d'iodure d'ammoniaque contre les douleurs syphilitiques.

Iodure d'ammoniac.	0,15 à 0,40 centigr.
Huile d'olives	30 grammes.

Mêlez.

Biscuits iodés pouvant avantageusement remplacer les biscuits Olivier.

<pre>
Iodure de potassium . . . . .   10 grammes.
Pâte de biscuit broyée . . . .   q. s.
</pre>

On fait dissoudre l'iodure de potassium dans son poids d'eau distillée, on mêle intimement la solution avec la pâte, on étend cette pâte ainsi mêlée, au moyen d'un rouleau, on divise en cent parties, que l'on fait cuire dans un four; chaque biscuit devra peser dix grammes. Dose : un à dix biscuits par jour, dans les accidents secondaires ou tertiaires de la syphilis.

Pilules de proto-iodure de mercure.
(Ricord)

<pre>
Proto-iodure de mercure . }(āā)   5 grammes.
Thridace. . . . . }
Extrait de thébaïque . . . . .   1 gramme.
   Id. de ciguë   6
</pre>

F. s. a. soixante pilules. Une le soir deux heures après le dernier repas; quand on augmentera la dose, on en fera prendre une le matin et une le soir.

Pilules de deuto-iodure de mercure.
(Magendie)

<pre>
Deuto-iodure de mercure . . .   0,05 centigr.
Extrait de genièvre. . . . . .   0,6 décigr.
Poudre de réglisse . . . . . .   q. s.
</pre>

Mêlez et faites huit pilules; deux le matin et deux le soir, et ensuite quatre le matin et quatre le soir.

TRAITEMENT HOMOEOPATHIQUE

Hyd. iod. lyc. mer.-sol. aur.

TACHES DE LA CORNÉE

On en distingue de trois espèces : 1º le néphélion, qui simule un léger nuage sur la cornée transparente ; 2º l'albugo, qui est une espèce de plaque jaunâtre ou blanchâtre et opaque, située entre les lames de la cornée ; 3º le leucome, tache épaisse et consistante qui intercepte complétement les rayons lumineux.

Collyre contre les taches de la cornée.

Aloès succotrin	0,5 décigr.
Sucre.	4 grammes.

Pulvérisez et mêlez. On insuffle une petite quantité de cette poudre entre les paupières au moyen d'un tuyau de plume.

Autre.

Vin stibié.	40 grammes.
Laudanum Sydenham.	10
Teinture d'aloès	5

Mêlez. Une goutte sur les taches de la cornée trois fois dans la journée.

Autre.

Potasse caustique en poudre. .	0,6 décigr.
Huile de noix	15 grammes.

Mêlez. Touchez légèrement les taches avec un pinceau imprégné de ce liquide.

TRAITEMENT HOMOEOPATHIQUE

Carbo.-végét. cann. cina. hépar. silic.

TACHES HÉPATIQUES

Taches terreuses ou jaunâtres sur la peau, accompagnées de prurit : elles sont particulières au sexe féminin ; on les voit apparaître souvent lors d'une suppression de menstrues ou pendant la grossesse.

TRAITEMENT GÉNÉRAL

Sirop de tamarin de Bruc (voyez page 81), eau sulfureuse coupée avec du lait, légers laxatifs, frictions avec la pommade Thompson matin et soir. C'est le meilleur de tous les remèdes : prendre deux fois par semaine trois de ses pilules purgatives. (Voir page 58.)

TACHES DE ROUSSEUR

Ainsi nommées à cause de leur couleur d'un jaune fauve, elles se montrent aux mains, au cou et à la face, chez les sujets à peau fine et exposés aux rayons solaires.

Ces taches ne constituent pas précisément une maladie, mais une indisposition désagréable chez les femmes. (Voyez pour le traitement : *Taches hépatiques.*)

TEIGNE (voy. PORRIGO, FAVUS)

Le meilleur traitement et le plus facile à administrer est celui du Dr S. Thompson. (Voir page 58.)

TÉNESME

Le ténesme consiste dans des envies fréquentes et vaines d'aller à la selle, avec douleur, chaleur, cuisson autour de l'anus ; il est produit souvent par une inflammation ; il accompagne parfois les grandes diarrhées et la dyssenterie.

TRAITEMENT GÉNÉRAL

Boissons adoucissantes, lavements d'orge, sirop de tamarin. (Voir page 81.)

Rechercher la cause du ténesme et la combattre. (Voyez *Diarrhée* et *Dyssenterie*.)

TÉTANOS

Maladie caractérisée par une contraction, un état de tension et de rigidité douloureuse de plusieurs ou de tous les muscles du mouvement ; l'intelligence, dans cette grave affection, reste intacte.

Les causes de cette maladie sont, les unes atmosphériques, les autres chirurgicales ; les premières consistent dans l'action d'une haute température ou d'un froid humide ; aussi le tétanos est-il plus fréquent dans les contrées méridionales et septentrionales que dans les pays tempérés.

Les secondes sont : les coups, les plaies, les déchirures, les opérations chirurgicales ; néanmoins le tétanos se déclare quelquefois sans cause connue ; il affecte plus souvent les hommes que les femmes, les jeunes gens que les adultes.

Le tétanos commence d'une manière brusque ou lente, avec rigidité du cou, de la tête et des mâchoires ; bientôt surviennent des convulsions qui, rares d'abord, ne tardent pas à devenir plus fréquentes, et peuvent s'étendre à tous les muscles du mouvement. Le pouls est petit, fréquent, souvent irrégulier; il y a rarement de la fièvre; le visage est contracté et déformé. Dans les cas plus graves, la poitrine ne peut se dilater par l'effet de la contraction des muscles. La maladie est extrêmement sérieuse quand la cause provient d'un coup ou d'une plaie chirurgicale. Le malade peut mourir dans les huit premiers jours, passé ce terme il guérit; quand il se déclare une sueur abondante elle est d'un bon augure; la mort arrive souvent par suffocation ou asphyxie.

TRAITEMENT GÉNÉRAL

Il devra être très-actif et composé de narcotiques, d'antiphlogistiques, de révulsifs. Si le sujet est robuste et sanguin, il faut pratiquer des saignées, appliquer des sangsues tout le long de la moelle épinière; dans le cas de complication inflammatoire, ces moyens seront encore plus urgents. L'opium jouit surtout d'une grande réputation contre le tétanos idiopathique; il se donne à haute dose: dix, quinze, vingt, vingt-cinq centigrammes plusieurs fois dans la journée, et on augmente progressivement. Forget, de Strasbourg, a guéri un tétanos au moyen d'une friction mercurielle à la dose de trente grammes chaque fois.

Dans le tétanos traumatique, il faut surveiller la plaie, la débrider, extraire les corps étrangers, calmer l'irritation au siége même de la plaie, et surtout recourir à l'opium à l'intérieur. On peut aussi essayer les antispasmodiques, les solanées vireuses, les préparations d'essence de térébenthine, les liniments stimulants, les affusions froides, les moxas sur l'épine dorsale.

Nicotine contre le tétanos.

Nicotine. . . . .   0,072 milligr.
Alcool . . . .   50 grammes.
Eau   60

Mêlez. A prendre une petite cuillerée chaque heure et augmenter progressivement.

Potion simarouba opiacée.

Ecorce de Simarouba . . . . .   4 grammes.
Eau   400

Faites bouillir à réduction de moitié et ajoutez :

Laudanum . . . .   0,55 centigr.

F s. a. Tous les jours on augmente la dose de simarouba, on s'arrête à huit grammes, la potion se donne en deux fois matin et soir ; un régime doux composé de viandes blanches, d'œufs frais, de poisson ; boire de l'eau ferrée avec un peu de vin.

Traitement du tétanos.

Poudre de Dower . . . . . .   0,6 décigr.

Toutes les deux heures. Lavements répétés avec :

Teinture d'assa-fœtida . . . .   90 grammes.
Eau de savon   120

Tenir sur la tête et sur toute la colonne vertébrale des vessies pleines de glace pilée. Quinze guérisons sur seize cas.

Potion émétisée.

Emétique . . . .   0,4 décigr.
Infusion d'arnica. . . . . . .   150 grammes.

Ajoutez :

Sirop diacode . . . .   30 grammes.

Par cuillerée toutes les heures, dans le traitement du
tétanos.

TRAITEMENT HOMŒOPATHIQUE

Op. ipec. atrop. cic. ign. vérat.

TIC DOULOUREUX DE LA FACE

Névralgie faciale ; douleur vive et poignante qui suit
les trajets nerveux et leurs ramifications.

Elle est intermittente ou rémittente, violente et quelquefois atroce. La peau n'offre aucun changement de
couleur, le pouls est régulier, peu ou pas de fièvre, les
muscles sont quelquefois agités ou soumis à un tremblement qui lui fait donner le nom de tic. Dans les violentes
exaspérations, les fonctions des sens voisins, la vue,
l'ouïe, l'odorat, sont troublées.

Cette maladie est plus fréquente chez les femmes que
chez les hommes ; elle est liée souvent à des troubles de
la menstruation réunis à une constitution délicate et
nerveuse.

TRAITEMENT GÉNÉRAL

Les narcotiques et surtout les pilules Méglin ; on en
donne deux à huit par jour ; le sulfate de quinine
quand la névralgie présente des accès périodiques ; le
sous-carbonate de fer, lorsqu'il existe en même temps un
état anémique ou chlorotique.

On a vanté dans ces derniers temps un remède singu-
lier qui consiste à toucher la face du palais près-des
dents avec un pinceau imprégné d'ammoniaque à vingt-

cinq degrés en le laissant jusqu'à ce qu'on éprouve un abondant larmoiement.

Hufeland prétend que d'instiller de l'eau froide sur les parties malades avec une petite seringue jusqu'à cessation de la douleur est un excellent moyen; on répète l'instillation si la douleur se reproduit.

Solanées vireuses, opium et opiacés, électricité et valérianate de zinc; vésicatoires avec la morphine, cautérisation avec le marteau de Mayor, et surtout la névrosine Léchelle, excellent remède. (Voir aux annonces.)

Liqueur contre le tic douloureux.

Eau distillée.	45 grammes.
Deuto-chlorure de mercure . .	0,045 milligr.
Vin de semences de colchiques.	45

Mêlez. Quinze à trente gouttes chaque deux heures; frictions sur la partie douloureuse avec la pommade de vératrine; effet prompt et sûr.

Pommade de vératrine.

Vératrine.	0,20 centigr.
Axonge.	16 grammes.

Mêlez.

Pilules contre le tic douloureux.
(Dévay)

Valérianate de zinc.	1 gramme.
Gomme adragante	q. s.

F. s. a. douze pilules, une matin et soir; augmenter la dose.

TRAITEMENT HOMOEOPATHIQUE

Spig. nux-vom. coloc staph. puls. plat. stram.

TORTICOLIS

Rhumatisme du cou, produit par le froid, un courant
d'air humide, ou par une fausse position.

On éprouve de la douleur quand on veut tourner la
tête; elle est penchée du côté où les muscles sont affectés.

TRAITEMENT GÉNÉRAL

Cataplasmes chauds, boissons diaphorétiques, bains et
douches de vapeurs, laine autour du cou et frictions
avec le baume tranquille.

TOUX CONVULSIVE

La toux convulsive ne se rattache à aucune lésion
organique : c'est une névrose dépendant parfois d'une
autre maladie. Nous recommandons contre la toux en
général le sirop minéral sulfureux de Cronier. Excellent
médicament. (Voir aux annonces.)

TRAITEMÉNT GÉNÉRAL

Oxyde de zinc, antispasmodiques, préparations cyan-
hydriques.

TRAITEMENT HOMOEOPATHIQUE

Atrop. ipec. carb.-v. n.-vom. puls. vérat. acon.

TUMEUR BLANCHE

On entend par tumeur blanche une enflure générale
et chronique d'une articulation, avec ou sans altération
des os et des parties molles et sans changement de couleur de la peau.

Le caractère essentiel de cette maladie est la dégénérescence des tissus ; quand celle-ci manque, c'est qu'on
a affaire à une simple inflammation articulaire chronique
et non à une tumeur blanche proprement dite.

La maladie se montre de préférence sur le genou, sur
le coude-pied, sur le poignet ; l'enflure et la douleur sont
plus ou moins prononcées selon le degré de l'inflammation. Cette maladie commence quelquefois d'une manière
aiguë, d'autres fois elle se déclare sourdement; mais
dans l'un et l'autre cas elle ne se résout pas, elle passe
toujours à l'état chronique. Souvent, dans une constitution scrofuleuse, les tissus enflammés subissent une dégénérescence caractéristique, et passent pour ainsi dire
à un état fongueux avec un aspect d'un blanc mat ; l'enflure du genou est toujours plus prononcée, il s'y forme
souvent des abcès qui en s'ouvrant laissent une ouver-
ture donnant lieu à un trajet fistuleux intarissable ; quelquefois les os, les cartilages, les ligaments, tous les tissus qui entrent dans la composition de l'articulation sont
corrodés, ulcérés, détruits ; dans cet état un des résultats
les plus favorables qu'on puisse obtenir, c'est la soudure
des deux parties osseuses : l'ankylose.

Au début du traitement, on vante les cataplasmes, les
sangsues, le repos ; quand les symptômes inflammatoires
ont cédé, et que le gonflement pâteux, élastique, persiste,
il faut craindre la dégénérescence fongueuse des tissus,
et combattre fortement le mal par des frictions résolutives avec la pommade Thompson, les emplâtres fondants,
et surtout appliquer des vésicatoires, des cautères, moxas,
administrer des douches sulfureuses, des bains d'eaux
minérales, des toniques à l'intérieur.

C'est là le traitement vulgairement employé ; mais si
l'on veut guérir promptement et radicalement, on appliquera sur l'articulation malade, un emplâtre de Vigo (C.
mercurio), après avoir frictionné l'articulation avec la

pommade Thompson n° 1 ; ou se purgera tous les matins
avec cinq pilules du même auteur ; avant les repas, on
prendra ses gouttes dépuratives n° 1 et n° 2 ; on prendra
aussi l'huile de foie de morue à l'iodure de fer de Dickson
(voir pages 58 et 75) ; on pourra aussi faire les frictions
et les fumigations ci-après :

Traitement des tumeurs blanches.

Frictions matin et soir avec une flanelle imprégnée
de vapeurs de baies de genièvre ; ceci fait, on frictionne
avec l'embrocation suivante :

> Gomme ammoniaque . . . . . .   60 grammes.
> Vinaigre scillitique. . . . . .   q. s.

Pour obtenir une consistance sirupeuse. Cessation de la
douleur, prompte absorption ; après la guérison, le malade
portera une bande de flanelle formant une légère compression de l'articulation malade. On peut aussi badi-
geonner l'articulation malade avec la teinture d'iode une
fois par semaine.

Pommade de nitrate d'argent.

> Nitrate d'argent . . . .   4 grammes.
> Axonge.   50

Mêlez. Frictions sur le genou à la dose d'un gramme.

TRAITEMENT HOMOEOPATHIQUE

Atrop. calc. cocc. dulc. hép. barry. iod. stib.

TYMPANITE

Cette affection consiste en un développement considérable de gaz dans les intestins. Elle est idiopathique ou
symptomatique d'une autre affection.

Elle est due, dans la plupart des cas, à un trouble de la digestion, à une décomposition putride, à une nourriture d'aliments féculeux, ou à un affaiblissement nerveux, local ou général. La tympanite s'accompagne souvent de constipation, de gêne de la respiration.

TRAITEMENT GÉNÉRAL

Frictions avec l'alcool, avec le baume Fioraventi, application de flanelles chaudes, infusion d'anis, de menthe, de coriandre, surtout faire usage de la poudre stomachique et antiseptique de Thompson (voyez page 58); rechercher la cause et la combattre; souvent elle arrive au déclin d'une maladie quand elle doit être mortelle.

TRAITEMENT HOMOEOPATHIQUE

Acid.-phosph. arsén. bellad. bryon. china.

TYPHUS (voy. FIÈVRE TYPHOIDE)

ULCÈRES DE LA CORNÉE

Les ulcères de la cornée surviennent d'ordinaire pendant le cours d'une maladie grave des yeux et n'en sont qu'une conséquence; parfois ils sont dus à une cause externe, à un coup, et d'autre fois ils résultent de la scrofule et de la syphilis; avant tout il faut traiter la maladie qui a donné lieu à l'ulcère, pratiquer des insufflations avec des poudres de calomel et de tuthie, et faire usage de collyres au sulfate de zinc et au nitrate d'argent. (Voyez *Ophthalmie*.) Se purger tous les matins avec les pilules purgatives et dépuratives du Dr Thompson. (Voyez page 58.)

ULCÈRES CANCÉREUX, GANGRÉNEUX
(voy. Cancer, Gangrène)

Nous donnerons ici quelques formules en usage contre
ces ulcères; toutefois, il faut le dire, les ulcères véritablement cancéreux sont au-dessus des ressources de l'art;
mais comme il peut y avoir erreur de diagnostic et que
fort souvent on prend pour ulcères cancéreux des ulcères
scrofuleux, des chairs fongueuses ulcérées, des lupus,
des cancroïdes, etc., etc., nous engageons les malades à
suivre le traitement de Samuel Thompson, et très-souvent les cas qui sembleront les plus désespérés guériront
avec une promptitude merveilleuse. (Voyez page 58.)
Nous recommandons dans ces cas les huiles de foie de
morue médicamenteuses de Dickson. (Voyez page 75.)
Nous recommandons aussi d'une manière toute particulière deux excellents médicaments contre ces affections :
la liqueur d'or du Dr Chrestien et l'élixir dépuratif et
reconstituant aux sels des eaux du Mont-d'Or. (Voir aux
annonces.)

Cataplasme de lupulin.
(Trotter)

Lupulin. . . . . 100 grammes.
Eau bouillante. . . . .   q. s.

Mêlez. Appliquez sur les ulcères gangréneux.

Pommade au tannate de plomb.
(Yott)

Tannate de plomb . . . . . .   10 grammes.
Axonge balsamique.   50

Mêlez. Pour combattre les escharres gangréneuses ; on

obtient le tannate de plomb en précipitant l'acétate de plomb par une décoction de noix de gale.

Digestif antiseptique.

(Boerhaave)

Térébenthine	50 grammes.
Jaune d'œuf.	n° 1
Onguent basilicum.	50 grammes.
Aloès.	10

Mêlez. Pour panser les plaies de mauvaise nature : à l'intérieur les antiseptiques ; le quinquina intérieurement et extérieurement.

TRAITEMENT HOMOEOPATHIQUE

Atrop. sulph. met. sil. con. graph.

ULCÈRES DES PAUPIÈRES (voy. Ophthalmie)

ULCÈRES FISTULEUX

Le traitement vraiment victorieux de ces ulcères est celui de Thompson, avec les huiles de Dickson ; nous ne saurions trop le recommander à nos lecteurs. (Voyez pages 58 et 75.) Guérison certaine dans les cas les plus graves et les plus désespérés. On pansera avec la pommade Thompson n° 1 matin et soir, et on touchera les bords de la fistule une fois par semaine avec sa pommade n° 2.

TRAITEMENT HOMOEOPATHIQUE

Calc. sil. phos. stib. sulph. puls. carb.-v.

ULCÈRES INDOLENTS

Nitrate d'argent, solution d'argent, sulfate de cuivre, antiseptiques, cautère objectif, baume de Metz. Même observation que pour les ulcères fistuleux ; le traitement de Thompson est celui qu'on reconnaît curatif. Voici quelques autres formules :

Digestif simple.

Térébenthine	60 grammes.
Jaune d'œuf.	n° 2.
Huile blanche	15 grammes.

Triturez la térébenthine avec les jaunes d'œuf, et dissolvez peu à peu avec l'huile.

Digestif animé. F. H. P.

Digestif simple	
Styrax liquide	(ãã)

Mêlez.

Autre.

(Lisfranc)

Digestif simple.	10 grammes.
Potasse caustique.	3

En enduire une mèche pour panser les ulcères chroniques.

Onguent de Ricourt.

Huile rosat	100 grammes.
Cire blanche	80
Céruse	40
Litharge	20

Sur la fin de la cuisson ajoutez :

Baume du Pérou liquide. . . .   5 grammes.

Pour oindre légèrement trois à quatre fois par jour les parties malades dans les ulcères indolents.

Baume de genièvre.

Huile d'olives . . . .   570 grammes.
Cire jaune   60
Santal en poudre rouge   15
Térébenthine   120
Camphre   2

F. s. a. Employé dans les mêmes cas que les précédents.

TRAITEMENT HOMŒOPATHIQUE

Phos.-acid. met. sep. carb.-v. lach. cupr. puls. phos.

URÉTRITE

Nous n'entendons pas parler ici de l'urétrite contagieuse, produite à la suite de rapports sexuels impurs (pour celle-là voyez *Blennorrhagie*), mais de celle provenant des écoulements utéro-vaginaux et des flueurs blanches. L'urétrite peut occuper différents siéges, soit la vulve, le vagin ou l'urètre, ou bien toutes ces parties à la fois.

TRAITEMENT GÉNÉRAL

Antiphlogistiques, injections émollientes au début; ensuite on arrive graduellement aux astringentes; eau de roses, eau de goudron, bains de siége, injection avec eau blanche laudanisée, injection aluminée; à l'intérieur, sirop de tamarin et gouttes dépuratives de Thompson. (Voyez pages 58 et 81.) L'huile de foie de morue de Dickson à l'iodure de fer convient également à la fin du traitement. (Voyez page 75.)

URÉMIE

Maladie rare en France ; par le mot *urémie* on entend une lésion dans les fonctions des organes sécréto-urinaires. Les matières destinées à être transformées en urine, ne l'étant pas, celles-ci restent dans le torrent circulatoire ; de là, des néphrites, la gravelle, des myélites, et enfin, paralysie de la vessie.

TRAITEMENT GÉNÉRAL

Rechercher les causes; faire usage du sirop de tamarin de Bruc, de l'huile de foie de morue médicamenteuse de Dickson à l'hypophosphite de soude, des gouttes dépuratives de Thompson, et on obtiendra sa guérison. (Voir pages 58, 75 et 81.)

URTICAIRE

Ainsi nommée à cause de sa ressemblance avec des piqûres d'orties. Ephélides estivales caractérisées par des plaques plus ou moins saillantes, fugaces, et accompagnées de prurit, propres au sexe féminin et aux tempéraments nerveux. L'urticaire est quelquefois intermittente et s'accompagne d'un certain gonflement des tissus; le pronostic n'est pas grave, si ce n'est dans la forme *tuberosa*.

TRAITEMENT GÉNÉRAL

Boissons acidulées, limonade, bains froids, vomitifs si elle provient d'un embarras gastrique, mais surtout le sirop de tamarin de Bruc. (Voyez page 81.) Pommade de Thompson n°,1 et gouttes dépuratives du même auteur. (Voir page 58.)

VAPEURS (voy. HYSTÉRIE)

Préparations de valériane, préparations antispasmodiques, ombellifères, valérianate de zinc, éther.

Ign. n.-vom. puls. aur. calc. plat.

VÉROLE (Petite)

La petite vérole est une fièvre éruptive pustuleuse ;
l'éruption commence par des sortes d'indurations ponc-
tuées qui se transforment en pustules ombilicales à leur
centre, lesquelles suppurent, puis se dessèchent et laissent
après leur disparition une cicatrice ineffaçable. Elle n'attaque qu'une seule fois avec intensité le même sujet, mais
elle attaque sans distinction tous les âges ; les enfants à
la mamelle en sont rarement atteints. Elle règne spora-
diquement, quelquefois épidémiquement, surtout en été
et au printemps. L'invasion a lieu avec froid, céphalalgie,
fièvre, vives douleurs dans la région lombaire, nausées,
vomissements bilieux et pénibles, quelquefois délire,
coma, convulsions surtout chez les enfants.

L'éruption commence du second au troisième jour.
Alors apparaissent sur le front, les joues, le cou, la poitrine, le ventre, et sur tous les membres, des plaques
rouges, au centre desquelles on voit une petite élévation
papuleuse ponctuée qui grossit peu à peu. Ces pustules
sont quelquefois discrètes, quelquefois confluentes et
peuvent survenir sur la muqueuse de la bouche, du
pharinx, du larynx, avec des douleurs vives, de la chaleur et une toux rauque.

A la période d'éruption succède celle de la suppuration; les pustules vont toujours en grossissant et se remplissent d'un liquide purulent. La petite vérole peut laisser comme conséquence de son apparition une otorrhée, de la surdité, des ophthalmies chroniques rebelles, opacité de la cornée, la cécité, des abcès nombreux, une diarrhée interminable, par suite d'ulcérations du colon. La petite vérole est donc une maladie très-grave, avant le vaccin, à elle seule, elle tuait la quatrième partie du genre humain.

TRAITEMENT GÉNÉRAL

Boissons et gargarismes émollients, diète; sinapismes quand la fièvre est intense, le pouls dur; si le sujet est robuste il convient de pratiquer une saignée pour obtenir une détention et favoriser l'éruption. Celle-ci arrive-t-elle lentement il faut explorer tous les organes, et combattre les inflammations, employer en même temps les bains chauds ou de vapeurs; l'acétate d'ammoniaque à l'intérieur, huit à seize grammes dans une tisane pour porter à la peau; il n'y a aucun moyen efficace contre le délire et les convulsions.

Dans la forme adynamique avec prostration, abattement et affaissement des pustules, on doit administrer les toniques, la tisane de quinquina; pour éviter les cicatrices à la figure on cautérise les pustules avec le nitrate d'argent en nature ou en solution.

Suc antiphlogistique.

(Gaubius)

Suc de chicorée.		
Id. de laitue.	(ââ)	50 grammes.
Fumeterre		
Pissenlit		

Scorsonère . . . . 150 grammes.
Nitre. 6

Dans l'état inflammatoire de la petite vérole, le malade en boira trente grammes toutes les heures, pendant la journée.

Onguent de zinc pour faire avorter les pustules sur la figure.

Huile d'olives . . . . 50 grammes.
Carbonate de zinc 12
Cire liquéfiée 12

Mêlez. On touche les pustules avec une petite quantité de cet onguent.

Emulsion nitrée et camphrée.

Emulsion . . . . 500 grammes.
Camphre 50
Nitre. 2
Sirop de fleur d'oranger. . . . 50

Se donne à la fin de la période inflammatoire dans les affections éruptives.

Emulsion sédative.

Emulsion sucrée . . . . 500 grammes.
Camphre . . . . 0,5 décigr.
Sirop de sulfate de morphine . 20 grammes.

Dissolvez le camphre dans le quart d'un jaune d'œuf; ajoutez l'émulsion et le sirop. Par cuillerée chaque heure, dans la période inflammatoire de la petite vérole.

Esprit de Silvius.

Ecorce fraîche d'oranger . } (ãã) 96 grammes.
Id. de limon. . . . . }
Vanille 24

Girofle . . . . 8 grammes.
Sel ammoniac. . . . . . . } (ââ) 500
Carbonate de potasse. . . }
Eau de cannelle 600
Alcool à 51° 500

F. s. a. Trente à quarante gouttes dans une tasse d'infusion aromatique; stimulant diaphorétique. Utile quand l'éruption se fait lentement.

TRAITEMENT HOMOEOPATHIQUE

Hyd. sulph. merc. rus. atrop.

VARIOLOIDE

C'est une maladie très-bénigne, se manifestant principalement chez les sujets vaccinés, et pendant les épidémies varioleuses; elle est caractérisée par une éruption de petites pustules rares, sans gonflement de la peau; Il y a cependant quelquefois de la fièvre au début. Les pustules ne passent jamais à l'état de suppuration.

TRAITEMENT GÉNÉRAL

Repos au lit, boissons délayantes, une diète légère, éviter le froid.

VERTIGES DYSPEPSIQUES

Cette maladie est le résultat d'une affection de l'estomac; il faut donc traiter cet organe et les vertiges disparaîtront.

Traitement de Bretonneau.

Bicarbonate de soude. . . . .   1,50 centigr.
Carbonate de magnésie   0,75

En trois paquets, à prendre un le matin, un à midi et
l'autre le soir un peu après le repas ; on doit prendre également l'infusion amère qui se prépare ainsi :

Copeaux de quassia amara . . .   2 grammes.

Infusez à froid pendant douze heures, décantez et sucrez,
une tasse de cette infusion pendant dix à douze jours.

Poudre de Marc contre la cardialgie et les vertiges
dyspepsiques.

Extrait d'opium . . . .   0,05 centigr.
Poudre de gomme . . . .   0,1 décigr.
    Id.   de colombo. . . . . .   2 grammes.
Sucre.   5
Essence de menthe . . . . . .   0,1 décigr.

Divisez en six prises, une le matin et une le soir.

Mixture contre les spasmes de l'estomac, cardialgie,
vertiges dyspepsiques.

Teinture de valériane. . . . .   24 grammes.
Magnésie carbonatée . . . . .   8 grammes.
Teinture d'opium.   3
Ether sulfurique. . . . . . .   1 gramme 1/2.
Eau de menthe . . . . . ⎫
    Id. d'anis . . . . ⎭ (ââ)   8
    Id. de fontaine   100

Une petite cuillerée chaque heure.

TRAITEMENT HOMOEOPATHIQUE

Arn. rhus. cham. n.-vom. lach.

28

VER SOLITAIRE

Le ver solitaire ou tænia est un ver plat, articulé, long de six à huit mètres, terminé supérieurement par une partie plus étroite qui soutient la tête.

Le ver solitaire produit beaucoup de coliques sans diarrhée, une faim insatiable avec amaigrissement. Tous les malades en rendent des portions plus ou moins considérables; mais tant que la tête n'est pas sortie, le ver se reproduit : c'est un point essentiel à remarquer.

Apozème vermifuge avec le grenadier.

Ecorce fraîche de grenadier . .   60 grammes.
Eau.   750

Faites bouillir à un feu lent pour obtenir cinq cents grammes, passez : à prendre en trois verres dans la matinée à demi-heure d'intervalle l'un de l'autre.

Kousso contre le tænia.
(Sandras)

Les malades, une fois la présence du tænia bien constatée, sont mis à la diète, la veille du jour destiné à l'administration du Kousso. Le lendemain matin on verse sur vingt grammes de cette fleur grossièrement pulvérisée deux cent cinquante grammes d'eau tiède; on laisse infuser pendant un quart d'heure, et le malade avale tout le mélange, sans rien laisser.

Pilules tænifuges.

Huile éthérée de fougère mâle .   2 grammes.
Mucilage et poudre de fougère .   q. s.

F. s. a. dix bols à prendre le matin à une heure d'inter-

valle; on boit par dessus une tasse de décoction de fougère, et dans la journée on donne de l'huile de ricin.

Remède de Mme Nouffier.

La veille du jour destiné à prendre le remède, le malade
mange une panade, le matin suivant il avale douze
grammes de racine de fougère mâle en poudre très-fine
et délayée dans deux cents grammes de tisane de fougère;
deux heures après il prend un bol purgatif, composé
de :

Calomel . . . .⎫		
Résine de scammonée . .⎬ (àà)	0,5 décigr.	
Gomme-gutte . . . . . .⎭		
Confection d'hyacinthe	q. s.	

Divisez en cinq bols égaux : un pour les enfants, deux
pour les adultes et les personnes nerveuses et délicates,
et trois pour les adultes vigoureux, et à un quart d'heure
de distance les uns des autres. Contre le tænia.

Traitement du Tænia.

On réduit la poudre récente de fougère en bol d'un
gramme au moyen du sirop de fleur de pêcher; on en fait
avaler trente à trente-six et plus, dans l'espace d'un
quart d'heure; deux heures après on purge avec soixante
grammes d'huile de ricin.

Traitement de Goindet.

Le malade se nourrit de potages, de bouillon très-gras,
quelques jours avant l'administration des pilules, qu'il
prend en deux doses, une dose le soir en se couchant, et
l'autre le lendemain.

Huile éthérée de fougère
mâle. . . . . } (ââ)   0,25 centigr.
Calomel à la vapeur . . . }
Poudre de fougère récente. . .   q. s.

F. s a. des pilules de trente centigrammes : deux heures après la dernière prise, on fait prendre cinquante grammes d'huile de ricin, peu d'instant après le malade rend le ver.

TRAITEMENT HOMOEOPATHIQUE

Sulph. hyd. graph. calc. puls. carb. -v. stan.

VOMISSEMENTS SPASMODIQUES

ET AUTRES

Voici les médications les plus en vogue contre cette affection. Nous recommandons toutefois d'une manière toute spéciale la pepsine Boudault contre les vomissements. (Voir aux annonces.)

Potion antiémétique de Rivière.

Acide citrique . . . .   2 grammes.
Sirop de sucre.   25
Bicarbonate de potasse   2
Eau   120

On fait dissoudre d'une part l'acide citrique dans la moitié de l'eau et on ajoute le sirop; on dissout d'autre part dans l'autre moitié de l'eau le bicarbonate de potasse, et l'on administre une cuillerée de l'une des dissolutions, et une cuillerée de l'autre.

Potion effervescente de Boerhaave.

Suc frais de limon . . . . . . 15 grammes.
Bon vin rouge 50
Carbonate de potasse. 4

Mêlez la poudre avec la liqueur, et au moment de l'effer-
vescence buvez tout.

Potion de Laen.

Carbonate de chaux. . . . . . 2 grammes.
Sirop de limon. 50
Liqueur d'Hoffmann . . . . . 12 gouttes.
Laudanum de Sydenham . . . 18
Eau de menthe. . . . . 50 grammes.
Eau de mélisse 100

A prendre par cuillerée contre les vomissements spasmodiques.

Limonade gazeuze en poudre.

Sucre en poudre. . . . . . . 50 grammes.
Acide citrique. 5

Faites un paquet bleu.

D'un autre côté :

Bicarbonate de soude. . . . . 2 grammes.

Dans un papier blanc; faites dissoudre l'acide et le sucre
dans cent grammes d'eau, ajoutez le sel et buvez.

Mixture contre les vomissements nerveux.

Eau distillée. . . . . 100 grammes.
Bicarbonate de potasse 8

28*

> Sulfate de morphine . . . . .　0,5 décigr.
> Suc de limon . . . .　50 grammes.

Mêlez une petite cuillerée de ce suc avec la solution de sulphate de morphine et du bicarbonate, et buvez promptement.

TRAITEMENT HOMOEOPATHIQUE

N.-vom. met. vérat. bry. cham.

VULVITE

Inflammation de la vulve; elle est souvent produite par des pertes blanches, par un vice scrofuleux ou dartreux, par la malpropreté et souvent aussi par la masturbation.

TRAITEMENT GÉNÉRAL

Bains, onctions avec la pommade antiherpétique de Thompson. (Voir page 58.) Lotions avec l'eau ci-après :

> Eau. . . . .　500 grammes.
> Acétate de plomb liquide . . .　4
> Laudanum de Sydenham . . .　1

Mêlez.

Dans le cas où la vulvite serait liée à un vice scrofuleux ou dartreux (voyez *Scrofules*, **Dartres**), faites usage des gouttes dépuratives de Thompson et de ses pilules purgatives. (Voyez page 58.)

ZONA

L'herpès zona est caractérisé par des groupes plus ou moins nombreux de vésicules, occupant une partie du corps, où elles forment souvent une espèce de ceinture ;

il se montre plutôt chez l'homme que chez la femme, et affecte principalement les individus avancés en âge et affaiblis ; du reste cette maladie est rare.

TRAITEMENT GÉNÉRAL

Antispasmodiques, tempérants, laxatifs, nitrate d'argent, sparadrap de Vigo, traitement antiherpétique de Thompson. (Voyez *Herpès*.) Faire un usage longtemps continué du sirop de Tamarin : deux cuillerées dans un demi-verre d'eau, trois fois par jour. (Voyez page 81.)

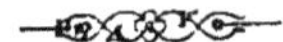

MEMENTO

DES MÈRES DE FAMILLE

POUR LES MALADIES DE LEURS ENFANTS

Ce FORMULAIRE étant écrit pour répondre à tous les besoins de la famille et surtout aux sollicitudes maternelles, nous avons cru devoir consacrer quelques pages aux affections et aux soins à donner aux enfants en bas âge.

Abcès

Amas de pus, qui doit se traiter chez les enfants par les cataplasmes de farine de graine de lin ou de mie de pain délayée dans du lait ; lorsque l'abcès est ouvert on y applique de l'onguent de la mère, ou de l'onguent Canet, ou encore de l'onguent égyptiac, ou mieux encore de l'onguent divin de Thompson.

TRAITEMENT

Purgatifs légers : sirop de chicorée composé ou sirop

de manne, deux fois par semaine. Donner à l'enfant matin et soir une cuillerée de sirop de quinquina.

Achores

Espèce de teigne, qui toutefois n'est pas contagieuse; c'est à tort qu'on les confond avec les croûtes de lait; les achores ont leur siége dans la peau même et les croûtes de lait sont sous la dépendance des glandes qui se trouvent sous la peau.

Le meilleur traitement consiste à appliquer le soir de l'huile d'olives sur la tête du petit malade; le lendemain matin on lave la tête avec l'eau de savon chaude, puis après avoir essuyé, on passe une couche de pommade antiherpétique du docteur Thompson (voyez page 58); on renouvelle chaque jour ce traitement. Purgatifs légers longtemps continués. Faire usage des gouttes dépuratives de Thompson. (Voyez même page 58.)

Acides occasionnant des coliques et tranchées

Première indisposition des enfants; elle provient du lait qui s'aigrit; il faut d'abord purger l'enfant, ne donner à la nourrice que des aliments animalisés : bouillon, soupe grasse, bœuf, mouton rôtis; la purger avec deux onces de manne.

La bouillie, espèce de colle préparée avec le lait et la farine, est un mauvais aliment pour l'estomac délicat des enfants, elle donne des tranchées et des coliques continuelles.

Ce qui convient aux enfants, c'est une panade de pain au beurre, ou une bouillie faite avec la croûte de pain réduite en poudre et du lait. Si l'enfant a le ventre gros et dur et des évacuations vertes, on lui donnera de l'huile d'amandes douces pendant deux jours, puis le matin une petite quantité de sirop antiscorbutique (une demi-cuillerée à café dans un quart de verre d'eau).

Pour les enfants en très-bas âge, on purge légèrement la nourrice ; l'estomac des enfants a une tendance à faire tourner les aliments en aigre : les mères ne doivent jamais l'oublier.

Aphtes

Maladie très-commune chez les enfants ; veiller soigneusement au lait de la nourrice à laquelle on donnera une tisane d'orge ou de réglisse.

On touche les aphtes avec du miel additionné de quelques gouttes d'acide hydrochlorique ; purgatifs doux.

Carreau

Ventre gros et dur, cette maladie provient d'ordinaire d'une nourriture indigeste, de trop de bouillie, de féculents et de fruits.

Donner à l'enfant matin et soir une cuillerée à café d'huile de lin, le purger avec le sirop de chicorée ou de rhubarbe. Frictions sur le ventre avec le baume de Fioraventi, nourriture tonique, gouttes dépuratives n° 1 de Thompson. (Voyez page 58.)

Coups et Contusions

Compresses d'eau froide, additionnées de teinture d'arnica et de vinaigre, ou d'une forte pincée de sel pour un quart de verre d'eau.

Crevasses

Pommade de concombre, cérat, beurre de cacao, eau blanche; dans les cas rebelles, pommade antiherpétique de Thompson. (Voyez page 58.)

Même traitement pour les gerçures au sein; chez les très-jeunes enfants on saupoudre les parties avec la poudre de lycopode ou la poudre de riz.

Croûtes de lait

Purger l'enfant, lui administrer de la décoction de patience sauvage. (Pour le reste voyez *Achores ;* même traitement.)

Dentition

Les dents ne sortent des gencives que du quatrième au huitième mois; quelquefois avant cet âge, quelquefois plus tard; les canines sortent avant les molaires.

Environ à sept ans il vient d'autres dents remplacer les premières, qu'on appelle dents de lait.

La dentition en elle-même n'est pas une maladie; mais des circonstances accidentelles peuvent la transformer en maladie.

On reconnaît l'approche de la sortie des dents à l'enflure et aux douleurs des gencives de l'enfant et à une salivation plus abondante; l'enfant met dans sa bouche tous les corps qui lui tombent sous la main, il porte les doigts à ses gencives; celles-ci sont tuméfiées; il survient de l'inflammation à la bouche, accompagnée d'insomnie, de coliques, de diarrhée verdâtre, et parfois de convulsions.

Une constitution scrofuleuse, lymphatique, nerveuse,

rend la dentition difficile ; tous les accidents ci-dessus énoncés cessent bientôt pour reparaître lors de la sortie d'une nouvelle dent.

TRAITEMENT GÉNÉRAL

Comme on ne peut éloigner la cause de l'irritation, c'est-à-dire la dent qui perce ; il ne reste d'autre ressource que de calmer cette irritation et de diminuer la congestion.

Il faut presser le bord des gencives avec les doigts, faire mâcher aux enfants des racines de guimauve ou d'iris pour ramollir les gencives. Si les gencives sont par trop tuméfiées il faut y donner un coup de bistouri ; opération sans danger qui fait cesser la douleur.

S'il y a convulsions (voyez ce mot), on donne à l'enfant des laxatifs doux, des lavements ; s'il y a congestion à la tête on applique une ou deux sangsues derrière les oreilles.

Filet, Frein de la langue

Le filet nuit à l'articulation des sons, à la déglutition, et chez l'enfant à l'action de téter. Il n'est pas difficile de constater l'existence du filet : on introduit pour cela le doigt dans la bouche de l'enfant, s'il cherche à le téter et s'il le prend bien, c'est que le filet n'existe pas. Si le doigt n'est pas pris, le filet existe ; on peut même le voir et le toucher en pressant les narines de l'enfant de manière à l'empêcher de respirer par le nez.

Souvent un enfant ne veut pas prendre le mamelon, ce n'est pas une preuve qu'il a le filet ; tel enfant refusera de prendre un mamelon, qui en prendra un autre autrement conformé.

Quand le filet existe, une simple opération suffit pour en débarrasser l'enfant.

29

Descente, Hernie

Les cris redoublés des enfants quand ils ont des tranchées les exposent à avoir des descentes ; aussitôt qu'on s'aperçoit d'une petite tumeur sur le ventre à la partie ombilicale et surtout au bas du ventre, il faut appliquer un petit bandage sous la pelote duquel on mettra une compresse imbibée dans la liqueur ci-après :

> Décoction d'osmonde royale. . 100 grammes.
> Tannin. 1
> Alcool . . . . 10 gouttes.

En applications matin et soir.

Faiblesse de l'estomac

Les enfants y sont fort sujets parce qu'ils mangent généralement toutes sortes d'aliments, mangent trop, et trop vite.

On a dans les pays chauds l'estomac plus faible que dans les pays froids.

On reconnaît la faiblesse d'estomac à une pesanteur après la digestion, au gonflement de la région stomacale, à des chaleurs qui montent au visage, à une sorte d'accablement, à des bâillements, à des renvois, à des douleurs à l'épigastre et parfois à des palpitations.

Il faut donner aux enfants dont l'estomac est faible, une nourriture légère, plutôt animale que végétale : viandes rôties, œufs frais, compotes de fruits, eau de Saint-Galmier coupée avec du vin de Bordeaux ; on peut à ce traitement ajouter les ferrugineux, les grands bains et l'exercice en plein air.

Faiblesse native

La faiblesse native peut conduire à toutes les maladies et surtout à la phthisie pulmonaire. Pour y remédier il

faut administrer à l'enfant de l'huile de foie de morue
du Dr Dickson à l'hypophosphite de soude et à l'iodure de
fer, du sirop de quinquina, les gouttes dépuratives et toniques de Thompson ; bains de mer, électro-galvanisme.

Scrofule, Chlorose

On la reconnaît à la pâleur de la peau, à la faiblesse
de la voix, à la petitesse des vaisseaux, à la faiblesse du
pouls. Confier l'enfant à une nourrice saine, qui ne lui
fasse jamais manger de bouillie, ni de fruits. Après quelques mois on lui donnera une panade faite avec trente
grammes de mie de pain dans une tasse de lait, et on
y ajoutera un jaune d'œuf et un peu de sucre ; délayez le
tout sur le feu jusqu'à ce que le mélange ait pris consistance de bouillie ; on en donne une ou deux fois par
jour à l'enfant.

La nourrice devra faire de l'exercice et aura soin de ne
point inflammer son sang par excès de vin et par les liqueurs, de ne point manger de charcuterie, de viandes
salées, etc.

Quand l'enfant pourra se soutenir sur ses jambes, on
lui donnera de la soupe de viandes, du bouillon, du lait
et du pain ; on l'habituera peu à peu à faire beaucoup
d'exercice en plein air.

Indigestion, Dévoiement

Comme l'estomac des enfants est très-faible, ils sont exposés aux indigestions, aux dévoiements ; il faut alors
faire un choix sévère de leurs aliments et leur en donner
en moindre quantité ; on les purgera légèrement, s'ils ont
au moins l'âge d'un an, avec trente grammes de sirop de

chicorée ; on leur fera prendre de l'eau de riz avec le sirop de gomme.

Le dévoiement étant arrêté on donnera à l'enfant, tous les matins, une cuillerée à café de sirop de rhubarbe et de sirop de quinquina mélangés par parties égales.

Méconium

Quand l'enfant vient de naître il rend par le fondement une matière noirâtre appelée méconium.

Si cette matière séjourne dans les intestins, l'enfant pousse des cris, des gémissements ; on devra de suite lui faire prendre de l'huile d'amandes douces, coupée par moitié avec le sirop de guimauves, par cuillerée, jusqu'à ce que survienne l'évacuation des matières.

Sevrage

On ne doit pas sevrer les enfants brusquement, mais graduellement, en les nourrissant chaque jour de plus en plus.

La nourrice se purgera et prendra une nourriture modérée, et peu à peu on éloignera l'enfant de sa nourrice.

EMPOISONNEMENTS, CONTRE-POISONS

Dans tout empoisonnement le premier soin consiste à tenter d'expulser de l'estomac ou des intestins la substance délétère ; à cet effet on administrera une boisson émétisée, comme suit :

Eau	120 grammes.
Emétique	0,15 centigr.

A prendre en trois fois à cinq minutes d'intervalle.

Dès qu'on connaîtra quelle est la substance vénéneuse ingérée, si cette dernière est encore dans l'estomac, on devra chercher à la décomposer, et en annuler les effets par le contre-poison de cette substance. Si, au contraire, on suppose que déjà le poison est passé dans les intestins, il faut administrer promptement des lavements purgatifs afin de provoquer des évacuations, tout en cherchant à neutraliser les effets par des contre-poisons.

Après avoir rempli ces premières indications, on s'occupera de combattre les phénomènes résultant de la présence même du poison sur la muqueuse gastro-intestinale, comme de ses effets généraux sur l'économie.

Les principaux contre-poisons sont indiqués dans le tableau ci-après :

Empoisonnements par l'arsenic

On donnera l'hydrate de peroxyde de fer à la dose de cinq cents grammes, dans de l'eau sucrée, ou une forte

solution de magnésie décarbonatée ; on peut encore administrer du lait, ou des blancs d'œufs étendus d'eau. L'empoisonnement vaincu on traitera les accidents secondaires
par les moyens ordinaires.

Empoisonnements par les préparations antimoniales

On administre une légère infusion de noix de galle,
ou une forte infusion de thé ; on peut aussi donner plusieurs verres d'eau, tenant en dissolution cinq à quinze
centigrammes d'opium, ou trente grammes de sirop diacode. Si les douleurs persistent, quelques sangsues sur
l'estomac, autour du cou si la déglutition est difficile.

Empoisonnements par les préparations de cuivre

On fera boire une dissolution albumineuse faite avec
des blancs d'œufs, ou bien une dissolution de farine de
froment, le gluten agit ici comme contre-poison.

Empoisonnements par les préparations d'argent

Une dissolution très-étendue de sel de cuisine décompose instantanément le nitrate d'argent.

Empoisonnements par les préparations de zinc ou de bismuth

Le traitement est le même que celui pour l'empoisonnement par les préparations d'arsenic.

Empoisonnements par les préparations
mercurielles

La dissolution albumineuse de blancs d'œufs dans l'eau, et la farine délayée dans ce liquide, sont les contre-poisons auxquels on doit avoir recours.

Empoisonnements par les préparations
de plomb

La dissolution de sulfure de potasse faite dans la proportion de vingt-cinq centigrammes par litre d'eau, pour les empoisonnements par les sels de plomb, est le contre-poison qui convient.

Empoisonnements par les préparations
d'étain

Le lait étendu d'eau est le liquide qui paraît le mieux convenir dans cet empoisonnement.

Empoisonnements par les acides concentrés

Les dissolutions très-étendues de magnésie, et de l'eau de chaux ou de savon, donnée en abondance, sont les moyens employés pour décomposer les acides et former de nouveaux produits dont l'action est nulle sur l'estomac.

Empoisonnements par l'acide hydrocyanique

C'est par l'ammoniaque étendu d'eau, par une forte infusion de café et par des limonades minérales que l'on cherche à combattre les accidents qui résultent de cet empoisonnement, dont les résultats sont parfois foudroyants.

Empoisonnements par les alcalis
et leurs composés

On donnera des boissons acidulées avec du vinaigre, ou du suc de citron, deux cuillerées à café pour un verre d'eau.

Empoisonnements par le phosphore

Une forte dissolution de magnésie et des boissons mucilagineuses.

Empoisonnements par l'iode et ses composés

Le meilleur contre-poison de l'iode est la gelée d'amidon; on pourra aussi donner des dissolutions mucilagineuses.

Empoisonnements par les cantharides

La dissolution de magnésie, les boissons mucilagineuses, les fomentations avec l'huile camphrée sur le ventre et sur les parties génitales ; ensuite des bains tièdes prolongés, une saignée, et un régime antiphlogistique.

Empoisonnements par le verre

Il faut faire prendre au malade des aliments qui puissent envelopper les fragments de verre, afin d'éviter leur action mécanique sur l'estomac.

Empoisonnements par les narcotiques·
tels que opium, morphine et codéine

Faire vomir, puis combattre le narcotisme avec le café à l'eau en lavements (une infusion concentrée).

On donnera des pilules de caféine, on fera des frictions sèches sur les membres, et on pratiquera une saignée s'il y a une congestion céphalique ou pulmonaire.

Le contre-poison le plus généralement efficace est la solution ci-après :

Iodure de potassium	0,4 décigr.
Iode	0,5 décigr.
Eau	· 1 litre.

A prendre par demi-verres.

Empoisonnements par les champignons

Avant d'indiquer les contre-poisons des champignons, nous pensons rendre un service aux familles en leur faisant connaître les caractères généraux, à l'aide desquels on peut distinguer les champignons comestibles des champignons vénéneux :

1º Il faut se défier de toute espèce de champignon trop vieux et de ceux d'une nature ligneuse ;

2º Des espèces de champignons dont la saveur est âcre, brûlante, amère ;

3º De ceux qui exhalent une odeur désagréable et nauséabonde.

Les bolets vénéneux ont tous une odeur d'acide sulfurique affaibli ; les agarics et amanites, les plus dangereux, une odeur de moisi très-prononcée ; toute odeur trop exaltée de champignon doit être suspecte. Les bons champignons ont un parfum franc et suave, quelquefois une odeur de farine fraîche;

4° Toute espèce de champignon qui étant coupé, change de couleur, est certainement vénéneuse ; l'intérieur de certains bolets devient bleu, noirci ou vert, d'autres prennent une teinte jaunâtre, violacée ou brune.

Il est à remarquer que les espèces les plus vénéneuses se trouvent dans les endroits sombres, fourrés et les plus humides des bois. Les bons champignons se plaisent dans les lieux plus aérés.

TRAITEMENT

Dès qu'on ressentira des douleurs d'estomac et des coliques après avoir mangé des champignons, on devra supposer un empoisonnement, et il faudra prendre de suite un vomitif.

On peut aussi administrer quelque sel propre à exciter l'action de l'estomac.

Sulfate de soude . . . . 50 grammes.
Eau 400

On fera boire cette solution par verrées en augmentant les doses jusqu'à ce que le malade ait des évacuations.

Le vomissement suffit quelquefois pour entraîner les champignons, et faire cesser les accidents. Si les accidents ne sont survenus que plusieurs heures après le repas, une partie des champignons aura sans doute déjà passé dans l'intestin et alors on emploiera avec succès la solution de sulfate de soude ci-dessus, ou une mixture faite avec l'huile de ricin comme suit :

Huile de ricin . . . . 50 grammes.
Sirop de fleurs de pêcher . . . 64

A prendre par cuillerées plus ou moins rapprochées.

Après ces évacuations on remédiera aux douleurs par les moyens ordinaires.

Empoisonnements par la ciguë

Cette plante ressemble tellement au persil, que beaucoup de personnes peuvent se tromper. Le meilleur moyen à employer c'est de faire vomir de suite, et d'administrer une solution de café.

Empoisonnements par les viandes et poissons putréfiés

Il faut immédiatement faire vomir; ensuite recourir à l'emploi de quelques gouttes d'éther dans une boisson aromatique, en alternant avec une boisson acidulée.

On donnera un purgatif si l'intestin contient encore quelques restes de substances ingérées.

Empoisonnements par les animaux enragés

Voir *Rage* dans le *Formulaire*.

Empoisonnements par morsures vénimeuses

Aussitôt après la morsure on établira une forte ligature au-dessus de la partie mordue; si c'est un membre, on placera une ventouse sur la plaie de manière à la faire saigner abondamment, et ensuite on cautérisera avec le nitrate acide de mercure, ou le chlorure d'antimoine, ou mieux avec le fer rouge.

On recouvrira la partie blessée de compresses imbibées d'huile et d'ammoniaque, on donnera à l'intérieur quelques gouttes d'ammoniaque dans une boisson diaphorétique.

Empoisonnements par les chlorures

Pris à haute dose, ils agissent comme poisons irritants. Boissons émollientes ; administrez au malade de l'eau légèrement ammoniacale.

Empoisonnements par l'or ou le platine

Le meilleur et unique contre-poison contre ces préparations est le protosulfure hydraté de fer.

Piqûres d'insectes

Si la piqûre est grave, il faut placer une ventouse sur la partie piquée et la laver avec une solution de chlorure de chaux ou d'ammoniaque.

S'il survient de l'inflammation on appliquera des compresses trempées dans une solution d'acétate de plomb.

DES MYSTÈRES DE LA CONCEPTION

et de la Grossesse

DES PRÉCAUTIONS A PRENDRE DANS CET ÉTAT

ET LORS DE L'ACCOUCHEMENT

Menstruation — Epoque favorable à la conception

Vers l'âge de douze à quatorze ans, le sexe féminin est soumis à une évacuation sanguine périodique, signe extérieur de la fécondité. Cette fonction est appelée menstruation. Presque toujours et surtout dans la jeunesse la menstruation est accompagnée de douleurs lombaires, de migraine et d'une certaine irritabilité nerveuse qui n'est pas sans influence sur le caractère de la femme.

La menstruation coïncide avec le développement et la rupture des vésicules de l'ovaire ; c'est à l'époque de la puberté qu'elles prennent un accroissement rapide et viennent faire saillie à sa surface, où elles éclatent successivement et par intervalles.

L'ovule ou petit œuf subit bientôt d'autres changements qui le préparent à la *fécondation.*

Les jours qui suivent les règles sont les plus favorables à la conception, car la rupture de la vésicule ovarique coïncide avec le flux menstruel. Le temps propice à la fécondation peut durer de huit à dix jours après la termi-

naison de l'écoulement menstruel, à moins d'un retard
exceptionnel dans l'ovulation.

Peut-on procréer à volonté fille ou garçon?

Peut-on savoir à l'avance quel sera le sexe de l'enfant;
en d'autres termes a-t-on découvert le moyen de procréer
à volonté fille ou garçon?

Bien des théories d'abord préconisées à cet égard ont
été plus tard démontrées fausses, et il semble que le
créateur n'a pas voulu permettre à l'homme de procréer
à son gré ou des filles ou des garçons; il est cependant à
remarquer que le sexe dépendrait souvent du plus ou
moins de maturation de l'ovule, au moment où la fécondation a lieu. Dans les trois premiers jours après l'apparition des règles, le développement de l'œuf étant encore
imparfait, la conception produit un être féminin ; dans
les jours suivants elle produit des garçons. Le mâle serait
le fruit de la maturité plus avancée de l'œuf. Toutes autres
théories mystérieusement expliquées par les sages-femmes
et les commères sont complétement fausses.

Développement de l'utérus — Signes de la grossesse — Sa constatation

L'utérus, dès qu'il a reçu l'ovule fécondé, subit des
modifications considérables et il se développe au fur et à
mesure de l'accroissement de son contenu : il s'élève à la
fin du troisième mois au-dessus du pubis; au sixième
mois son fond atteint l'ombilic ; au neuvième mois il parvient jusqu'au creux de l'estomac. De si grands changements portent un trouble dans l'économie; ce sont
d'abord des vomissements nerveux, des perversions singulières du goût, de l'odorat, du sentiment affectif. Par

son poids la matrice comprime la vessie, le rectum et les vaisseaux du bassin, de là des rétentions ou des incontinences d'urine, constipation, varices, enflure aux jambes ; vers la fin de la grossesse les poumons sont refoulés et fonctionnent imparfaitement; de là appauvrissement du sang, fatigue, malaise, etc.

Quelques femmes éprouvent dès l'instant de la conception des spasmes qui les avertissent de leur nouvel état avant même la suppression des règles : ce premier signe est bientôt corroboré par d'autres indices, tels que tension douloureuse du sein, nausées, coloration plus foncée du mamelon.

Ce n'est qu'après quatre mois que l'homme de l'art peut positivement constater, à l'aide de l'auscultation, un produit de la conception dans la cavité utérine, en reconnaissant les battements du cœur de l'enfant qu'on distingue des pulsations artérielles de la mère par leur fréquence à peu près double de celles-ci.

Développement du fœtus

Vers le douzième jour de la conception on peut distinguer le corps de l'embryon de ses enveloppes ; à la fin du premier mois il mesure un centimètre de longueur ; à deux mois, trois centimètres ; à trois mois, dix centimètres ; à quatre mois sa longueur est de dix-huit centimètres et son poids de deux cents grammes ; à six mois, longueur : trente-cinq centimètres, poids : sept cents grammes ; à huit mois, longueur : quarante-cinq centimètres, poids : deux kilogrammes à deux kilogrammes et demi ; à neuf mois, longueur : quarante-huit à cinquante centimètres, poids : trois à quatre kilogrammes. A la naissance il a généralement soixante centimètres de taille et pèse de quatre à six kilogrammes.

Position du fœtus dans la matrice
— Accouchement

La position du fœtus est généralement telle, que la tête porte en bas, sur l'orifice du col utérin, tandis que le siége et les membres inférieurs fléchis occupent le fond de la matrice.

Si, au lieu d'être ainsi, l'enfant est placé transversalement, l'accouchement est beaucoup moins facile.

Le travail de l'accouchement s'annonce par des douleurs dans les reins et dans le bas-ventre. Dans un effort que fait la malade, la poche des eaux se déchirant, la tête de l'enfant franchit l'orifice utérin, arrive à la vulve et la traverse.

Ce trajet si court et cependant si difficile se fait par suite des contractions de l'utérus et des muscles abdominaux.

Bien que l'enfant soit entièrement sorti du corps de la mère, il y adhère cependant encore par le cordon qui cesse de livrer passage au sang dès que la respiration s'établit; on le lie cependant après l'avoir coupé à peu de distance du nombril. On délivre bientôt l'accouchée des membranes et du placenta qui s'est détaché de l'utérus. Elle est alors dans un état d'abattement assez profond ; la matrice revenue à elle-même rejette un sang copieux et mélangé, qu'on nomme *lochies*.

Il arrive parfois que l'accouchement se déclare à un moment où le médecin et la sage-femme sont trop éloignés pour arriver à temps; il n'est donc pas sans utilité d'indiquer ici ce qu'il y a à faire en semblable occurence: dès que la femme est avertie par les douleurs que le travail de l'accouchement commence, on doit établir dans la chambre une température douce, et préparer des draps et des serviettes en assez grande quantité. Les douleurs au début sont faibles, puis elles cessent et reviennent plus fortes. Les femmes les distinguent facilement des coliques ordinaires.

On préparera de suite un lit de sangle placé de manière à ce qu'on puisse circuler autour, bien que la tête doive toucher le mur. On placera sous le milieu du matelas un oreiller un peu ferme pour élever le siége. Le lit habituel de l'accouchée doit être réservé pour qu'elle puisse s'y placer immédiatement après l'opération.

La femme ne conservera que des vêtements légers, et si elle n'a pas été à la selle le jour même, elle devra prendre un lavement d'eau tiède.

Pendant tout le temps des douleurs la malade devra boire et manger peu ; elle se contentera de légers bouillons et d'eau sucrée à l'eau de fleurs d'oranger ; ce n'est que lorsque le travail dure longtemps et que la femme est fatiguée, épuisée, qu'on doit lui permettre quelques gorgées de bon vin vieux rouge. La malade se promènera doucement jusqu'à ce que les douleurs deviennent très-forte, quand celles-ci arriveront elle se couchera.

Si le médecin ou la sage-femme ne sont pas arrivés, une personne ayant eu des enfants, autant que possible, devra assister la malade; elle examinera de temps en temps, au moment des plus grandes douleurs, si elle n'aperçoit pas la tête de l'enfant pour la soutenir; aussitôt que la tête est sortie on la soulève afin de faciliter l'écoulement des liquides; une nouvelle douleur fait bientôt tourner l'enfant qui présente alors les épaules, il faut dans ce cas soutenir la tête d'une main et le corps de l'autre, en ayant bien soin *surtout de ne pas tirer*. Dès que l'enfant est sorti on le couche entre les jambes de sa mère; on lie le cordon avec un fil, à quatre travers de doigt environ du nombril du nouveau-né et on le coupe un peu plus loin. On tente de faire sortir le délivre en tirant très-légèrement, s'il résiste on attend, il ne faut pas forcer ; on ne doit tenter de nouveaux essais que de dix minutes en dix minutes. On bassinera le lit habituel de la malade et on la transportera dans ce lit après l'avoir essuyée et nettoyée convenablement ; si le délivre ne vient pas on attendra la sage-femme pour achever la délivrance.

On aura soin de maintenir la chambre de l'accouchée à une température douce ; on ouvrira chaque jour les portes et les fenêtres pour changer l'air de la chambre, en ayant soin de fermer à l'avance les rideaux du lit de la malade.

On enlèvera très-promptement de sa chambre les urines, et les excréments, et tout le linge sale.

On lavera les parties douloureuses avec de l'eau tiède matin et soir.

Repos absolu, alimentation légère, jusqu'à la fièvre de lait, potages et bouillons ; si la fièvre est forte diète absolue ; après la fièvre de lait la malade commence à manger et après dix à douze jours elle reprend son régime ordinaire.

Pendant quinze à vingt jours après les couches la femme prendra de la tisane faite avec fleurs d'oranger, de tilleul et de camomille.

Si elle ne nourrit pas son enfant elle prendra au bout de huit jours de la tisane de canne de Provence ou de pervenche pour faire passer le lait.

A la fin des couches quelques purgations légères ; quant à l'enfant on le frotte avec de l'huile, du beurre frais ou un jaune d'œuf, et on le place dans un petit bain chaud pour le bien laver, on l'essuie et on l'habille après avoir enveloppé le bout du cordon dans un petit linge graissé avec du beurre.

La fièvre de lait survient le troisième jour, les lochies alors cessent un peu, puis reparaissent vers le cinquième jour et continuent pendant deux à trois semaines environ.

Le lendemain ou surlendemain de l'accouchement les seins deviennent douloureux, la sécrétion de lait s'établit et continue quinze à dix-huit mois si la femme allaite son enfant.

Pendant l'allaitement la menstruation est d'ordinaire suspendue, et la sécrétion laiteuse tend à cesser d'elle-même lorsqu'elle n'est pas activée par la succion ; aussi se tarit-elle en peu de temps chez la femme qui ne nourrit pas : quand elle est supprimée les règles ne tardent pas à reparaître.

Composition du lait de la femme

- Le lait de la femme contient toutes les substances nécessaires à la nutrition de l'enfant, il se compose d'eau, de caseum (substance azotée), de beurre, de sucre et de sels. Le lait de la nouvelle accouchée est d'abord séreux et peu nutritif, mais il devient de plus en plus riche à mesure que l'enfant grandit. Cependant vers le dixième mois il commence à perdre de sa force et il est fourni par les glandes mammaires en moins grande quantité ; c'est à cette époque que l'enfant doit commencer à prendre de la nourriture en dehors de la lactation.

Soins à prendre pendant la grossesse
— Maladies qu'elle peut entraîner

La jeune femme enceinte doit éviter les exercices violents, les chutes, les voyages dans des voitures mal suspendues, et qui peuvent être autant de causes d'avortements chez les personnes faibles.

La grossesse entraine avec elle non-seulement des inconvénients, mais parfois des indispositions et souvent

des accidents et des maladies dont voici l'énumération
principale :

Anorexie, ou perte d'appétit ; dégoût ou appétit dé-
pravé, céphalalgie, insomnie, diarrhée, douleur des
mamelles, éclampsie, ictère, varices, nausées et vomissements ; pléthore, oppression, ptyalisme, toux, constipation, douleurs des reins, hémorrhoïdes, rétention d'u-
rine, etc., etc.

Quelques-unes de ces indispositions sont des accidents
mécaniques, c'est-à-dire qu'ils résultent de la compression du gros intestin, du rectum et de la vessie, par la
matrice contenant le produit de la conception.

Dans l'anorexie, la perte d'appétit, etc., on fera usage
des amers, des toniques, de la poudre stomachique de
Thompson. (Voir page 58.)

Dans la céphalalgie, si elle dépend de la pléthore, on
fera le traitement approprié à cet état (voyez ci-après) :

Contre la diarrhée, boissons aromatiques et diacodées,
toniques s'il y a faiblesse ; émollients et sirop de tamarin
s'il y a chaleur et sentiment de brûlure vers l'anus.

Contre les douleurs des mamelles on emploiera des
embrocations huileuses et belladonées et des liniments
narcotiques.

Pour l'éclampsie, voyez cette maladie.

L'ictère des femmes enceintes dépend des spasmes des
canaux biliaires ou de leur compression par l'utérus.
(Voyez pour le traitement au mot *Ictère.*

Les nausées et vomissements sont d'ordinaire accompagnés de ptyalisme, et se montrent, comme nous l'avons
dit, presque constamment après la conception et durent
jusqu'après le troisième ou le quatrième mois ; on les
combat par des gouttes composées comme ci-après :

Alcool . . . .   15 grammes.
Teinture d'iode   1
Laudanum de Sydenham . . .   1

A prendre, six gouttes deux fois par jour. On leur oppose encore les tisanes aromatiques, opiacées, éthérées, les eaux gazeuses et la glace en petits morceaux.

Contre la pléthore, les maux de tête, étourdissements, vertiges, gêne de la circulation; on administre une saignée; l'alimentation sera frugale, les boissons délayantes.

Contre le ptyalisme, infusion de menthe, de quinquina, de mélisse et de camomille.

La toux peut déterminer des accidents funestes pour le fœtus et la mère; il faut la combattre par des potions émollientes légèrement opiacées, les pilules sédatives de Thompson. (Voyez page 58.)

Contre les hémorrhoïdes, les douleurs névralgiques, la rétention d'urine, etc., voyez ces mots.

Contre la rétention d'urine par compression mécanique, nous engageons les femmes enceintes à porter une ceinture ventrière.

Les personnes robustes et sanguines qui éprouvent des tournoiements de tête, de l'oppression feront toujours bien de se faire pratiquer une petite saignée, du sixième au septième mois.

Précautions à prendre lors de l'accouchement

Lors de l'accouchement, un refroidissement ou le défaut de propreté peuvent occasionner une péritonite puerpérale qui est une maladie grave. Nous ne saurions surtout trop recommander aux femmes pauvres de faire en sorte d'accoucher chez elles, plutôt que dans les maisons d'accouchement; la réunion d'accouchées dans une même salle ou dans un même établissement, développe une grave maladie épidémique et même contagieuse par infection, qui, presque toujours, est mortelle.

Il faut entourer la femme nouvellement accouchée, de soins et de prévenances, entretenir l'aération de la pièce où elle est couchée et s'opposer à ce qu'elle se lève et sorte trop promptement.

Que de femmes dont on n'aurait pas à regretter et à pleurer la mort si on avait suivi exactement les conseils si simples que nous donnons ici.

FORMULES DE BOISSONS ÉCONOMIQUES

POUVANT REMPLACER LE VIN ET LA BIÈRE PENDANT LES CHALEURS DE L'ÉTÉ

Des maladies sans nombre, des fièvres intermittentes, des diarrhées rebelles, des mortalités presque subites, ayant lieu pendant les chaleurs de l'été, surtout chez les personnes qui ne boivent que de l'eau et souvent de l'eau déjà altérée ou corrompue, après des travaux fatigants et des transpirations cutanées excessives, nous croyons faire chose utile aux familles en leur indiquant les formules des boissons les plus économiques, et les plus saines qu'elles pourront préparer elles-mêmes.

Boisson aromatique aux fleurs de sureau

Sucre brut . . . . 1,250 grammes.
Vinaigre fort 500
Fleurs de sureau. 10
Eau. . . . . 20 litres.

Faites fondre le sucre dans l'eau, ajoutez le sureau et le vinaigre, laissez infuser à froid pendant deux jours, passez et mettez en bouteilles que vous laisserez couchées pendant quatre à cinq jours, et que vous relèverez ensuite ; elle est bonne à boire après huit jours.

Si avec le vinaigre, on ajoute un demi-litre d'eau-de-vie, la boisson est meilleure.

Bière économique

Eau . . . .   100 litres.
Mélasse. . . . .   5 kilog.
Fleurs de sureau. . . . . . .   50 grammes.
Houblon   15
Baies de genièvre   125
Vinaigre ou alcool   400

Mélangez à froid dans un tonneau après avoir délayé la
mélasse; laissez infuser quarante-huit heures sans bou-
cher, remuez deux à trois fois, mettez en bouteilles et
buvez huit jours après. On peut également laisser la boisson dans le tonneau, et quinze jours après on peut tirer
à la cannelle munie d'un objet quelconque servant de
passoire.

Petite bière

Eau . . . .   150 litres.
Pâte de pain blanc. . . . . . 1,500 grammes.

On prend cette pâte au moment où le pain va être en-
fourné; délayez avec dix litres d'eau; une fois délayée
mêlez-y :

Mélasse. . . . . 1,750 grammes.

Et versez ce mélange dans la futaille qui doit contenir
la boisson.

Si on veut avoir le goût de bière, on y ajoute une infusion de houblon comme suit :

Fleurs de houblon . . . . . .   800 grammes.
Eau bouillante. . . . .   2 litres.

Passez, et quand l'infusion est froide, versez dans le tonneau; aromatisez avec un sachet de fleurs de sureau que
vous laisserez pendant les deux ou trois premiers jours
de la fermentation.

On doit tenir cette liqueur dans un lieu qui ne soit pas trop frais ; au bout de trois semaines la liqueur sera claire et bonne à boire.

Autre petite bière plus agréable

Houblon	une forte poignée.
Fleurs de violettes	4 pincées.
Cassonnade	350 grammes.
Caramel	20
Vinaigre	un verre.
Eau.	10 litres.

Mettez le tout dans une cruche, et tenez-la dans un endroit chaud afin de favoriser la fermentation ; dès qu'elle sera établie, mettez votre boisson en bouteilles bien bouchées, que vous coucherez dans une cave. Cette boisson ressemble à de la bière blanche.

La plupart de ces boissons reviennent à quatre ou cinq centimes le litre.

FORMULES, RECETTES ET RENSEIGNEMENTS

UTILES A TOUTES LES FAMILLES

Bains

Bains froids.—Ce sont ceux dont la température est au-dessous de quinze degrés centigrades. La durée de ces bains ne doit pas excéder quinze minutes ; ils donnent de la vigueur, activent la circulation du sang et excitent l'appétit.

Bains frais. — Température de vingt à vingt-cinq degrés, durée une heure.

Bains tièdes. — Température de vingt-cinq à trente-deux degrés : ils sont d'une grande utilité après les fatigues du corps, de l'esprit et des veilles prolongées.

Bains chauds.—Température de trente à trente-six degrés, ils se prennent principalement en hiver, quand on veut ramener des transpirations, ou faire que le corps absorbe environ quinze cents grammes d'eau en une heure.

Bains de barèges. — Prenez cent grammes de sulfure de potasse que vous ferez dissoudre dans deux cent cinquante grammes d'eau, ajoutez ce mélange à l'eau de la baignoire, et au moment d'y entrer, versez-y cinquante grammes d'acide hydrochlorique. Mêlez bien en ajoutant l'acide. Il faut recouvrir la baignoire, qui doit être en bois, et tenir la tête en dehors.

Les vapeurs sulfureuses noircissent les métaux ; il faut avoir soin de prendre ce bain dans un endroit où il n'y aura ni dorure ni métaux.

Bains d'eau de son. — Faites bouillir dix litres de son dans dix litres d'eau pendant deux heures, passez à travers un gros linge et versez la décoction dans l'eau du bain.

Bains gélatineux. — Prenez cinq cents grammes de colle de Flandre, que vous mettrez tremper dès la veille dans une quantité suffisante d'eau bouillante, le lendemain vous verserez cette gélatine dans le bain chaud, où elle achèvera de se dissoudre.

Bains de pieds. — Les bains de pieds sont utiles pour détourner le sang qui se porte à la tête ou à la poitrine ; on les prend très-chauds, ayant soin d'augmenter la chaleur par degrés. On les aiguise avec des substances irritantes : telles que cendres de bois, sel, vinaigre, soude, potasse et surtout la farine de moutarde.

Bains de vapeurs. — Les bains de vapeurs sont utiles dans les rhumatismes, les douleurs et dans les maladies dartreuses que le froid aggrave.

Pendant l'usage de ces bains, on fera bien de prendre quelques pilules purgatives de Thompson.

Les bains de vapeur ne conviennent pas aux personnes qui sont atteintes d'affections des voies urinaires et des maladies bilieuses.

Cors aux pieds

Le cor n'est autre chose qu'une induration épidermique ; l'épiderme s'épaissit par la pression directe de la chaussure.

Voici pour l'extirper, un excellent procédé :

Après avoir pris un bain de pieds et avoir enlevé au

moyen d'un canif la partie la plus saillante du cor, on prend un crayon de nitrate d'argent dont l'extrémité est humectée, on le promène en pressant légèrement sur toute la surface de l'épiderme endurci, et même un peu au delà sur l'épiderme sain ; il se forme une escharre aux dépens de l'épiderme qui constitue le cor, et un peu aussi aux dépens de l'épiderme voisin ; il y a un cercle noir dont le point culminant du cor occupe le centre.

Au bout de huit à dix jours en exerçant avec les doigts ou avec une pince, quelques légères tractions de la circonférence au centre de l'escharre, on parvient à extirper en entier et sans douleur tout l'épiderme endurci, et par conséquent tout le cor sans qu'il en reste la plus légère trace.

Voici la composition d'un emplâtre excellent pour détruire les cors aux pieds :

Cire blanche pure		4 parties.
Emplâtre de poix . . . . . ⎫ (ââ)		2 parties.
Galbanum en larmes. . . ⎭		

Faites fondre à une douce chaleur, passez et ajoutez en entretenant l'emplâtre liquide :

Acétate de cuivre porphyrisé. .	2 parties.
Essence de térébenthine . . .	1|4 de partie.
Créosote	1|2 partie.

Délayez ces trois dernières substances dans l'emplâtre retiré du feu, et agitez continuellement jusqu'à parfait refroidissement ; on en étend un peu sur un morceau de peau et on l'applique sur le cor trempé et coupé.

Lèvres

Souvent les lèvres se gercent, se fendillent à la suite. d'un refroidissement, d'une promenade par un grand vent. Voici la composition d'une pommade qui est très-utile dans ce cas :

    Huile d'amandes douces. . . .   250 grammes.
    Cire vierge   90
    Racine d'orcanet.   60

Mêlez, faites fondre l'huile et la cire au bain-marie, passez à travers un tamis de soie et battez le tout en y ajoutant de l'essence de roses.

Ephélides — Taches de rousseur

Les cosmétiques peuvent combattre avec succès les éphélides ou taches de rousseur qui n'ont pas pour cause un vice héréditaire.

Pour les taches de rousseur, on les lave d'abord à l'eau tiède, puis avec une solution concentrée de sulfure de potasse ; on laisse sécher le liquide sur la peau, on réitère plusieurs fois cette opération dans la journée ; au bout de quelques jours, l'épiderme tombe et les éphélides ont disparu.

Le docteur Hufeland, médecin allemand, recommande la pommade suivante, pour faire disparaître la rougeur désagréable du nez, que l'on remarque chez les jeunes personnes délicates et qui résulte de la délicatesse des vaisseaux capillaires de la peau du nez :

    Borax. . . . .   2 grammes.
    Eau de roses.   70
    Eau de fleurs d'oranger 40

Dissolvez, humectez les parties trois à quatre fois par jour avec cette eau et laissez sécher ; la rougeur disparaît après quelques jours.

Pommade pour faire croître les cheveux

Voici une recette excellente pour fortifier la racine des cheveux, les faire croître, ou empêcher leur chute : Faites bouillir pendant une demi-heure un demi-kilo de feuilles de buis vert et les petites branches après les avoir hachées ; passez au tamis et mêlez au liquide obtenu une quantité égale de vin vieux, et de plus :

Baume du Pérou.	60 grammes.
Teinture de quina.	50

Le tout étant parfaitement mélangé dans un mortier, renfermez dans un flacon bien bouché.

Le matin et le soir, on se frottera la tête jusqu'à la racine des cheveux avec une cuillerée à bouche environ de cette composition.

Dentifrices

Voici un moyen de calmer la douleur des dents cariées :

Potasse.	2 grammes.
Alcool	20
Essence de girofle	6

Faites dissoudre, conservez pour l'usage.

Pour calmer les douleurs, faites avec un peu d'ouate une petite boulette capable de remplir le trou de la dent cariée, puis introduisez-la dans ce trou après l'avoir imbibée légèrement de la composition ci-dessus.

Une poudre dentifrice qui réussit très-bien est la suivante :

Charbon en poudre tamisé. . .	10 grammes.
Magnésie	5
Sulfate de quinine	5

Parfumez avec la poudre d'iris ou la poudre de pétales de

roses. Mêlez exactement ces substances et conservez cette poudre dans une boîte bien fermée.

Autre

Poudre de suie de bois . . . 30 grammes.
    Id. de fraisier 20
Eau de Cologne . . . . quelques gouttes.

Cette poudre blanchit et conserve très-bien les dents sans aucun danger.

Autre

Pain carbonisé. . . . . 40 grammes.
Poudre de quinquina 10

Mêlez. Excellent tonique pour les gencives.

Trésor de la bouche

Alcool de cochlearia . . . } (ââ) 200 grammes.
    Id. de lavande. . . . }
    Id. de menthe . . . . } (ââ) 100
    Id. de citron. . . . . }

Mêlez. Une cuillerée à café dans un verre d'eau pour se rincer la bouche.

Eau de Botot

L'eau de Botot est aussi un excellent dentifrice, en voici la composition :

Cannelle. . . . . } (ââ) 20 grammes.
Girofle. . . . . }
Anis 80
Huile volatile de menthe . . . 10

Faites infuser pendant sept à huit jours dans :

Eau-de-vie . . . . 2,240 grammes.

Filtrez et ajoutez :

Teinture d'ambre . . . .   1 gramme.

Quelques gouttes dans un verre d'eau pour se rincer la bouche. Dentifrice très-agréable et utile pour donner du ton aux gencives.

Eau de Cologne

Cette formule n'exige pas d'appareil distillatoire.

Alcool à 52°. . . . .   1 litre.
Essence de lavande. . . . . . .   100 gouttes.
Id.   de néroli.   24
Id.   de girofle . . . .   15 grammes.
Id.   de citron   52
Id.   de romarin.   5
Id.   de cannelle.   2
Id.   de bergamotte   5
Eau de mélisse des carmes. . .   90

Laissez ces substances en contact avec l'alcool, pendant sept à huit jours ; filtrez à travers le papier-joseph.

Manière de déboucher les flacons

Il arrive souvent qu'on ne peut déboucher un flacon de cristal, sans courir le risque de casser la tête du bouchon, ou le flacon lui-même.

Pour y arriver, il suffit de chauffer une demi-minute tout au plus le col du flacon en présentant successivement tous ses points à la flamme d'une lampe.

La chaleur dilate le verre et augmente la grandeur du goulot, tandis que le bouchon, beaucoup plus épais, n'ayant pas encore éprouvé de dilatation, cesse d'être serré par le col du flacon et s'enlève facilement.

Aération des chambres des malades

Il s'échappe par la respiration et même par les pores
de la peau, des gaz impropres à alimenter normalement
la respiration ; si l'air circule dans la chambre, il em-
porte ces miasmes délétères ; si l'air ne circule pas, ces
gaz restent dans l'appartement et deviennent causes de
maladies ou d'affaiblissements de l'organisme. Par suite,
plus il y a de personnes dans le même local, respirant à
la fois le même air, plus cet air est vicié et malsain.

Si le paysan se porte mieux que l'habitant de la ville,
bien qu'il se nourrisse plus maigrement, c'est qu'il
respire un air plus pur, et dès lors plus réparateur.

Il faut donc renouveler souvent l'air des appartements
et d'autant plus souvent que les chambres sont plus
petites, et qu'il s'y tient un plus grand nombre de
personnes.

Il en est de même de l'air emprisonné dans le lit des
malades et dans leurs couvertuses.

Changez souvent leurs draps, faites les lits aussi souvent que possible, toutefois il faut s'arranger de manière
à renouveler l'air sans refroidir les malades.

Fractures

Notre livre ne peut assurément remplacer le médecin
ou le chirurgien dans les cas de fractures, nous nous
bornerons donc ici à enseigner ce qu'il convient de faire
en attendant l'arrivée de l'homme de l'art.

Le blessé entend, le plus souvent, un craquement qui
lui annonce la rupture de l'os, ensuite il ne peut relever
le membre dans lequel la fracture a eu lieu, celui-ci est

comme raccourci et tordu, au moindre mouvement il ressent des douleurs vives.

Le blessé peut remarquer aussi qu'il y a un endroit
qui fléchit, et l'on peut entendre quelquefois le frottement des deux bouts de l'os cassé.

En attendant le médecin, le premier soin est de dépo-
ser le membre fracturé de telle sorte qu'il puisse rester
d'aplomb dans toute sa longueur, il faut l'étendre en
tirant un peu sur des coussins, des oreillers, des sacs
remplis de paille, de foin, de mousse ou de son ; il ne
faudra pas remplir le sac de manière à ce qu'il soit trop
dur. Il faut que le membre en s'y posant puisse y creuser
son lit.

Si le blessé est loin de chez lui, on lui bande le
membre fracturé avec des mouchoirs ou des cravates, et
s'il avait une tendance à se plier on placerait dessous
une petite tringle, ou attelle de bois pour le maintenir.

Arrivé à la maison, on couche le malade, on lui fait
observer une diète sévère et l'on attend le médecin.

Foudre

Voici quelques conseils qui ne sont pas sans utilité :
nous devons dire d'abord que lorsque l'éclair a paru, les
effets du tonnerre ne sont plus à craindre; on ne devra
donc pas s'effrayer du bruit.

Les arbres isolés sur lesquels on cherche à se mettre à
l'abri d'une pluie d'orage, sont excessivement dangereux, le chêne surtout.

La direction du vent et de la pluie influe sur la
manière dont le tonnerre tombe; il est surtout prudent
de s'abstenir de provoquer des courants d'air pendant
l'orage, et principalement d'ouvrir les fenêtres.

DES RÈGLES A OBSERVER

POUR ARRIVER A L'EXTRÊME VIEILLESSE

Il existe un livre qui a pour titre : *L'Art de vivre cent ans ;* ce titre, par trop exagéré et hyperbolique, ne permet pas de prendre l'ouvrage au sérieux, quel que soit d'ailleurs son mérite; vouloir enseigner l'art de vivre cent ans est aussi dénué de sens que de vouloir enseigner celui de vivre cinq cents ans ; mais si l'art de vivre cent ans ne peut véritablement pas être décrit, il n'est pas sans utilité toutefois de faire connaître les règles à l'aide desquelles on peut arriver, à moins d'accident violent et imprévu, à l'âge le plus avancé possible, par rapport à la force de constitution que chacun apporte en naissant.

Chaque individu naît avec une puissance vitale plus ou moins grande, selon qu'il est né de parents plus ou moins jeunes et plus ou moins robustes.

Si un individu a été nourri par une femme jeune et bien portante, s'il a reçu les soins convenables pendant sa première enfance, s'il est né de parents sains et vigoureux, il pourra arriver à une existence très-longue et même à une extrême vieillesse, à la condition d'observer pendant sa vie les principes que nous allons développer sommairement.

Mais il pourra être frappé par une mort prématurée si ses parents ne lui ont transmis qu'une vitalité relativement faible, une constitution chétive, et surtout s'il s'écarte des règles ci-après prescrites.

Tous les individus ne doivent cependant pas suivre la même manière de vivre ; s'il y a des règles qui sont générales pour tous, il y en a d'autres qui sont diverses selon les tempéraments.

On ne doit jamais oublier que le corps est une machine très-compliquée et très-délicate, d'autant plus facile à se déranger que son mécanisme en est plus merveilleux.

En outre du corps, c'est-à-dire de la machine matérielle, il y a le principe vital ou immatériel.

Les auteurs ne sont pas d'accord sur ce qu'on entend par principe vital. Pour les uns c'est l'âme ou l'essence divine et éthérée qui est en nous, pour d'autres c'est la force nerveuse répandue et équilibrée dans toutes les parties du corps humain. Nous n'entrerons pas dans le fond d'une discussion à jamais interminable entre les matérialistes et leurs adversaires, nous nous bornerons à dire qu'il y a dans l'organisme deux principes, si on peut s'exprimer ainsi : le principe matériel ou physique et le principe immatériel ou divin, *homo duplex,* comme l'a dit un savant écrivain.

Evidemment, tout ce qui porte aux passions extrêmes et mauvaises est nuisible à la santé ; ainsi l'amour dissolu, les jalousies effrénées, les ambitions insatiables, l'envie sombre, les idées fanatiques portées à l'excès, les amours-propres blessés, les affections sincères brutalement ou vivement froissées, tout cela, qui cependant se rattache au principe immatériel, est la cause d'innombrables maladies. On ne doit donc jamais oublier que toutes les surexcitations de l'esprit, les vives émotions de l'âme et l'exaltation immodérée, en un mot, du principe immatériel, puisque nous l'appelons ainsi, portent un ébranlement préjudiciable dans l'organisme matériel ou physique. Ayez un chagrin vrai, de suite vous perdez l'appétit ; de là manque de nutrition, affaiblissement immédiat, anémie consécutive, troubles nerveux, palpitations, etc.

Quand on est sous le coup d'une émotion violente, les battements du cœur sont précipités outre mesure ; de là oxygénation moins complète du sang ; que cela se répète souvent, et on ne tarde pas à voir apparaître de l'anémie, des engorgements, de la toux et parfois la phthisie qui conduit au marasme et à la mort.

Que de fois n'ai-je pas entendu de faibles jeunes femmes, malheureuses par le cœur, et qui m'ont dit : « C'est la douleur de mon âme qui consume mon corps ! » C'est que le bonheur est pour l'âme de la femme comme la goutte de rosée pour le calice d'une fleur.

On doit donc chercher à éloigner toutes causes de chagrins et d'inquiétudes des jeunes filles faibles, frêles, roses, diaphanes, sortes d'anges qui appartiennent plus au ciel qu'à la terre ; les contrarier dans leurs affections, dans leurs goûts peut souvent devenir le point de départ d'une maladie qui les conduit lentement au tombeau.

Combien y a-t-il de jeunes gens qui usent leur vie à outrance, sans réfléchir qu'elle est comme une flamme qui s'éteint d'autant plus promptement qu'elle a brillé d'un éclat plus vif. Vie courte et bonne ! disent-ils quand ils jouissent de l'intégrité de leurs facultés et que leur santé est dans toute sa splendeur. Mais, hélas ! ils ne tardent pas à regretter d'avoir choisi le chemin de traverse de la vie, c'est-à-dire celui de la débauche et des plaisirs exagérés au lieu des fraîches oasis d'une existence calme et réglée. La débauche et les plaisirs désordonnés creusent autant de tombes que la maladie.

Quand la passion jette feu et flamme par tous les pores l'incendie marche vite et le corps est bientôt consumé.

La première règle à observer est donc de modérer ses passions ; quand dans la jeunesse un démon intérieur vous tourmente, cherchez à fatiguer votre corps par le travail, par la gymnastique, par des courses, des voyages et des travaux d'intelligence qui détournent vos idées de cet entraînement qui vous pousse vers les passions extrêmes et les plaisirs des sens.

Un très-grand nombre de maladies et d'infirmités prématurées surviennent par l'abus des plaisirs vénériens, tant dans la jeunesse que dans un âge plus avancé; ce n'est que la modération à cet égard qui peut vous assurer de longs jours.

Que de corps étiolés dès l'adolescence, que de figures blêmes et fatiguées à vingt ans, que de traits usés avant d'être formés, que de caducités précoces, que de fronts chauves, que de dos voûtés, que de douleurs dorsales, que de paralysies qui n'ont pour causes que l'abus des plaisirs vénériens.

Si vous lâchez la bride à vos passions, celles-ci prendront bientôt le mors aux dents, qu'on me permette cette expression, et elles vous entraîneront. Le repentir n'arrive d'ordinaire que lorsqu'il est trop tard. Quand un des ressorts de la machine humaine est usé, il n'est pas de médecin capable de lui redonner la vie, quelle que soit d'ailleurs son habileté.

Si je parle ainsi, chers lecteurs, ce n'est pas pour vous faire un sermon; les sermoneurs parlent d'ordinaire sans conviction, et moi je suis convaincu; ce sont des conseils d'ami que je vous donne et rien autre. Si vous usez votre vie dans votre jeunesse, vous serez impuissant à trente ans et vous mourrez jeunes.

Si vous agissez avec prudence et modération, vous goûterez des plaisirs moins vifs, peut-être, mais plus doux et surtout plus prolongés, et vous arriverez sans infirmité à une vieillesse tardive et heureuse.

Gardez-vous aussi de l'abus des boissons spiritueuses; la jeunesse qui s'enivre devient promptement vieillesse, et l'esprit le plus actif, sous l'empire des alcooliques, s'abrutit bientôt.

Nous ne voulons pas dire pour cela qu'on ne doit pas boire de vin dans la jeunesse, non, mais on doit le boire très-tempéré; dans l'extrême vieillesse il relève les forces abattues de l'estomac, il devient le *lait des vieillards*, si toutefois ceux-ci n'ont pas une tendance aux congestions cérébrales, auquel cas il leur faudrait boire le vin très-étendu également et s'abstenir de liqueurs.

Si un travail excessif nuit à la santé, la paresse y nuit plus encore. Le travail est une des conditions normales de l'humanité ; accompli avec modération il favorise le développement progressif de toutes les parties du corps et de l'intelligence.

Il ne faut pas confondre la paresse avec le repos : par le repos le corps et l'esprit reprennent une nouvelle vigueur qui leur permet de recommencer une tâche nouvelle. Par la paresse, au contraire, le corps perd de sa vigueur, de son énergie ; il devient obèse ou s'étiole, et l'esprit ne tarde pas aussi à s'affaiblir. La paresse peut convertir en peu de temps un homme robuste en un être efféminé et ridicule, et une femme charmante en une de ces dames hystériques et à vapeurs qui se plaignent toujours et ne peuvent jamais guérir.

Sans doute nous ne sommes pas tous nés pour les mêmes conditions de travail; mais chacun, dans sa sphère, doit exercer son corps et son esprit; le corps, si ce n'est par un travail manuel, que ce soit par des exercices, par l'équitation, la natation, le jeu de paume, les promenades, etc.; l'esprit, par des lectures, des correspondances, des études artistiques, des emplois honorifiques utiles à la patrie et à l'humanité. Pour les dames, les soins du ménage et des promenades fréquentes sont indispensables.

Il n'est pas sans importance de faire savoir ici que les

laboureurs, les vignerons, les maçons et les charpen-
tiers, les femmes qui travaillent au jardinage ou aux
champs, ne deviennent phthisiques que par exception ;
tandis que parmi les tailleurs, les tisserands et autres
corps d'état sédentaires, les femmes qui restent inac-
tives ou qui travaillent dans des ateliers peu aérés, les
cas de phthisie sont très-nombreux. Dans les couvents
de recluses la phthisie atteint un très-grand nombre de
religieuses, tandis qu'on a noté que celles qui sont employées dans les couvents à la culture des jardins et des
terres, et qui ainsi font de l'exercice, en sont généralement à l'abri. Nous invitons donc nos lectrices à ne
mettre leurs jeunes filles que dans des pensions où il y
aura des jardins spacieux, et pour celles qui seront faibles de tempérament ou lymphatiques, on fera bien de
négliger un peu l'éducation de l'esprit pour fortifier le
corps par le séjour à la campagne, des promenades mati-
nales, par des bains très-courts d'eau de rivière ou de
mer, et une nourriture tonique et analeptique.

Si une nourriture réparatrice est toujours utile, il faut
cependant savoir régler sa table selon la saison, la température, son tempérament, son âge : savoir manger
convenablement est aussi une science indispensable pour
arriver à la vieillesse.

Pendant l'été ou dans les pays chauds le corps a besoin
d'une réparation moins puissante que pendant l'hiver
ou dans les pays froids ; les fonctions digestives s'accomplissent toujours plus faiblement pendant les chaleurs
que pendant le froid.

Il faudra donc manger moins de viandes et surtout
moins de corps gras pendant l'été que pendant l'hiver,
dans les pays chauds que dans les pays froids. Les Esqui-
maux boivent l'huile de poisson avec délices, comme
nous buvons le vin, et ils peuvent la digérer sans
dégoût ; la raison en est qu'ils vivent au milieu des

glaces de la mer polaire et leur organisme ne pourrait résister au froid intense de ces contrées sans cet aliment de la calorification.

Dans l'hiver on peut manger davantage que dans l'été et faire usage d'aliments gras dont on doit s'abstenir en partie, sinon totalement, durant les fortes chaleurs. Dans l'automne il ne faut pas abuser des fruits, du melon, qui peuvent donner des diarrhées et même des dyssenteries. Pendant l'été, les féculents et les pâtes connues sous le nom de *pâtes de Gênes*, remplacent très-bien les viandes qu'on supprime en partie.

On ne doit pas supprimer le vin pendant les grandes chaleurs ; il fait, au contraire, partie d'une bonne hygiène. Boire de l'eau glacée pendant les chaleurs de l'été et surtout après un travail qui a excité la transpiration et accéléré le mouvement du cœur, peut être mortel.

Prendre des glaces après avoir dansé peut être fatal.

Dans les pratiques hydrothérapiques on fait boire de l'eau froide pendant les sudations, et de là le vulgaire peut se dire : il n'y a donc pas péril à boire de l'eau froide ou des glaces quand on est en transpiration.

Il faut, à cet égard, faire connaître cette distinction importante. Dans les sudations hydrothérapiques, le malade est tranquille dans le lit, très-chaudement couvert et enveloppé d'un drap légèrement mouillé ; la sudation arrive sans que le jeu des organes soit mis en mouvement ; là, pas de danger. Mais si par une course forcée, par un travail prolongé, par la danse on est en sueur, le cœur est agité, la circulation et la respiration sont activées ; qu'on prenne un verre d'eau, cette transition subite du froid au chaud arrête les mouvements du cœur et de la circulation ; là est le danger, la mort souvent.

Quand vous sortez, ouvrez vos fenêtres pour renouveler l'air de votre appartement ; fermez-les, quand vous

rentrez, pour éviter les courants d'air, qui sont funestes
après une course, toujours d'après les mêmes principes
qu'il est dangereux d'interrompre brusquement le jeu
des organes en mouvement.

Nous avons dit que l'hygiène doit varier selon les
tempéraments, cela est vrai.

Les jeunes filles ou enfants faibles et étiolés, blancs
et roses, à la peau transparente, aux cils très-longs, doivent prendre une nourriture tonique, analeptique et
variée; les côtelettes de mouton, les bifsteacks et les
bons consommés doivent faire la partie principale de
leur nourriture en variant avec les poissons, les œufs
sous toutes les formes, et les confitures pour dessert;
pour boisson, le vin vieux coupé d'eau.

Dans la jeunesse, une nourriture tonique, succulente,
analeptique, convient principalement. Les personnes nerveuses doivent se modérer dans l'usage du café et du
thé; cependant il ne faut pas les proscrire entièrement,
car ils facilitent la digestion.

Les personnes à cou court, au sang riche et bien portantes doivent prendre beaucoup d'exercice et s'abstenir
de viandes noires, qui épaississent le sang et prédispo-
sent aux apoplexies, aux rhumatismes articulaires, à la
goutte et à la gravelle; elles devront se purger souvent
et entretenir la liberté du ventre. Les personnes scrofuleuses et lymphatiques doivent suivre le régime inverse,
de manière à augmenter la richesse de leur sang, qui,
chez eux, est très-pauvre.

Nous arrivons à un point capital à expliquer à celui
qui veut vivre de longs jours.

Dans les maladies la cause immédiate de la mort ne
provient pas toujours de la maladie elle-même, mais de
l'infection qui a lieu dans l'organisme par la fermentation putride des matières morbides et excrémentielles.
Sans aucun doute l'altération de la matière morbide n'est

pas toujours la cause première de la maladie, mais elle en accélère et en détermine le moment fatal. Empêchez cette altération et la nature et la médication auront le temps de détruire les principes du mal.

L'altération morbide, la fermentation putride a lieu dans l'organisme chaque fois que le sang, le pus, ou d'autres liquides du corps restent exposés à l'action de l'air, condition qui se présente dans tous les cas de plaies, ulcères, fractures, maladies des organes de la respiration.

Tant que les produits résultant de la fermentation putride ne sont pas en contact avec l'air, nous n'avons pas de phénomènes généraux; mais aussitôt qu'il y a absorption même partielle, alors apparaissent avec une prodigieuse rapidité les terribles effets de l'absorption purulente, qui, presque toujours, sont mortels.

Exemple : Dans les cas de tuberculisation ou de cancer la mort n'est pas imminente; mais aussitôt que le pus résultant du ramollissement des tubercules ou de l'ulcération du cancer est en partie absorbé, la mort ne se fait pas attendre. Dans la fièvre puerpérale, la mort survient par suite de l'absorption des liquides altérés.

Chaque fois que la maladie se révèle dans l'organisme d'une manière quelconque, il en résulte immédiatement un produit putride ou septique.

Une longue abstinence suffit même pour disposer l'organisme à l'état septique, et la preuve c'est que dans l'abstinence l'haleine prend bientôt une odeur plus forte, nauséeuse et souvent intolérable.

Dans le cas de fièvre typhoïde, l'altération des matières contenues dans l'intestin est un fait qui n'a pas besoin de démonstration parce qu'on l'observe chaque jour; cette altération est une des causes les plus terribles et les plus fatales de cette affection ; si on peut la retarder le malade peut être sauvé, sinon la perforation des intestins est imminente et la mort presque inévitable.

Dans le choléra, même observation ; dans les diarrhées, les dyssenteries, les cholérines, c'est toujours le même effet produit ; c'est la putréfaction qui est la cause immédiate de la mort. Arrêtez l'état septique et putride, et le malade a le temps de guérir.

Dans le catarrhe de la vessie et dans plusieurs affections de l'appareil génito-urinaire, il y a immédiatement état septique ou putride de l'urine.

Pourquoi les médecins observent-ils chaque jour la langue de leurs malades, s'informent-ils de l'odeur de leur haleine et de l'état des urines? Quand l'urine est trouble, qu'elle se corrompt facilement, quand l'haleine est nauséabonde, quand la langue est chargée, c'est que l'état septique ou putride envahit l'organisme.

Il est acquis à la science que les matières azotées animales, en outre de leurs quatre éléments fondamentaux, oxygène, carbone, hydrogène et azote, contiennent du soufre, du phosphore et des sels ; les produits principaux de leur fermentation sous l'influence de l'oxygène et de l'air atmosphérique sont de l'eau, de l'acide carbonique, de l'ammoniaque, de l'hydrogène sulfuré et de l'hydrogène phosphoré, de l'acide azotique, quelques résidus terreux et un grand nombre de produits intermédiaires qui exercent également une influence pernicieuse sur l'économie vivante ; il est également reconnu que tout ferment putride est toujours accompagné de la production spontanée d'infusoires ou animalcules microscopiques, et de vers qui sont également sous la dépendance de la fermentation septique.

Quand on examine avec le microcospe les matières en putréfaction, on y découvre un monde d'animalcules

dans un état d'agitation extrême et qui s'agitent d'autant
plus que la maladie ou l'état septique augmente. Ce qui
tue l'homme accroît leur vigueur et leur vie.

Aussitôt que l'état septique se déclare, ces animalcules se développent donc dans l'organisme ; ils antici-
pent sur la mort et tendent à la précipiter ; ils commencent à dévorer, pendant la maladie, le corps qui plus
tard, s'il ne guérit pas, devient leur pâture. Donnez au
malade dans cet état un antiseptique qui ne puisse augmenter ni son état fébrile, ni son état de prostration, et
toute cette vermine pour ainsi dire invisible, puisqu'elle
est microscopique, meurt immédiatement ; leur condition essentielle étant de naître, de se développer et de
vivre au milieu des matières en fermentation putride,
ils cessent de vivre lorsque cette fermentation n'existe
plus et que l'état septique disparaît.

Toutefois, nous le répétons, qu'on ne fasse pas con-
fusion : les animalcules, les infusoires ne sont pas la
cause de la maladie, mais un de ses effets les plus
funestes. Nous ne sommes pas de ceux qui prétendent
que les vers engendrent primitivement une foule innom-
brable de maux ; mais nous disons qu'il ne suffit pas de
combattre l'affection principale, il faut aussi combattre
l'état septique qui vient l'accroître ; car celui-ci finit par
devenir lui-même partie intégrante de la maladie, et c'est
le tout réuni qui entraîne le malade.

Il faut donc, pour se maintenir en état de santé parfaite, préserver son estomac et ses intestins de la fermentation putride, c'est-à-dire de l'état septique.

De combien de maladies serait-on à l'abri, si on
avait soin de suivre cette règle.

Quand les digestions se font incomplétement ou lentement, il s'ensuit de la diarrhée alternant parfois avec de
la constipation ; dans les deux cas il y a digestion anormale, état septique.

S'il y a constipation par suite d'inertie des intestins ou d'un feu intérieur qui consume l'organisme, le séjour trop prolongé des matières fécales dans le tube intestinal tend à développer l'état septique.

Quand les fonctions digestives sont parfaites, l'appétit bon, la langue rosée, ni blanche, ni trop rouge, ni sèche, l'haleine douce, les urines limpides, couleur de citron, les évacuations alvines normales, on peut dire que la santé est bonne.

Si cet état n'existe pas il faut recourir à un antiseptique avant qu'une maladie plus grave se déclare.

Sans doute on peut avoir de petites douleurs, des névralgies sans que les fonctions ci dessus soient altérées, mais les névralgies et les névroses sont en dehors du cadre des maladies dont nous parlons en ce moment.

Quel est le meilleur antiseptique dont on puisse faire usage ?

Celui qui nous a toujours réussi et que nous recommandons est la poudre stomachique et antiseptique de Thompson (voir page 58). Dans les états maladifs très-légers, une forte pincée avant les repas suffit ; lorsque les fonctions de l'estomac sont affaiblies, une cuillerée à café avant les repas est la dose ordinaire.

Elle convient aussi dans les coliques, les dyspepsies, les crampes d'estomac, les diarrhées, quand les évacuations sont odorantes, nauséabondes, infectes. Elle convient encore au début des maladies pour prévenir des effets qui, plus tard, deviennent funestes et mortels, elle convient également pendant les grandes chaleurs de l'été, pendant l'automne, pour prévenir les fièvres intermittentes et miasmatiques et être à l'abri des conséquences funestes des émanations putrides.

Chacun comprendra facilement les nombreux cas dans lesquels cette poudre, inoffensive d'ailleurs, peut convenir tant comme moyen curatif que comme préventif, car si c'est bien de guérir, c'est mieux de prévenir la maladie et de l'arrêter à son début.

Combien de maladies graves et longues qui débutent par un simple trouble de l'estomac et des intestins, que la poudre antiseptique et stomachique eût guérie immédiatement.

Une purgation peut aussi de temps en temps préserver de maladies graves et aider au maintien de cette santé parfaite qui conduit à la vieillesse; nous recommandons les pilules purgatives de Thompson comme nous ayant toujours donné des résultats satisfaisants; trois à quatre pilules suffisent d'ordinaire pour une purgation : on peut les prendre le soir en se couchant ou le matin, deux heures avant de manger.

Donc l'art d'arriver à une extrême vieillesse se résume ainsi : modérer ses passions, suivre une hygiène convenable et telle que nous l'avons décrite, exercer ses facultés physiques et morales par un travail en rapport avec ses forces ; se prémunir contre les transitions subites de froid et de chaud; éviter les congestions par un régime convenable et l'usage des purgatifs que nous avons indiqués; faire usage de la poudre stomachique et antiseptique de Thompson pour prévenir et annuler l'état putride qui tend à se développer dans l'organisme à la plus légère indisposition viscérale.

S'il vous survient une indisposition, une maladie, recourez de suite à ce *Formulaire* et rappelez-vous qu'atermoyer avec le mal c'est laisser le temps à votre ennemi de s'emparer de votre organisme et de vous terrasser.

Nous ne voulons pas terminer ce travail sans parler des nombreux désordres que peut causer et que cause chaque jour l'abus du tabac. Voici comment s'est

exprimé à cet égard le Dr Jally, de l'académie impériale
de médecine :

« N'est-ce pas la pire de toutes les folies contempo-
« raines que celle qui porte atteinte à la santé publique,
« au sort physique et moral de la famille, à l'intelli-
« gence, à la fortune, à tous les intérêts sociaux, à toutes
« les destinées d'une nation.

« Et qui donc, en effet, pourrait encore méconnaître
« la puissance vénéneuse du tabac, sa redoutable in-
« fluence sur la santé? Que s'il pouvait rester des incré-
« dules, ils trouveraient dans les statistiques officielles,
« dans le mouvement de la population des hôpitaux et
« des maisons de santé, dans les tableaux comparatifs
« de la mortalité, des témoignages bien propres à les
« convaincre. Ils y verraient que la folie du tabac a tué
« plus de monde en France, depuis quelques années,
« que tous les fléaux réunis de la guerre, des épidémies
« et de la disette. Ils y verraient que, par une coïnci-
« dence au moins bien digne de remarque, le nombre
« des maladies mentales, des ramollissements du cer-
« veau, des paralysies générales, des paraplégies, des
« ataxies musculaires, de toutes les affections des centres
« nerveux qui encombrent aujourd'hui les asiles d'a-
« liénés s'est constamment accru, et dans des rapports
« presque invariables avec le chiffre progressif de la
« consommation du tabac; ils y verraient comme triste
« effet également bien démontré d'intoxication nicotique,
« un chiffre énorme d'affections de cœur, d'angines de
« poitrine, de maladies cancéreuses de l'estomac, de la
« langue, des lèvres ; de nombreux exemples d'am-
« bliopie, d'amaurose et de cécité signalés par les prati-
« ciens les plus éclairés. Ils y verraient enfin que la
« France qui pendant des siècles, avant de se prémunir
« contre la contagion du tabac, avait une population
« toujours ascendante, tend aujourd'hui à se dépeu-

« pler, surtout de ses éléments les plus virils, dans un
« excédant de mortalité qui atteint de préférence la
« population masculine de quarante à soixante ans,
« époque de la vie où l'homme subit tous les genres
« d'ivresse, et particulièrement ceux du tabac et des spi-
« ritueux. »

DE LA BEAUTÉ

DES MOYENS DE LA CONSERVER ET DE L'ACCROITRE

Dans tous les temps et à toutes les époques les dames ont recherché les moyens propres à conserver leur beauté et même à l'accroître.

Elles savent que la beauté est un des plus beaux attributs de leur sexe et la garantie de leur pouvoir.

Si la nature a refusé à la femme la vigueur et la force musculaire, en revanche elle l'a dotée de l'harmonie merveilleuse des contours, de la fraicheur, de la grâce, de la suavité des formes, en un mot des mille charmes qui la distinguent.

Aussi est-il bien reconnu que la beauté est une des choses les plus essentielles au bonheur de la femme. La femme belle est heureuse, gaie, légère, tout lui sourit; il semble que l'empire du monde lui appartient ou lui est soumis. Tous les hommes l'admirent et la courtisent. Son gracieux sourire lui assure la sympathie générale. La femme belle est-elle peu spirituelle, on la trouve aimable; a-t-elle de l'esprit, alors c'est un ange; on la recherche pour elle-même; elle se marie selon ses goûts, et plus tard de charmants enfants viennent former autour de la jeune et gracieuse mère comme une guirlande d'amours ou de petits démons blancs et roses, qui attirent sur sa tête toutes les bénédictions du ciel.

Il est donc très-important pour la femme d'être belle

ou au moins d'être jolie ou gracieuse. et nous espérons
qu'en suivant nos préceptes toute femme soigneuse
d'elle-même pourra, à peu d'exception près, aspirer à
être comptée, sinon parmi les plus belles, du moins
parmi celles capables de plaire et de captiver.

Considérations générales

Pour être belle il faut sourire gracieusement; un
visage sévère et rembruni ne plaît pas. Le sourire répand
un charme indicible sur toute la physionomie; mais
comme en souriant on aperçoit les dents, il est important de les avoir blanches; il faut donc apprendre à conserver leur émail dans toute sa pureté. Une belle chevelure est un des attributs indispensables de la beauté; les
femmes l'ont si bien compris qu'elles nous font subir
en ce moment la plus monstrueuse de toutes les modes,
celle de porter des chignons d'emprunt et d'un volume par trop pyramidal. Que la femme qui a le privilége d'avoir de beaux cheveux ne se serve pas de
ces crins de pacotille; ces résidus de têtes mortes ne
sont pas faits pour orner les belles et splendides têtes
de nos adolescentes. Croyez-moi, Mesdames, laissez cette
ignoble mode aux vieilles épilées qui ont besoin de plusieurs chignons pour cacher leurs têtes dénudées et
chauves et dissimuler leur décrépitude et leur vétusté.

Nous donnerons ci-après des recettes pour obtenir de
longs et magnifiques cheveux, pour en empêcher la
chute, faire renaître ceux qui sont tombés; nous indiquerons la teinture dont on peut se servir sans danger
pour restituer, à ceux qui sont blanchis avant l'âge, leur
couleur naturelle.

Beaucoup de personnes ont des pellicules à la racine
des cheveux, qui pullulent sans cesse et sont d'un aspect

désagréable ; nous donnerons les moyens de s'en débarrasser.

La blancheur, la fraîcheur de la carnation, la finesse
et le velouté de la peau sont assurément les premières
conditions de la beauté.

Nous indiquerons ci-après la pommade qui fait disparaître les boutons du visage, les dartres sèches, les
ardeurs, les taches de rousseur, les rides, etc., et qui
restitue à la peau la fraîcheur de la rose et la blancheur
du lis.

Les dents cariées donnent une odeur désagréable à
l'haleine; nous indiquerons des moyens pour enlever la
douleur des dents, guérir leur carie et conserver leur
blancheur sans avoir besoin de recourir aux hommes
de l'art.

Ce qui constitue la beauté

La première chose qui frappe l'œil à l'aspect d'une
femme, c'est la stature ; elle ne doit être ni trop grande,
ni trop petite ; une stature moyenne est préférable. Il est
mieux toutefois pour une femme d'être un peu trop
petite que par trop grande. Les femmes de grandeur
moyenne ont plus de grâce, de désinvolture et de
charme ; les femmes petites ont souvent une gentillesse
qui plaît.

La hauteur moyenne d'une femme est de quatre pieds
dix pouces à cinq pieds, c'est-à-dire d'un mètre soixante
à un mètre soixante-six centimètres. La longueur du
torse, en y ajoutant le cou et la moitié du visage, doit
être à peu près égale à celle des membres inférieurs. Le
cou doit être plutôt long que court, mais une longueur
moyenne est également à désirer ; le cou chez la femme
doit être blanc et uni ; les veines saillantes font un vilain
effet.

La poitrine de la femme doit être large et convexe au milieu, la taille fine mais sans excès; une taille trop mince annonce une faiblesse de constitution native.

Les seins de la femme doivent être conformés comme deux demi-sphères, être unis, fermes, d'une blancheur parfaite et terminés chacun par un mamelon comme serait un bouton de rose, peu saillant, petit et vermeil.

Les seins doivent être placés régulièrement à quatre doigts environ de distance l'un de l'autre, chez la jeune fille surtout, ne pas être pendants et flasques.

Les membres inférieurs et supérieurs doivent être parfaitement droits; ils doivent, chez la femme, être bien nourris, unis et blancs, veloutés mais non velus; le genou doit être peu marqué, la partie inférieure de la jambe doit être mince, et la cheville peu saillante.

Plus la main et le pied sont petits, plus ils sont estimés; il est désirable que les doigts de la main soient allongés, arrondis en forme de fuseau, les ongles doivent être rosés, convexes et placés droits.

La tête ne doit être ni trop grosse ni trop petite. Le visage qui a la forme d'un bel ovale est celui qui se conserve le plus longtemps. Le front doit être découvert, uni, légèrement convexe et d'une grande régularité. La longueur du visage doit être égale à un peu moins de la moitié du tour de la tête.

Les yeux furent de tout temps appelés le *miroir de l'âme;* ils sont le plus bel organe dont la nature ait doté l'espèce humaine. Ce sont eux qui donnent toute l'expression à la physionomie.

Les yeux les plus beaux doivent avoir un tiers de longueur de plus que de hauteur. Ils doivent être à fleur de tête, ni trop saillants en boules de loto, ni trop enfoncés. La distance d'un œil à l'autre doit être égale à la longueur de l'un des yeux.

Le blanc de l'œil, appelé sclérotique, doit être de neige ou légèrement azuré à l'instar des plus belles perles orientales, il doit être parfaitement uni, sans veines apparentes, sans taches jaunes ou rouges.

La couleur de la prunelle la plus agréable est celle qui se rapproche d'un azur vif ou d'un noir brillant; un bel azur est préféré chez la femme, le noir convient aux hommes.

Les paupières doivent être d'une grande blancheur, leurs extrémités ornées de cils forts, noirs et brillants ; les paupières rouges, tuméfiées, sont affreuses. Les sourcils doivent former un sixième de cercle, être épais au milieu et s'affiler insensiblement jusqu'à leurs extrémités.

Les sourcils doivent être séparés l'un de l'autre d'un bon travers de doigt ; quand ils sont unis il faut les séparer ; les sourcils trop épais et trop larges donnent au visage un aspect commun et dur ; il est facile de les diminuer par l'épilation. Quelle que soit la couleur des yeux et des cheveux, les cils et les sourcils doivent être noirs ; les cheveux doivent être abondants, forts sans être ni gros, ni rudes ; ils doivent être régulièrement plantés, pas trop avancés sur les tempes, et surtout ne couvrant pas le front.

Les cheveux chatains sont ceux qui conviennent le mieux aux femmes, ensuite les blonds, puis les noirs ; ces derniers sont les plus convenables pour les hommes.

Un joli nez contribue beaucoup à la noblesse du visage ; il ne doit être ni trop petit ni trop long ; un gros nez est disgracieux, un grand nez est plus tolérable chez l'homme que chez la femme; cependant, chez celle-ci, un trop petit nez ne rappelle pas assez les races antiques ; il est vulgaire et commun. Le nez doit être d'une blancheur rosée, mais non rouge et bourgeonné. Les narines doivent être régulières et plus rosées, pas trop ni trop peu ouvertes et dépourvues de poils.

Une oreille petite, transparente et rosée, est un type de beauté.

Elle ne doit pas avoir plus de deux pouces et demi de hauteur sur un pouce et demi de largeur.

La distance entre le nez et la bouche ne doit pas être grande. Une belle bouche est plutôt petite que moyenne. Une bouche trop grande est une imperfection des plus désagréables; la proportion la plus convenable de la bouche est une fois et demie la grandeur de l'œil. Elle doit être bien dessinée, les lèvres gracieusement arrondies, pas trop épaisses ni trop minces, d'une couleur rose vif, presque rouge, sans tourner au carmin comme les lèvres peintes. Les fossettes aux angles de la bouche et du menton, lorsqu'elles ne sont pas trop fortement dessinées, font un effet gracieux; aussi sont-elles appelées *nids d'amour*.

Les dents doivent être petites, un peu distantes les unes des autres, arrondies et bien alignées; leur blancheur doit être égale à l'émail le plus brillant.

La blancheur de la peau est à désirer; les joues, les oreilles, le menton, le dessous de l'extrémité des doigts doivent être de couleur rosée; les oreilles et le menton doivent l'être moins que les joues. La peau doit être unie, sans taches d'aucune sorte, sans aspérités ni peau d'oie permanente, sans points noirs, ni rougeurs ni boutons.

Si la maigreur est un défaut, être trop grasse en est un autre. La perfection consiste à être potelée avec des formes arrondies, c'est-à-dire ni trop grasse ni trop maigre, et le tout proportionné à la stature.

Moyens propres à remédier aux irrégularités de la beauté et à corriger la laideur

Les personnes trop grandes sont généralement sans grâce et sans tournure ; on peut remédier en quelque sorte à ce défaut et le dissimuler en donnant à son maintien un certain laisser-aller, au lieu d'affecter la raideur, comme le font trop souvent les personnes de haute stature.

On dissimule aussi la trop haute taille en se grossissant au moyen de robes ouatées dans l'hiver, et de vêtements faciles et peu serrés dans l'été. Les personnes trop grandes doivent éviter d'être pincées dans leurs vêtements. Elles doivent choisir les coiffures basses et ne pas porter de bottines à hauts talons ; leurs jupes ne doivent pas être trop courtes. Elles doivent aussi éviter, dans les promenades, de se mettre près des personnes les plus petites de la société.

La stature trop petite est un défaut moins désagréable sartout chez les femmes ; mais si d'un côté elle leur donne plus de gentillesse, elle leur enlève de la dignité et de la noblesse.

Les petites femmes doivent se tenir droites, quoique sans raideur ; elles doivent se faire une coiffure plus élevée, mais sans exagération, et découvrant le front ; elles doivent être vêtues court et à l'étroit ; elles porteront des bottines à hauts talons en ayant soin de faire mettre en dedans une double semelle assez épaisse pour égaliser le pied avec le talon.

La maigreur est incompatible avec la beauté ; on ne peut avoir sans emboupoint ces formes enchanteresses qui semblent modelées de la main des grâces.

Quand la maigreur est la conséquence de maladies

chroniques ou de douleurs secrètes, il faut d'abord
ou guérir la maladie ou éloigner la cause des chagrins; quant à celle qui provient de l'âge avancé, il
faut s'en consoler en pensant avec sagesse qu'on a fait
son temps.

Une des conditions indispensables pour prendre de
l'embonpoint, c'est d'éloigner de soi toutes causes de
peines morales et de vivre en dehors des passions vives,
violentes et tristes.

Manger souvent sans toutefois trop surcharger l'estomac; les œufs frais, les consommés, le poulet, l'agneau,
le veau rôti, les côtelettes de mouton, le rosbif et le
bifsteack, voilà la nourriture dont on devra faire usage;
on boira du bon lait et on prendra le matin du chocolat.

On se privera des choses sucrées et épicées; on prendra chaque matin un bain de son d'un quart d'heure;
on boira du vin rouge vieux, coupé avec trois quarts
d'eau; on s'abstiendra de liqueurs, de café et de thé.

Avec ce régime on acquiert assez promptement l'embonpoint désiré.

Si la maigreur est un défaut, l'obésité ou l'excessif
embonpoint n'est pas une imperfection moindre. L'une
se dissimule encore mieux que l'autre; non-seulement
le trop d'embonpoint détruit toutes les grâces du corps,
mais il rend l'esprit pesant, la marche fatigante, sans
compter bon nombre d'inconvénients bien plus graves
encore.

Les meilleurs moyens pour combattre ce défaut consistent à ne faire usage que d'aliments végétaux légers
et aqueux : les épinards, l'oseille, les asperges, la salade,
les fruits secs, le tout très-salé et très-épicé; s'abstenir
autant que possible de viandes, d'œufs et de lait. Se lever
matin, se coucher très-tard; faire de longues promenades à pied et les prolonger chaque jour davantage; se
distraire, aller, venir, ne pas rester sur son canapé ou

dans son fauteuil à lire ou à broder ; parler beaucoup, exciter la transpiration, prendre du thé et du café très-sucrés.

Toutes les personnes qui ont une tendance à avoir à la peau et surtout au visage des boutons, de petites dartres, des rougeurs, des ardeurs, des taches, etc., etc., doivent s'abstenir de liqueurs, de vin pur, de café, de thé ; elles doivent faire un usage longtemps prolongé du sirop de tamarin (voir page 85) étendu d'eau, et se passer, sur les parties affectées, de la pommade antiherpétique nº 1 de Thompson (voir page 58); elles se débarrasseront ainsi assez promptement de ces désagréables inconvénients.

On opérera de la même manière pour les crevasses aux mains et toutes les rugosités de la peau ainsi que pour les engelures.

Il survient quelquefois sur les mains de petites excroissances appelées *verrues*, qui sont incommodes et désagréables; pour s'en débarrasser on baignera la main affectée dans de l'eau chaude pendant une demi-heure, puis on enlèvera toute la partie rugueuse qui sera devenue blanchâtre et insensible, mais toutefois sans la faire saigner, puis on touchera les verrues dénudées avec la pierre infernale ou avec une goutte d'acide nitrique, et les verrues disparaîtront.

On agira de même pour les cors aux pieds ; il faut toutefois avoir soin de mouiller légèrement le cor avant d'y passer la pierre infernale; après quelques jours on peut enlever la totalité du cor.

Les personnes qui ont les cheveux trop gras doivent les laver avec de l'eau tiède dans laquelle on ajoute un peu de soude (trois grammes par litre d'eau) et un peu d'eau de Cologne, il faut ensuite essuyer parfaitement les cheveux et les sécher.

Si une chevelure blanche sied quelquefois à la noble

tête d'un vieillard, il est beaucoup de femmes encore
jeunes qui voient arriver avec douleur le premier cheveu
gris ; il en est d'autres qui ont des cheveux gris avant
l'âge, d'autres qui ont des cheveux d'un rouge par trop
désagréable ; il est donc indispensable pour celles-là de
les teindre.

Le choix d'une teinture inoffensive n'est pas sans difficulté ; la plupart contiennent des sels métalliques,
vénéneux, et dont l'absorption est dangereuse et peut
causer à la longue la chute des dents et des cheveux, des
névralgies intenses et autres affections, sans parler de
celles qui ont un effet immédiat sur tout l'organisme par
suite de l'absorption des substances toxiques qu'elles
contiennent.

Il est bon de renouveler l'opération de la teinture le
moins souvent possible ; c'est à tort que les dames se
servent de certaines teintures dont on doit faire l'application huit, dix et douze jours de suite ; ces teintures
n'étant pas sans danger, les personnes qui les emploient
restent pendant tout ce temps sous leur influence toxique
et elles ont continuellement les cheveux humides, ce
qui constitue un autre danger.

Nous avons analysé la plupart des teintures qui sont
dans le commerce en France, nous ne pouvons recommander avec confiance, à toute personne qui voudra
teindre ses cheveux promptement avec innocuité et obtenir un coloris naturel, que la *narcisine*, teinture dite *homœopathique* très-connue en Italie et en Angleterre.
(Voir aux annonces à la fin de ce volume.)

Il y a beaucoup de teintures qui donnent à la chevelure une couleur fausse, un noir terne ou un noir bleu,
la narcisine donne au contraire une teinte naturelle, soit
blonde, brune ou noire. Cette teinture a des avantages
sur toutes les autres, d'abord elle est inoffensive, il n'y
entre ni sels de cuivre, ni sels de plomb.

Au lieu d'altérer la qualité des cheveux et de les brû-
ler, elle leur donne du brillant et de la flexibilité; la
couleur qu'elle produit est naturelle et tient très longtemps; elle n'altère pas l'épiderme; son absorption, loin
d'être dangereuse, fortifie la racine des cheveux et en
empêche la chute; elle enlève les pellicules de la tête.
Son application est facile.

Les négociants qui vendent les teintures qu'on doit
employer huit à dix jours de suite et tous les jours pour
arriver à un résultat, font valoir qu'il n'est pas nécessaire de se laver la tête avant l'application; or il
est prouvé que pour teindre les cheveux il faut d'abord
qu'ils soient bien lavés pour les débarrasser des corps
gras qui y sont adhérents et qui empêchent la teinture de prendre; mais pour pouvoir annoncer que
leur teinture opère sans lavage, ces négociants disent
qu'il faut l'employer dix jours de suite; mais ce qu'ils
ne disent pas, c'est que pendant les quatre ou cinq
premiers jours les applications ne servent qu'à dé-
graisser la tête et la chevelure, de sorte qu'on use
dix flacons pour un et l'on a l'inconvénient d'avoir
la tête humide pendant plus d'une semaine, et d'avoir
chaque matin à répéter une opération fatigante et
ennuyeuse. Il est bien plus simple et plus écono-
mique de temps et d'argent de se laver une fois la
tête et d'appliquer ensuite la narcisine; les cheveux
reprennent immédiatement une couleur naturelle bril-
lante et splendide.

On délivre, d'ailleurs, avec la teinture la *narcisine*,
le mode d'application dans tous ses détails.

Les acides, les spiritueux, qu'on emploie trop souvent
pour se laver la tête, font blanchir ou tomber les cheveux
très promptement. Il faut se tenir en garde contre certaines annonces parfois trop pompeuses.

Souvent par suite d'une maladie ou par une cause

qui semble fortuite, les cheveux tombent ; cela peut
arriver à des personnes jeunes et bien portantes ; il faut,
sans perdre de temps, faire un traitement. On emploiera
à cet effet les moyens prescrits à l'article *Calvitie*. (Voir
ce mot et les formules à la suite de cet article.)

Il n'est pas un organe plus délicat que les yeux ; il
n'en est pas un qui mérite plus de soins et d'attention.
Les veilles prolongées, les excès de tout genre, la tension
d'esprit, les regards trop longtemps fixés sur un même
objet, une lumière trop vive, le passage subit de l'obscurité à une lumière éblouissante fatiguent considérablement la vue et altèrent l'éclat et le brillant des yeux.

Le grand air, les promenades dans des lieux om-
bragés, les distractions, une lumière douce sont favorables à la conservation de la vue. Les temps humides,
la réverbération d'un soleil ardent, les vents chargés de
poussière et le grand froid leur sont funestes.

A peine ressent-on la plus légère irritation, la moindre
chaleur ou douleur dans les yeux ou les paupières, qu'il
faut chercher à y remédier. (Voyez aux mots : *Ophthalmie, Choroïdite, Blépharite, Chémosis, Orgelets*, etc.

Pour la conservation des yeux, pour augmenter leur
pureté et empêcher une foule de petites indispositions
qui altèrent leur beauté, on fera bien de les baigner
chaque matin dans de l'eau de roses.

Une observation importante à noter est celle-ci :
quelle que soit l'indisposition ou la maladie qui ait atteint
les yeux, il ne faut jamais se servir d'eau chaude pour les
laver ou baigner et encore moins d'aucunes préparations
émollientes qui, toutes, sont funestes pour ces organes.

La rougeur ou l'inflammation des paupières se rencontrent souvent. L'aspect de ces petites ophthalmies
nuit considérablement à l'ensemble de la physionomie ;
on les guérira promptement et complétement en faisant

usage de la pommade antiherpétique n° 1 de Thompson.
(Voyez page 58.)

Le nez est sujet à plusieurs indispositions, comme à
des points noirs, à des rougeurs, à des taches, à des
écoulements internes, etc.

Pour faire passer les points noirs il faut prendre une
brosse à dents, la mouiller et la passer sur le savon, puis
savonner légèrement le nez avec cette brosse ; la femme
de chambre fera ensuite sortir peu à peu des pores de la
peau tous les points noirs en les pressant entre ses deux
ongles avec délicatesse. Cette opération terminée, on se
passera matin et soir sur le nez une légère couche de la
pommade antiherpétique n° 1 de Thompson ; une demi-
heure après on se lavera avec de l'eau froide et du savon ;
deux jours après le tout aura disparu.

Beaucoup de dames ont le tort de se mordre continuellement les lèvres pour se les rendre plus vermeilles.

Cette habitude produit l'effet contraire, les fendille,
les gerce. La pâleur des lèvres provient le plus souvent
d'un état chlorotique et anémique, il faut suivre un traitement pour ces indispositions et les lèvres reprendront
promptement leur fraîcheur. (Voyez : *Anémie* et *Chlorose.*)

Les lèvres les plus séduisantes perdent leur attrait
quand elles laissent entrevoir des dents jaunes, irrégulières, malsaines et noires, et des gencives malades.

Il est beaucoup de préparations vendues par les parfumeurs qui nuisent aux dents et aux gencives ; les
brosses trop dures leur enlèvent l'émail ; casser des fils ou
des noyaux de fruits avec les dents est toujours dangereux pour ces précieux instruments.

En négligeant de soigner ses dents on les perd
promptement ; elles se chargent de tartre, se jaunissent
et se gâtent.

L'acrimonie du sang, l'abus du mercure, toutes les

maladies en général, les excès, les aliments acides, les
liquides très-chauds et très-froids pris au même instant
sont les causes principales des maladies des gencives et
de la carie des dents.

On se lavera tous les matins les dents avec une brosse
douce, de l'eau froide contenant un sixième d'eau de
Botot. Se défier de toutes les poudres dentifrices, élixirs,
oppiats, etc., des parfumeurs, qui trop souvent ruinent
l'émail des dents et les détruisent en peu d'années, tout
en corrodant les gencives.

Nous publierons ·dans une de nos nouvelles éditions
les diverses préparations odontalgiques et cosmétiques
auxquelles on pourra se fier pour les soins de la bouche,
de la toilette et des cheveux. Mais nous ne sommes pas
en mesure aujourd'hui de faire un rapport consciencieux
à cet égard sur les diverses préparations qui se trouvent
dans le commerce. Nous invitons donc nos lectrices à
s'en tenir, pour les dents, à l'eau de Botot, qui raffermit
les gencives, rafraîchit la bouche. Pour les cheveux elles
se serviront d'une pommade peu odorante et pour la peau
d'un savon de guimauve. Elles pourront aussi consulter
les formules à la suite de cet article.

✦ Si vous vous faites enlever le tartre des gencives par
un dentiste, ne lui permettez pas de vous blanchir les
dents à la minute. Ils emploient à cet effet des acides
nitriques et hydrochloriques, deux poisons pour l'émail
des dents. Cette opération fait subir à l'émail une altération et la carie ne tarde pas à se manifester.

Ne faites pas usage de la poudre de riz pour la peau;
ces poudres, dites de riz, contiennent souvent du blanc
de bismuth ou de plomb et sont toutes dangereuses. Elles
dessèchent trop la peau, en bouchent les pores, en altè-
·rent la fraîcheur et amènent des rides prématurées; toutes
les actrices, par l'usage forcé du blanc et des poudres, ont
des teints affreux et la peau du visage comme tannée.

Conservez la virginité de votre teint aussi longtemps que possible, sans la polluer par toutes ces drogues qui convertissent un beau visage en une tête de cire ou en un masque de fille de mauvaise vie, et croyez bien qu'avec leurs poudres roses et blanches, ces dames ne jettent pas de la poudre aux yeux des hommes de bon goût.

Ne vous lavez jamais la figure avec de l'eau tiède, l'eau froide seule conserve le teint et la douceur de la peau. Le lait froid convient aussi ; après s'être lavé avec du lait on doit toujours se laver de nouveau avec de l'eau froide. La pâleur exagérée, les carnations jaunes, bilieuses proviennent d'ordinaire d'une maladie ou de la faiblesse du sang ; on devra se traiter convenablement et l'on pourra reconquérir la fraîcheur, qui est un des attributs de la beauté, en suivant les règles émises dans le cours de ce *Formulaire* aux mots : *Maladies du foie, Pauvreté du sang, Anémie, Chlorose, Aménorrhée.*

Le front, les tempes, les paupières, le nez, le dessus de la lèvre supérieure et le dessous de la lèvre inférieure doivent être d'une blancheur légèrement animée.

Si ces parties sont rouges, c'est que la personne est sous l'empire d'une maladie ou d'une irritation quelconque pour laquelle elle doit se traiter.

Lorsque les joues sont trop rouges, elles donnent un air commun et dur ; celles d'un rose tendre sont les plus belles, celles d'un blanc animé sont préférables à celles d'un rouge prononcé ; elles donnent au visage un air de finesse et de distinction qui sied à merveille aux visages réguliers.

L'usage du rouge pour remédier à la pâleur est un moyen funeste qui finit par enlever le reste des couleurs naturelles ; il faut laisser cela aux dames de théâtre qui doivent se faire des physionomies de circonstances selon les rôles qu'elles doivent représenter.

Le meilleur remède pour rendre la fraîcheur à la peau, enlever les rides naissantes, les feux, rugosités, ardeurs, boutons, est de passer matin et soir sur les parties malades une légère couche de la pommade antiherpétique n° 1 de Thompson, se laver ensuite avec l'eau de roses ; c'est un moyen excellent et qui n'est pas dangereux.

La manière de se vêtir a aussi une influence sur la beauté et indique le bon goût et la distinction des personnes. Les couleurs rouges, roses et blanches vont bien à toutes les femmes. Les couleurs jaunes vont bien aux brunes et très-mal aux blondes ; le vert tendre, le bleu lilas vont mieux aux blondes qu'aux brunes et aux noires.

Les personnes qui veulent être vêtues avec élégance doivent faire attention de ne porter qu'une ou deux couleurs dans un même vêtement, excepté dans le taffetas écossais et les étoffes mixtes.

Il faut que la chaussure, les gants et la coiffure d'une femme soient d'une grande fraîcheur.

Le maintien est aussi une chose importante ; la grâce dans les mouvements augmente le charme de toute la personne. Toute manière affectée est ridicule et de mauvais goût. Il faut éviter de trop s'agiter, comme aussi de rester toujours immobile ; la pose des jambes doit être flexible sans laisser-aller ; il faut éviter de les étendre et de les croiser, et conserver en tout de la dignité sans affectation. Les mouvements du corps doivent être naturels et faciles, il faut éviter de se mouvoir tout d'une pièce comme un automate.

La manière de marcher doit avoir un certain calme pour être naturelle ; on ne doit jamais avoir l'air d'être pressé d'arriver à destination. Il n'y a rien de ridicule comme de voir une petite femme qui multiplie une infinité de petits pas pour marcher plus vite, ou une personne de haute stature allonger de grandes jambes comme pour disputer le terrain aux chevaux qui vont au galop.

Toute raideur enlève de la grâce ; les bras, les mains et les doigts ne doivent jamais s'abaisser ni se relever en ligne droite, il faut que la main soit toujours un peu arrondie, les doigts un peu courbés et séparés l'un de l'autre, mais cependant sans l'être trop.

Des physiologistes ont dit qu'il y avait des *pieds stupides ;* ils ont voulu dire, je pense, qu'ils annonçaient la stupidité. Cela est un peu vrai ; ceux qui marchent avec la pointe des pieds en dedans, perdent toute distinction. On peut en dire à peu près autant de ceux qui ont les genoux trop rapprochés l'un de l'autre.

Les gestes exagérés et multipliés sont aussi de mauvais goût ; il en est de même de parler trop et trop haut.

L'expression de la physionomie doit être modérée dans toutes les circonstances ; ceux qui se comportent dans la société comme des acteurs sur un théâtre, perdent toute dignité.

Une des plus grandes preuves d'esprit qu'on puisse donner est de savoir se faire remarquer sans y mettre la moindre affectation. Tout ce qui tend à détruire le calme et l'harmonie des traits porte une atteinte à la beauté et la fait descendre du piédestal sur lequel la nature et la société se sont plues à l'élever.

Vous me pardonnerez, chers lecteurs, et vous surtout, aimables lectrices aussi gracieuses qu'intelligentes, de mêler à la médecine un article sur la beauté ; mais tout se tient dans la nature : beauté, santé et amabilité, sont pour ainsi dire inséparables ; sans la santé, pas de beauté et pas d'amabilité. Le corps qui souffre n'a pas l'esprit gai, et si rien ne doit être négligé de la part du médecin, pourquoi négligerait-il ce qui donne à la femme la plus grande partie de sa puissance, et ce qui a fait dire de beaucoup d'entre elles ce mot si flatteur : *Elles sont reines par la beauté !*

FORMULAIRE DE LA BEAUTÉ

EXTRAITS POUR LE MOUCHOIR

Bois de cèdre du Liban pour le mouchoir.

Essence de cèdre.	28 grammes.
Esprit de vin rectifié	56 centilitres.
Esprit de rose triple	14

Extrait artificiel de chèvrefeuille.

Extrait alcoolique de pommade à la rose	57 centilitres.
Extrait alcoolique de violette. .	57
Id. id. de tubéreuse.	57
Id. de vanille	14
Id. de tolu	14
Essence de néroli.	10 gouttes.
Id. d'amandes	· 5
Alcool rectifié	90 centilitres.

Eau de lavande.

Huile de lavande anglaise . . .	115 grammes.
Alcool rectifié	5,40 centilitres.
Eau de rose.	50

Lis de la vallée.

Extrait de tubéreuse	28 centilitres.
Id. de jasmin.	28 grammes.
Id. de fleurs d'oranger. . .	56
Id. de vanille.	85
Id. de cassie	14 centilitres.

> Id. de roses . . . . 14 centilitres.
> Essence d'amandes . . . . . . 5 gouttes.

C'est un parfum très-recherché.

Eau de Portugal.

> Alcool rectifié. . . . . 4,54 centilitres.
> Huile essentielle d'écorce d'o-
> range. . . . . 225 grammes.
> Huile essentielle de zeste de ci-
> tron 56
> Huile essentielle de bergamotte. 28
> Id. id. d'essence rose. 7

·Extrait de patchouly.

> Esprit de vin rectifié . . . . . 4,54 centilitres.
> Essence de patchouly . . . . . 55 grammes.
> Id. de rose 7

Vinaigre de Bully (vinaigre aromatique et antiputride).

> Eau . . . . 7,000 grammes.
> Alcool à 85°. 5,500
> Essence de bergamotte 30
> Id. de citron 30
> Id. de Portugal. 12
> Id. de romarin. 23
> Id. de lavande. 4
> Néroli. 4
> Alcool de mélisse. 500

Mêlez, agitez, et après vingt-quatre heures ajoutez :

> Teinture de benjoin. . . .⎫
> Id. de tolu . . . . ⎬ (áá) 60 grammes.
> Id. de storax . . . ⎪
> Id. de girofle . . . .⎭

Eau dentifrice de Botot.

Voici les deux formules les plus en vogue :

> Girofle . . . . 50 grammes.
> Cannelle 50

Badiane. . . . .   50 grammes.
Cochenille.   25
Crème de tartre   25
Alcool à 80°. 8,000
Essence de menthe.   25

On concasse les substances, on fait macérer huit jours après avoir broyé la cochenille avec la crème de tartre.

Autre.

Anis vert . . . .   64 grammes.
Cannelle   16
Girofle   1
Pyrèthre   4
Cochenille.   5
Crème de tartre   5
Benjoin   2
Essence de menthe   4
Alcool à 80° 2,000

Poudre cosmétique pour les mains.

Farine de marrons d'Inde . . .   480 grammes.
Carbonate de potasse..   7
Amandes amères en poudre . .   560
Iris.   50
Essence de bergamotte   4

Pâte cosmétique savonneuse pour les mains.

Savon blanc pulvérisé. . . . .   560 grammes.
Carbonate de potasse   60
Pâtes d'amandes   720
Essence de lavande.   2
   Id.   de citron   1,50
   Id.   de girofle   0,30
   Id.   de bergamotte   2

Mêlez exactement.

BOUQUETS

Bouquet des fleurs du val d'Andorre.

Extrait de jasmin (de pommade).   56 centilitres.
  Id.   de roses   id.   56
  Id.   de violettes id.   56
  Id.   de tubéreuse id.   56
  Id.   d'iris.   56
Essence de géranium . . . . .   7 grammes.

· Bouquet de Buckingham Palace.

Extrait de fleurs d'oranger (pom-
  made) . . . .   56 centilitres.
Extrait de cassie (de pommade).   56
  Id.   de jasmin   id.   56
  Id.   de roses   id.   56
  Id.   d'iris.   28
  Id.   d'ambre gris   28
Essence de néroli. . . . . . .   88 grammes.
  Id.   de lavande.   88
  Id.   de rose   1,77

Bouquet des délices.

Extrait de roses (de pommade) .   56 centilitres.
  Id.   de violettes   id.   56
  Id.   de tubéreuse id.   56
  Id.   d'iris.   28
  Id.   d'ambre gris.   28
Essence de bergamotte . . . .   7 grammes.
  Id.   de zeste de citron. . .   14

Bouquet de cour.

Extrait de rose. . . . .   56 centilitres.
  Id.   de violette   56

Id.   de jasmin. . . . . . .   56 centilitres.
Esprit de rose triple   56
Extrait de musc . . . .   28 grammes.
   Id.   d'ambre gris   28
Essence de zeste de citron. . .   14
   Id.   de bergamotte   14
   Id.   de néroli   1,77

Bouquet de l'Impératrice Eugénie.

Extrait de musc . . . .   28 centilitres.
   Id.   de vanille   28
   Id.   de fèves de Tonka . . .   28
   Id.   de néroli.   28
   Id.   de géranium   28
   Id.   de rose triple   28
   Id.   de santal   28

Bouquet du Jockey-Club (formule anglaise).

Extrait de racine d'iris . . . .   1,13 centilitres.
Esprit de rose triple   56
   Id.   de rose (de pommade) .   56
Extrait de cassie   id.   28
   Id.   de tubéreuse id.   28
   Id.   d'ambre gris   28
Essence de bergamotte . . . .   56 grammes.

Bouquet du Jockey-Club (formule française).

Esprit de rose (de pommade). .   56 centilitres.
   Id.   de tubéreuse.   56
   Id.   de cassie   28
   Id.   de jasmin   42
Extrait de civette. . . . . . .   85 grammes.

Eau de mousseline.

Bouquet de la maréchale . . .   56 centilitres.
.Extrait de cassie (de pommade).   28

Extrait de jasmin (de pommade).   28 centilitres.
     Id.   de tubéreuse   id.   28
     Id.   de rose   id.   28
Essence de santal. . . . .   5,54 centigr.

Sachet à la maréchale.

Poudre de bois de santal. . . .   250 grammes.
     Id.   de racine d'iris   250
Feuilles de roses pulvérisées .   125
Clous de girofle en poudre. . .   125
Ecorce de cassia (*laurus cassia*) .   125
Musc en grains.   0,88

Sachet de mousseline.

Vétyver en poudre . . . . . .   500 grammes.
Bois de santal   250
Iris.   250
Fleurs de cassie   250
Benjoin en poudre . . . . . .   125 .
Essence de thym. . . . . . .   5 gouttes.
     Id.   de rose   0,88

Sachet au patchouly.

Patchouly pulvérisé. . . . . .   500 grammes.
Essence de patchouly.   0,44

Pâte d'amandes au miel.

Amandes   amères   blanchies et
     pilées. . . . .   250 grammes.
Miel   500
Jaunes d'œuf.   8
Huile d'amandes douces. . . .   500
Essence de bergamotte   7
     Id.   de girofle   7

Emulsine au jasmin.

Crème de savon	28 grammes.
Sirop ordinaire	42
Huile d'amandes	500
Id. au jasmin (1re qualité . .	250

Emulsine à la violette.

Crème de savon	28 grammes.
Sirop de violette	42
Huile à la violette (1re qualité) .	750

Gelée à la glycérine.

Savon blanc mou.	115 grammes.
Glycérine pure	170
Huile d'amandes douces (en été).	1,500
Id. id. id. (en hiver).	2,000
Essence de thym	4

Mêlez le savon et la glycérine dans un mortier, puis ajoutez l'huile petit à petit.

Lait virginal.

Eau de roses.	1,15 centilitres.
Teinture de tolu	14 grammes.

Ajoutez l'eau tout doucement à la teinture ; vous obtenez ainsi un liquide laiteux de nuance opale qui conserve sa consistance pendant plusieurs années. Si l'on fait l'inverse, c'est-à-dire si l'on verse la teinture dans l'eau, la matière résineuse forme un précipité nébuleux qu'il est difficile de remettre en suspension dans l'eau.

Le lait virginal se fait souvent en France avec la teinture de benjoin.

Cold-cream à la rose.

Huile d'amandes	500 grammes.
Eau de rose.	500
Cire blanche.	28
Spermaceti	28
Essence de rose	0,88

Manipulation. — Mettez d'abord la cire et le spermaceti dans un vase de porcelaine, épais et bien émaillé,
plutôt profond que plat et pouvant contenir une quantité de crème double que celle que vous voulez faire;
placez ensuite le vase dans un bain d'eau bouillante.
Quand la cire et le spermaceti sont fondus, ajoutez
l'huile et exposez de nouveau le tout à la chaleur, jusqu'à ce que les flocons de cire et de spermaceti soient
liquéfiés. Retirez alors le vase et mettez-le avec ce qu'il
contient sous le versoir contenant l'eau de rose. Ce versoir peut être une burette de fer-blanc avec un petit
robinet à la partie inférieure. Ayez un *stirrer* (agitateur),
fait de bois, plat et percé de trous de la grandeur d'une
pièce de cinquante centimes, ayant la forme d'une grande
spatule de peintre. Aussitôt que l'eau de rose commence
à couler, agitez continuellement la crème jusqu'à ce que
toute l'eau y soit tombée. De temps en temps il faut arrêter l'eau, râcler la crème qui prend aux bords du
vase et l'incorporer à celle qui reste liquide. En hiver,
il est nécessaire de faire chauffer légèrement l'eau de
rose, autrement la crème prend avant d'avoir été suffisamment battue. Lorsque toute l'eau est absorbée, la
crème est assez froide pour la verser dans les pots, c'est
alors qu'on doit ajouter l'essence de rose. La raison pour
laquelle il ne faut mettre le parfum qu'au dernier moment est facile à saisir : la chaleur et l'agitation occa-
sionneraient par l'évaporation une perte inutile.

Belle pommade à la rose pour les lèvres.

Huile à la rose. . . . . 250 grammes.
Cire 56
Spermaceti 56
Racine d'orcanète 56
Essence de rose 7

Mêlez la cire, le spermaceti, l'huile à la rose et la racine
d'orcanète dans un vase chauffé à la vapeur ou au bain-
marie; quand ces ingrédients sont fondus, laissez-les
macérer avec l'orcanète pendant quatre ou cinq heures
au moins pour en extraire la couleur; enfin, passez à
travers une mousseline fine et ajoutez l'essence avant
que le mélange se refroidisse.

Pommade blanche pour les lèvres.

Huile d'amandes . . . . 125 grammes.
Cire 28
Spermaceti 28
Essence de bergamotte 1
　Id.　de géranium 2

Pommade de concombre.

Axonge au benjoin. . . . . . . 3,000 grammes.
Spermaceti 1,000
Essence de concombre 500

Faites fondre le spermaceti avec l'axonge, remuez constamment pendant que le mélange refroidit; malaxez-le
ensuite dans un mortier en ajoutant peu à peu l'essence
de concombre, continuez jusqu'à ce que toute l'essence
soit évaporée et vous avez alors une pommade d'une
merveilleuse blancheur.

Graisse d'ours.

La pommade de graisse d'ours se fait de la manière suivante (sans graisse d'ours, comme toujours) :

Huile à la rose.	250 grammes.
Id. à la fleur d'oranger	250
Id. à la cassie.	250
Id. à la tubéreuse	250
Id. au jasmin	250
Id. d'amandes.	5,000
Panne ou axonge.	6,000
Pommade à la cassie	1,000
Essence de bergamotte	115
Id. de girofle	56

Faites fondre ensemble les graisses solides et les huiles au bain-marie, puis ajoutez les essences.

Pommade à l'huile de ricin.

Pommade à la tubéreuse	500 grammes.
Huile de ricin	250
Id. d'amandes.	250
Essence de bergamotte	28

Philocome (1re *qualité*).

Cire blanche.	285 grammes.
Huile à la rose.	500
Id. à la cassie	250
Id. au jasmin	250
Id. à la fleur d'oranger	500
Id. à la tubéreuse	500

Faites fondre la cire dans les huiles au bain-marie à la plus basse température possible. Remuez le mélange pendant qu'il refroidit ; ne le versez pas qu'il ne soit presque assez froid pour prendre ; faites chauffer légère-ment les jarres, bouteilles ou pots que vous voulez remplir ; que ces différents vases soient au moins à la même température que le philocome lui-même, autrement le verre refroidit la préparation qu'on y met et la fait paraître d'une consistance inégale.

Lotion de glycérine et de cantharide pour arrêter la chute des cheveux.

M. Startin a publié la recette suivante qui a été reconnue bonne :

Eau de romarin	4,50 centilitres.
Esprit de sel volatil (esprit d'ammoniaque volatil)	28 grammes.
Teinture de cantharides. . . .	56
Glycérine.	115

On l'emploie deux fois par jour avec une éponge ou une brosse douce.

Lotion pour les cheveux recommandée par le Dr Locock, médecin de la reine d'Angleterre.

Ammoniaque liquide	3,54 centigr.
Essence d'amandes amères. . .	5,54
Esprit de romarin	28,33
Essence de macis.	0,88
Eau de roses.	73 grammes.

Mêlez d'abord l'essence d'amandes amères avec l'ammoniaque ; puis, après avoir ajouté l'essence de macis au romarin, remuez-les avec l'essence d'amandes amères et l'ammoniaque ; enfin, introduisez l'eau de roses peu à peu.

On s'en sert comme d'une lotion, une fois par jour au moment de la toilette.

Cachou aromatique dit de Bologne pour les fumeurs.

Extrait de réglisse par infusion.	100 grammes.
Eau	100

Faites fondre au bain-marie et ajoutez :

Cachou pulvérisé. . . . . . .   30 grammes.
Gomme pulvérisée   30

Faire évaporer en consistance d'extrait et incorporer deux grammes de chacune des substances suivantes réduites en poudre fine : mastic, cascarille, charbon, iris. — Rapprocher la masse, retirer du feu et ajouter :

Essence de menthe anglaise . .   2 grammes.
Teinture de musc . . . .   5 gouttes.
         Id.   d'ambre   5

Coulez sur un marbre huilé et étendez, à l'aide d'un rouleau, en plaques de l'épaisseur d'une pièce de cinquante centimes ; lorsque la masse sera refroidie, frottez avec du papier sans colle afin d'enlever complétement l'huile des deux surfaces, puis humectez légèrement celles-ci avec un peu d'eau, et appliquez sur chacune une feuille d'argent ; laissez sécher et coupez en lanières trèsétroites, puis en petits carrés ou en losanges.

Dépilatoire ou épilatoire Boudet.

Chaux vive pulvérisée . . . .   10 grammes.
Sulfhydrate de soude.   3
Amidon.   10

On délaye cette poudre dans un peu d'eau et on l'applique sur les parties que l'on veut épiler, l'effet est produit en quelques minutes (vingt à trente).

Blanc de perle liquide (pour le théâtre).

L'usage d'un fard blanc est indispensable aux actrices ; les grands mouvements de la scène couvrent leurs joues d'une rougeur incompatible avec certains effets dramatiques et qui a besoin d'être dissimulée sous quelque cosmétique.

Eau de rose ou de fleur d'oranger.   0,56 centilitres.
Oxyde de bismuth . . . . 115 grammes.

Triturés pendant longtemps et bien mélangés.

*Pastilles turques à l'usage des fumeurs ou pour dissi-
muler le goût d'une médecine.*

Sucre blanc . . . . 2,000 grammes.
Acide citrique.   7
Essence de rose . . . .   5 gouttes.
Musc en grain . . . .   0,20 centigr.
Essence de vétyver   0,88

Faites du tout une pâte que vous lierez avec une dissolution de gomme adragante dans l'eau ; colorez avec de la
laque liquide.

Elixir dentifrice astringent.

Alcool à 35°. . . . . 1,000 grammes.
Kino vrai.   100
Racine de ratanhia . . . . . ;   100
Teinture de baume de tolu . .   2
    Id.   de benjoin.   2
Essence de menthe   2
    Id.   de cannelle de Ceylan.   2
    Id.   d'anis . . . .   1 .

Faites macérer, l'espace d'une huitaine de jours, le kino
et le ratanhia dans l'alcool ; filtrez, ajoutez les teintures
balsamiques et les essences, et filtrez de nouveau après
quelques jours de contact.

ROUGE ET FARD

Ces préparations sont demandées par les artistes dramatiques. Une des meilleures est celle ci-après :

Fleur de roses.

Ammoniaque liquide concentré.	28 grammes.
Carmin (1ʳᵉ qualité).	14
Eau de roses.	1 litre.
Esprit de rose triple	28 grammes.

FIN DU FORMULAIRE.

TABLE DES MATIÈRES

Cette table ne contient que l'indication des matièies qui ne sont pas classées par ordre alphabétique. Pour le *Formulaire thérapeutique*, qui commence page 87 et finit page 499, toutes les maladies s'y trouvant classées alphabétiquement, nous en avons jugé la table complètement inutile. Il en est de même du *Memento des mères de famille pour les maladies de leurs enfants*; les maladies y sont classées également par ordre alphabétique (p. 501 et suiv.). Il suffit, pour trouver la maladie dont on veut avoir la description et le traitement, de la rechercher dans le *Formulaire*.

A

J

R

S

FIN DE LA TABLE.

MÉDICAMENTS SPÉCIAUX

Nous n'avons admis, comme suite à notre *Formulaire*, que les annonces des médicaments spéciaux expérimentés avec succès et dont nous avons reconnu la supériorité. Les médicaments spéciaux obtiennent chaque jour une faveur de plus en plus grande de la part du public et même des médecins, et ils méritent cette faveur parce qu'ils sont toujours préparés d'une manière identique par leurs inventeurs, parce que ceux-ci sont personnellement intéressés à leur bonne et soigneuse préparation pour conserver et même accroître leur clientèle, enfin parce que la vogue dont ces médicaments jouissent est la preuve de leur efficacité; quelque publicité qu'on fasse pour un médicament il tombe bientôt dans l'oubli quand il n'est pas efficace et ne remplit pas le but que l'annonce indique qu'il doit remplir.

ANNONCES

DE

MÉDICAMENTS SPÉCIAUX RECOMMANDÉS

PHARMACIE RATIONNELLE

C. BOUÉ

8, Allées d'Amour, à Bordeaux

MÉDICAMENTS SPÉCIAUX

DE LA PHARMACOPÉE SAMUEL THOMPSON

La pharmacopée du D' Samuel Thompson se compose d'un assez grand nombre de médicaments qui jouissent d'une immense et incontestable réputation en Amérique, en Angleterre, en Espagne et en Italie, où ils obtiennent les plus légitimes succès.

Les principaux sont :

1º SES GOUTTES DÉPURATIVES ET TONIQUES Nº 1 ;
2º SES GOUTTES DÉPURATIVES ET TONIQUES Nº 2 ;
3º SES PILULES PURGATIVES ET DÉPURATIVES ;
4º SA POMMADE ANTIHERPÉTIQUE Nº 1 ;
5º SA POMMADE ANTIHERPÉTIQUE Nº 2 ;
6º SA POUDRE STOMACHIQUE ET ANTISEPTIQUE ;
7º SES GOUTTES RÉGÉNÉRATRICES ET HYGIÉNIQUES ;
8' SA SOLUTION ANTIÉPILEPTIQUE ;
9º SES PILULES ANTIÉPILEPTIQUES ET ANTIHISTÉRIQUES ;
10• SA POMMADE ANTIOPHTALMIQUE ;
11º SON ONGUENT DIVIN ;
12º SON ÉLIXIR ANTIRHUMATISMAL ;

13° SON ÉLIXIR ANTIGASTRALGIQUE ;

14° SON EAU ÉLECTRO-MOTRICE CONTRE LES DOULEURS ET LES NÉVRALGIES ;

15° SES PILULES SÉDATIVES.

Pour les avantages et le mérite réel de ces médicaments, voir pages 58 et suivantes de ce formulaire.

Pour l'énumération des maladies dans lesquelles conviennent les *gouttes dépuratives* n° 1 et *n°* 2, les *pilules purgatives,* la *pommade antiherpétique* n° 1 et *n°* 2, la *poudre stomachique* et les *gouttes régénératrices,* voir pages 61 et suivantes.

Solution antiépileptique et pilules antiépileptiques du D' Thompson.

Ces deux médicaments sont spécifiques de l'épilepsie, des convulsions, de l'hystérie, de la chorée même qu'ils guérissent d'une manière remarquable.

Ils conviennent dans tous les états nerveux graves, surtout chez les jeunes filles et les dames.

Pommade antiophthalmique du D' Thompson.

Remède par excellence dans toutes les ophthalmies, inflammations des paupières, du globe de l'œil, sclérotite, coroïdite, suppuration ou larmoiement des paupières, taies sur l'œil, néphélions, etc.

Onguent divin du D' Thompson.

C'est un remède excellent pour faire suppurer les plaies. Il convient spécialement dans les cas de furoncles, glandes en suppuration, plaies fistuleuses, scrofuleuses, chairs fongueuses, etc.

Élixir antirhumatismal du D' Thompson.

C'est un remède par excellence contre le rhumatisme articulaire.

Cet élixir guérit aussi la goutte d'une manière radicale.

Élixir antigastralgique du D' Thompson.

Excellent remède sur lequel on peut compter dans toutes les faiblesses et débilités d'estomac, difficulté de digestion, borborygmes, éructations, crampes d'estomac, digestions lentes et pénibles, battements de cœur pendant la digestion, vomissements, et dans toutes les maladies dites gastralgie, dyspepsie, pyrosis, etc., etc. On peut le prendre concurremment avec la poudre stomachique.

Eau électro-motrice du Dr Thompson.

C'est le liniment le plus merveilleux contre les douleurs et la faiblesse, dans les rhumatismes articulaires et musculaires, les névralgies, sciatiques, lumbago, paralysie des membres, tremblements nerveux, courbatures, douleurs d'abdomen et d'estomac, etc., etc.

Pilules sédatives du Dr Thompson.

Elles sont spécifiques contre les toux rebelles, les rhumes de poitrine, catarrhe, bronchites aiguës et chroniques, phthisie pulmonaire au premier degré; elles conviennent aussi dans toutes les maladies inflammatoires. Ces pilules sont excellentes dans l'asthme.

Prix des Médicaments du Dr St Thompson.

1º GOUTTES DÉPURATIVES ET TONIQUES Nº 1,	7	25
2º GOUTTES DÉPURATIVES ET TONIQUES Nº 2,	7	25
3º PILULES PURGATIVES ET DÉPURATIVES,	5	50
4º POMMADE ANTIHERPÉTIQUE Nº 1,	5	25
5º POMMADE ANTIHERPÉTIQUE Nº 2,	5	25
6º POUDRE STOMACHIQUE ET ANTISEPTIQUE;	3	75
7º GOUTTES RÉGÉNÉRATRICES ET HYGIÉNIQUES,	6	75
8º SOLUTION ANTIÉPILEPTIQUE,	10	»
9º PILULES ANTIÉPILEPTIQUES ET ANTIHISTÉRIQUES,	6	75
10º POMMADE ANTIOPHTALMIQUE,	4	»
11º ONGUENT DIVIN,	1	75
12º ÉLIXIR ANTIRHUMATISMAL,	12	»
13º ÉLIXIR ANTIGASTRALGIQUE,	10	»
14º EAU ÉLECTRO-MOTRICE CONTRE LES DOULEURS ET LES NÉVRALGIES,	5	50
15º PILULES SÉDATIVES,	6	25

Les médicaments Thompson se trouvent pharmacie C. Boué, 8, *Allées-d'Amour, à Bordeaux*, qui expédie dans toute la

France, la Corse, l'Algérie et l'étranger, contre un bon sur la poste du montant de la commande.

Ils se trouvent également pharmacie J. Vial, 14, rue Bourbon, à Lyon; à Marseille, pharmacie Icard, Cours Belzunce, 24; et dans toutes les bonnes pharmacies.

On ne doit ajouter confiance qu'aux *médicaments Thompson*, portant l'étiquette de la pharmacie C. Boué, et la marque de fabrique comme ci-contre, mise en encre bleue sur les flacons.

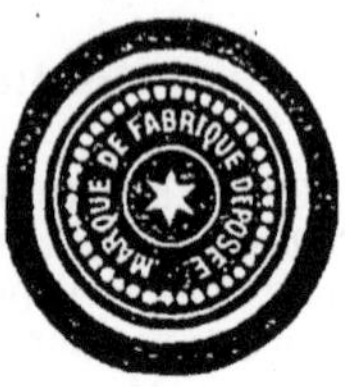

N. B. — La marque de fabrique a été déposée à la Chambre de Commerce, conformément à la loi.

PHARMACIE RATIONNELLE

C. BOUÉ

8, Allées d'Amour, à Bordeaux

SIROP DE TAMARIN DU Dr C. DE BRUC

(Tout flacon qui ne porte pas la signature du Dr De Bruc est une *contrefaçon*, ou encore un mélange de petit lait et de tamarin ; mixture qui est loin d'avoir les propriétés et le goût agréable du véritable sirop de tamarin.)

Le véritable sirop de tamarin, mélangé à l'eau, forme une boisson des plus agréables ; il facilite la digestion, assainit l'estomac, et relève l'appétit tout en rafraîchissant. A faible dose il arrête la diarrhée ; à dose plus élevée il purge légèrement sans coliques et sans tiraillements d'estomac ; il facilite la sécrétion du foie ; étendu d'eau il forme la boisson la plus salutaire dans toutes les maladies inflammatoires. Il convient dans les hémorrhoïdes, les irritations intestinales ; il enlève la constipation habituelle. Il guérit la migraine, les maux de tête, les congestions cérébrales ; il prévient les coups de sang, les apoplexies. Toutes les fois qu'on ressent de la chaleur, une petite fièvre, de la sécheresse de la bouche, etc., on devra faire usage du sirop de tamarin. On se guérira promptement et on préviendra de plus grandes maladies. Pendant les chaleurs de l'été il fortifie. Les personnes convalescentes, faibles, fatiguées, reprennent bientôt par l'usage du sirop de tamarin, de la force et de la vigueur.

On ne doit ajouter confiance qu'au sirop de tamarin portant la signature du D' de Bruc et l'étiquette de la pharmacie Boué.

Prix du sirop de tamarin du D' De Bruc, le flacon : 1 fr. 75.

On expédie dans toute la France.

Se trouve également pharmacie J. Vial, 14, rue Bourbon, à Lyon; à Marseille, pharmacie Icard, Cours Belzunce, 24.

PHARMACIE RATIONNELLE
C. BOUÉ
8, Allées d'Amour, à Bordeaux

Guérison de la Surdité nerveuse et des Bourdonnements d'oreille
PAR LES EMBROCATIONS DU D' TURNBULL

Un traitement se compose de trois embrocations; les trois flacons suffisent d'ordinaire pour la guérison.

Prix du flacon : 12 fr.

S'adresser à M. C. Boué, qui expédie dans toute la France avec instructions.

Se trouvent aussi à Lyon, pharmacie J. Vial, 14, rue Bourbon; à Marseille, pharmacie Icard, Cours Belzunce, 24.

On ne doit ajouter confiance qu'aux *Embrocations Turnbull* portant l'étiquette de la pharmacie C. Boué, et la marque de fabrique comme ci-contre, mise en encre bleue sur les flacons.

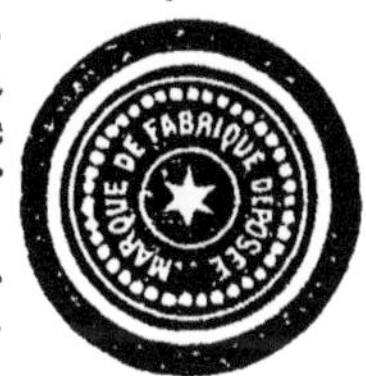

N. B. — La marque de fabrique a été déposée à la chambre de commerce, conformément à la loi.

PHARMACIE RATIONNELLE
C. BOUÉ
8, Allées d'Amour, à Bordeaux

LIQUEUR D'OR DU Dr CHRESTIEN

AU CHLORURE D'OR ET DE SOUDE

Dépuratif par excellence, spécifique des maladies rebelles de la peau, ulcères rongeants, chairs fongueuses, lupus voraces, cancroïdes, engorgements, plaies de mauvaise nature, scrofules, ulcères dégénérés, syphilides anciennes, aménorrhées, etc.

Prix : la bouteille, 16 fr.

On expédie dans toute la France, avec instructions.

Se trouve aussi à Lyon, à la pharmacie J. Vial, 14, rue Bourbon ; à Marseille, pharmacie Icard, Cours Belzunce, 24.

On ne doit ajouter confiance qu'à la liqueur d'or du Dr Chrestien, portant l'étiquette de la pharmacie C. Boué, et la marque de fabrique comme ci-contre mise en encre bleue sur la bouteille.

N. B. — La marque de fabrique a été déposée à la Chambre de Commerce, conformémen à la loi.

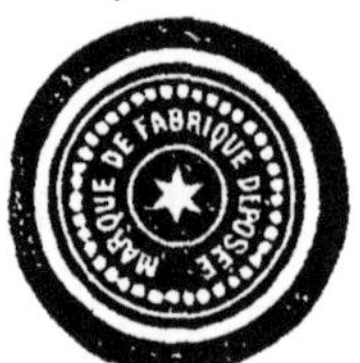

PHARMACIE RATIONNELLE
C. BOUÉ
8, Allées d'Amour, à Bordeaux

ÉLIXIR DÉPURATIF & RECONSTITUANT

AUX SELS DES EAUX DU MONT-D'OR

Cet elixir est recommandé dans tous les cas où les eaux du Mont-d'Or conviennent, et surtout contre les ulcères carcinomateux, dartres rebelles, lupus, cancroïdes, chorée, phthisie, catarrhe pulmonaire, bronchites capillaires, scrofules, asthmes, maladies nerveuses, etc.

Prix : la bouteille, 15 fr.

On expédie dans toute la France, avec instructions.

Se trouve aussi à Lyon, pharmacie J. Vial, 14, rue Bourbon ; à Marseille, pharmacie Icard, Cours Belzunce, 24.

NARCISINE HATMANN

Teinture homœopathique pour restituer aux che-vêux leur couleur primitive sans danger

PROMPTITUDE. — BEAUTÉ. — INNOCUITÉ.

On obtient à volonté la couleur blond, châtain, brun ou noir.

Au lieu d'altérer la qualité des cheveux elle leur donne du brillant et de la flexibilité, la couleur qu'elle produit est naturelle et tient très-longtemps.

Elle fortifie la racine des cheveux et en empêche la chute, elle enlève les pellicules de la tête et fait repousser les cheveux, dans tous les cas où la calvitie ne provient pas de la destruction complète du bulbe pileux, auquel cas la calvitie est incurable ; malgré les annonces les plus pompeuses, l'art n'y peut rien.

Elle n'a aucun des dangers que peuvent avoir les teintures à base de plomb, de cuivre, etc., qu'on doit employer plusieurs jours de suite.

La narcisine teint instantanément.

Prix de la grande boîte, avec instructions : 10 fr.

La même boîte sert à teindre en blond, châtain et noir.

Prix de la petite boîte, avec instructions, pour les moustaches et la barbe : 2 fr. 50.

(Pour plus de détails, lisez pages 563 et 564 de ce formulaire).

Dépôt principal au bureau de la *Gazette médicale des Familles*, 14, rue Confort, en adressant la correspondance à M. V. Fournier, qui expédie dans toute la France. (Écrire franco.)

SPÉCIALITÉS PHARMACEUTIQUES

DE LA MAISON A. VIOLAND & Cie DE COLMAR

transférée aujourd'hui Route de Châtillon, 74
au GRAND MONTROUGE (banlieue de Paris)

Coton Hémostatique

INVENTÉ PAR A. VIOLAND, DE COLMAR.

Ce coton arrête instantanément toute *hémorrhagie* résultant d'une *chute, coupure, blessure, extraction de dents, piqures de sangsues.* etc., etc. Il suffit d'en appliquer un peu sur la partie saignante.

L'étui en tôle verni vert : 2 francs.

Pâte pectorale Alsacienne

Guérison rapide des *Rhumes, Enrouements, Catarrhes et Fluxions de poitrine.*

PRIX : 1 FR. 50 LA BOÎTE. — On prend cette Pâte à volonté.

Pour 6 boîtes, envoi franco dans toute la France.

Sirop et Extrait fluide antiscorbutique

Avec l'Extrait fluide antiscorbutique on obtient ce sirop instantanément en mêlant 100 grammes d'Extrait à un litre sirop simple froid.

Nous recommandons sérieusement cette préparation.

TRÉSOR DES FAMILLES

CÉLÈBRE VULNÉRAIRE

Alcoolature d'Arnica

Remède héroïque dans les cas suivants : *Blessure, contusion, fracture, luxation, déchirement des tissus, très-utile pour des gencives ramollies,* etc.

Prix du flacon : 1, 2 et 3 francs, dans toutes les pharmacies.

ANTI-GOUTTEUX MOURIER

Le traitement rationnel préconisé par le **docteur Mourier** obtient tous les jours les plus heureux succès. Nullement empirique comme ceux qui ne sont encore aujourd'hui que trop souvent employés, ne contenant aucune substance toxique, il se base sur les vrais principes de la science moderne.

Boîte avec médicaments pour un traitement de 30 jours. — Ph. **Roux**, rue Montmartre, 141, et dans toutes les pharmacies. — Bruxelles, ph. **Delacre**. — DU TRAITEMENT DE LA GOUTTE, ACQUISE OU HÉRÉDITAIRE. par le **docteur Mourier**. — Chez **Ad. Delahaye**, libraire. — Prix : 1 fr.

PILULES
DE PROTO-CARBONATE DE FER INALTÉRABLE
DU D' BLAUD

Ces Pilules sont employées avec le plus grand succès, depuis plus de quarante ans, par la plupart des médecins, pour guérir la **chlorose** (*pâles couleurs*), maladie des jeunes filles.

Voici l'opinion des hommes les plus éminents dans les sciences médicales qui les ont expérimentées :

« C'est une des plus simples, des meilleures et des plus
« économiques préparations ferrugineuses. »

BOUCHARDAT,
ex-président de l'Acad. de Méd.

« Depuis 35 ans que j'exerce la médecine, j'ai reconnu
« aux **Pilules de Blaud** des avantages incontestables
« sur tous les autres ferrugineux, et je les regarde comme
« le meilleur antichlorotique. » D' DOUBLE,
ex-président de l'Acad. de Méd.

Comme preuve d'authenticité, le nom de l'inventeur est gravé sur chaque Pilule, comme ci-contre. 

A PARIS, 8, RUE PAYENNE, ET DANS CHAQUE PHARMACIE.

DRAGÉES GRIMAUD
AU FER & A L'ERGOT DE SEIGLE

Approuvées par plusieurs Sociétés de Médecins de France en 1859 et et 1860. Paris, Médaille d'argent, 1861. Admises à l'Exposition uniververselle de 1867. Médaille obtenue à l'Exposition de Poitiers, 1869. Les journaux de médecine de Paris ont publié des articles importants sur le traitement des Incontinences d'urine au moyen des **Dragées Grimaud**. Ce remède rend de grands services depuis longues années, avec un succès croissant, contre les affections chlorotiques, pâles couleurs, l'aménorrhée, la leucorrhée, la paralysie de la vessie chez les vieillards. **Dépôt** chez l'inventeur **Grimaud** aîné, ancien pharmacien de l'école de Paris, membre de plusieurs Sociétés savantes, rue des Trois-Pillers, à Poitiers, et dans toutes les pharmacies de France et de l'étranger. La boîte de 200 dragées, 5 fr. par la poste. A PARIS, 7, rue de Lafeuillade.

1*

LA BÉNÉDICTINE

Liqueur des anciens Moines Bénédictins de l'Abbaye de Fécamp.

Apéritive, digestive, fortifiante, douce, suave et d'un goût exquis, ne laissant aucune âcreté ni sensation de brûlure dans la bouche. La Bénédictine est aujourd'hui la reine des liqueurs adoptées dans toutes les bonnes tables, au restaurant comme au dîner de famille, dans les plus grands hôtels comme dans les salons princiers. On la prend pure ou étendue d'eau. Avec une eau gazeuse naturelle on obtient une boisson tonique et rafraîchissante des plus agréables.

Livraison en bouteilles et en demi-bouteilles.

Entrepôt à Fécamp (Seine-Inférieure), A. Legrand aîné; à Paris. 76, boulevard Haussmann.

Dépôt dans les bonnes maisons d'épiceries, vins fins et liqueurs.

SEL DE PENNÈS

Pour bains résolutifs, stimulants

Les nombreuses expérimentations qui ont été faites successivement dans les hôpitaux de Paris, ont mis hors de doute les bons effets de cette MÉDICATION THERMALE dans les affections suivantes :

Aménorrhée, Anémie, Atonie, Catarrhe vésical, Chloro-anémie, Choléra, Débilité, Diarrhée, Dyssenterie, Dyspepsie, Engorgements lymphatiques, utérins et viscéraux, Gastralgie, Ictérie, Maladies de la peau (sans inflammations ni ulcérations), Névralgies, Œdèmes des extrémités, Paralysie (sans lésions cérébrales), Rhumatismes, Scrofulides et Syphilides.

NOTA. — Pour éviter toute contrefaçon, exiger la signature de l'inventeur. Dépôt central à la pharmacie PENNÈS, rue des Ecoles, 59. Dépôts dans les pharmacies et bains publics. Expéditions rue Latran.

ÉLIXIR ANTIRHUMATISMAL

De Sarrazin-Michel, d'Aix

Guérison sûre et prompte des Rhumatismes aigus et chroniques: Goutte, Lumbago, Sciatique, Migraine, etc.

10 francs le flacon pour dix jours de traitement.

Un ou deux suffisent ordinairement.

A Paris, chez MM. Delhan, pharmacien, rue du Faubourg-St-Denis, 90; Blayn, pharmacien, rue du Faubourg-St-Honoré, 7; Lionnet, pharmacien, boulevard Malesherbes, 81; à Lille, Délezenne, pharmacien; à Lyon, Faivre, pharmacien; à Marseille, André, Camoin, Thumain; à Bordeaux, J. Couturier; à Strasbourg, Bœr, pharmacien; à Pau, pharmacie Cazeaux, et chez les principaux pharmaciens de chaque ville.

DÉCOUVERTE IMPORTANTE

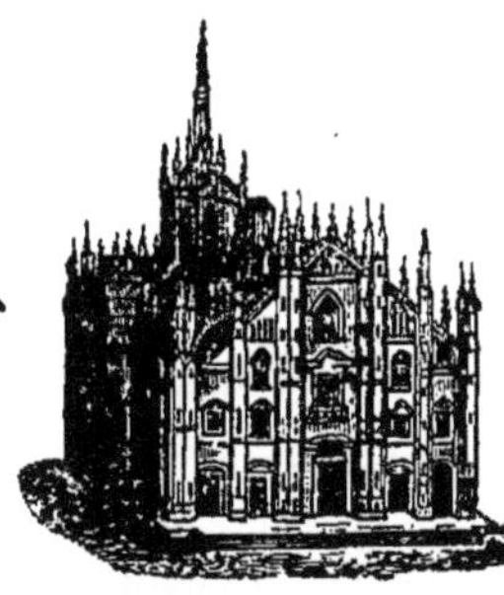

Approuvé par les médecins les plus renommés et les principales académies de médecine.

Un arrêt de la Cour de Cassation a décidé que les Topiques peuvent être vendus par tout le monde sans être harmacien.

TOPIQUES DE MILAN

TRAITEMENT EXTERNE

Remède infaillible contre les Douleurs, Rhumatismes; Névralgies, Sciatiques, Tics douloureux, Douleurs ou Écoulements d'Oreilles, Ophthalmies, Amauroses, Congestions cérébrales et autres, Engorgements, Tumeurs blanches, Hydarthroses, Maux de tête, Douleurs des reins, du Foie, de l'Estomac, de la Rate, Toux rebelles, Fluxions de poitrine, Pleurésies, Hydropisies, OEdèmes, Scrofules, Glandes, etc., etc.

Guérison presque instantanée sans danger et sans souffrance.

Dans un grand nombre de maladies, *la douleur* et *l'engorgement* sont les deux points principaux à combattre: en effet, un des premiers effets de la douleur est d'enlever le repos, le sommeil et par suite l'appétit. L'excès de la douleur ne tarde pas à développer dans beaucoup de cas une sorte de fièvre nerveuse qui vient ajouter à la gravité du mal. Calmez la douleur, alors la maladie, dans la très-grande majorité des cas, est complétement vaincue.

Dans les maladies de poitrine, du foie, de la rate, du cœur, de tous les viscères, comme des articulations, on doit redouter les engorgements, les obstructions, les hypertrophies, les hydropisies, et c'est vaincre la maladie que d'empêcher ou de dissiper ces engorgements et ces obstructions.

Ces manifestations principales de beaucoup de maladies

sont parfaitement guéries, prévenues et empêchées par l'usage des **Topiques de Milan.**

Par exemple, dans les cas de douleurs survenues par suite de refroidissement, de sueur rentrée, ou par le séjour dans des lieux ou des habitations humides, de rhumatismes, névralgies, sciatiques, lumbago, etc., etc., le **Topique de Milan** les guérit presque instantanément; nous pourrions citer plus de *cent mille* cas guéris en une nuit, ou au plus tard en quelques jours dans les cas rebelles.

Dans les névralgies par suite d'exagération de la sensibilité, ou d'irritation nerveuse, le **Topique de Milan** fait aussi merveille; il rétablit l'équilibre nerveux, et calme la douleur en ramenant d'abord un surcroît de vitalité dans la partie qui est le siége du mal, pour faire bientôt place à une action sédative qui amène la guérison.

Dans les engorgements du foie, de la rate, les hydropisies, etc., aucune médication ne peut lui être comparée pour l'effet curatif produit et la promptitude de la guérison.

Il en est de même dans les engorgements des articulations, les tumeurs blanches, les hydarthroses, l'œdème des jambes, l'engorgement des glandes, etc., où il s'agit de débarrasser l'organisme des matières qui forment l'engorgement de la tumeur ou l'œdème, tout en ramenant une circulation plus active dans la partie engorgée, ce qui aide à la résorption.

Ce moyen curatif externe ne présente aucun des dangers de la médication interne. Innocuité parfaite et guérison constante, voilà le résultat.

Dans les surdités, bourdonnements d'oreilles, douleurs d'oreilles, l'effet est le même et la guérison prompte.

Dans les maladies des yeux, ophthalmies, coups de sang, sclérotites, choroïdites, retinites, kératites, etc., le moyen de guérison le plus héroïque est sans contredit l'emploi des **Topiques de Milan.**

Dans les congestions cérébrales, l'application d'un Topique à la nuque guérit très-promptement; dans les maux de gorge, les amygdalites, angines, etc., l'application d'un Topique au haut du bras opère de la même manière.

Dans la suppression des règles, l'application de Topiques aux cuisses les ramène promptement.

Dans les vomissements, les dyspepsies, crampes d'estomac, l'application d'un Topique au creux de l'estomac guérit des cas qui ont résisté à tous les médicaments.

Il n'est, en résumé, pour ainsi dire, pas de maladie qui ne reçoive un soulagement immédiat de l'application des **Topiques de Milan.**

COMMENT AGISSENT LES TOPIQUES DE MILAN

COMPARAISON DE LA MOUCHE DE MILAN AVEC LE TOPIQUE

La mouche de Milan, qui est connue dans le monde entier, est un petit vésicatoire banalement composé avec de la poudre de cantharide. Elle est devenue populaire et a rendu des services, mais son effet est trop restreint, et les cantharides ne sont pas sans inconvénient et ne répondent pas à ce qu'on attend d'un révulsif puissant, aussi la mouche de Milan a-t-elle fini son temps pour céder le pas, avec des avantages incontestables et incalculables, aux **Topiques de Milan.**

Le Topique est composé de substances qui agissent comme révulsives, désobstruantes et vésicantes : il amène d'ordinaire un écoulement considérable et prolongé de sérosité, et cet effet produit, il agit alors comme sédatif et résolutif.

Il y a quatre effets curatifs réunis dans les **Topiques de Milan :** effets révulsifs, soustraction de sérosité, effet électro-galvanique ramenant la vitalité et l'afflux nerveux à leur type normal, enfin activité considérable produite dans le réseau capillaire qui est soumis à l'application des Topiques; à ces effets primitifs succède la sédation et la résolution, ceci explique suffisamment que les guérisons innombrables et merveilleuses produites par les **Topiques de Milan** ne sont pas opérées empiriquement, mais bien par les moyens que la science explique et reconnaît.

Tout est progressif dans les sciences, qu'elles soient appliquées à l'art médical ou à l'industrie. Il y a 50 ans on mettait 15 jours pour se rendre de Milan à Paris, aujourd'hui on s'y rend en un jour et une nuit. Autrefois, avec la mouche de Milan et les vésicatoires analogues et souvent avec une médication interne fort indigeste, on mettait des semaines et des mois à guérir des malades qui guérissent aujourd'hui en une nuit avec les **Topiques de Milan;** ajoutons aussi qu'il n'y a pas de médication moins onéreuse que celle faite par les **Topiques de Milan,** car le prix des boîtes varie, selon la grandeur, de 50 centimes à 2 fr. 75 centimes.

L'emploi des Topiques étant sans danger, chacun peut sans crainte se les appliquer soi-même.

PRIX DES TOPIQUES DE MILAN

Le Topique est renfermé dans une jolie boîte avec l'ouate préparée et le papier imperméable; il se vend selon la grandeur : 50 centimes, 75 centimes, 1 fr., 1 fr. 25, 1 fr. 50, 1 fr. 75, 2 fr., 2 fr. 25, 2 fr. 50 et 2 fr. 75 cent.

Pour les ventes en gros aux pharmaciens, droguistes, herboristes, négociants, établissements de santé, écoles, hospices, couvents, etc., il est fait une remise selon l'importance de la commande. Ne sont considérées comme ventes en gros que celles qui comprennent 50 boîtes au moins, c'est-à-dire 5 séries de 10 boîtes ou leur équivalent.

Se trouvent chez tous les pharmaciens, droguistes, herboristes, épiciers, etc., etc.

Pour les demandes en gros, s'adresser à l'administration de la *Gazette médicale des Familles*, 14, rue Confort, à Lyon. (Ecrire *franco*.)

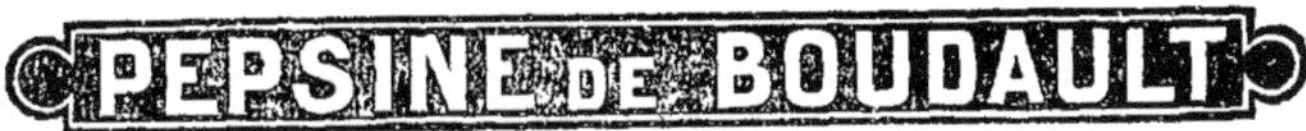

LA SEULE ET UNIQUE MÉDAILLE

POUR LA PEPSINE

Accordée par le Jury académique international de l'Exposition universelle de 1867

POUR SUPÉRIORITÉ DE FABRICATION

après essais et expériences faites par les membres

MM. FELHING, de Stuttgard, FRITSCHE, de Saint-Pétersbourg, etc.

a été décernée à **HOTTOT**, successeur de **BOUDAULT**

24, RUE DES LOMBARDS, ET AVENUE VICTORIA, 7

SEUL FABRICANT FOURNISSEUR DES HOPITAUX DE PARIS

(Médaille d'Argent 1868)

La Pepsine BOUDAULT (1) qui est la seule garantie titrée physiologiquement d'après le D' CORVISART, est conseillée chaque jour avec succès par les praticiens les plus distingués sous formes de *Vin, Prises, Elixir, Pastilles*, pour combattre les Dyspepsies légères et rebelles, les Gastrites, Gastralgies, la Lientérie des nouveau-nés, les Diarrhées et les Vomissements incoercibles de la Grossesse.

ÉVITER LES CONTREFAÇONS NOMBREUSES ET DÉPLORABLES

(1) *Voir* le mémoire de Boudault sur le principe digestif. (Académie de médecine, séance du 14 février 1854.)
Voir le mémoire Dyspeps e et Consomption, de Corvisart, 1864.

BIBLIOGRAPHIE

OUVRAGES RECOMMANDÉS

Se trouvant chez A. DELAHAYE, libraire

Place de l'Ecole-de-Médecine

PARIS

C. DE BRUC. **Guérison du cancer.** Découverte d'un traitement spécifique, par le D' de Bruc. Toute personne atteinte de la fatale maladie trouvera dans cet ouvrage le moyen de se faire guérir d'une manière certaine. — Broch. in-8°, à Paris, chez A. Delahaye, place de l'Ecole-de-Médecine ; à Lyon, chez Fournier, 14, rue Confort. Prix, 2 fr.; franco, 2 fr. 15.

La guérison du cancer et du squirrhe au moyen d'un traitement spécifique est un fait d'une si haute importance que nous croyons opportun, pour mettre nos lecteurs à même d'apprécier cette découverte, de rapporter quelques lignes de l'ouvrage du D' de Bruc.

L'auteur commence par prouver que l'opération chirurgicale ne guérit jamais cette maladie.

« Les chirurgiens, faute de mieux, dit-il, proposaient
« l'opération; mais comme ce moyen ne détruisait que la
« manifestation externe du mal et n'annulait pas sa cause
« interne, la reproduction de la maladie avait toujours
« lieu, et elle devenait alors plus promptement mortelle
« qu'avant l'opération.

« Si l'opération réussissait parfois, c'est-à-dire si après
« elle il n'y avait pas de récidive, c'est qu'il s'agissait, non
« d'un cancer, mais tout simplement d'un enchondrôme
« ou d'une tumeur fibreuse, graisseuse ou lipôma-
« teuse, etc., etc.

« En effet, Leroy d'Etiolles, dans son recueil de lettres
« et mémoires publié en 1844, s'exprime ainsi : — « Sur
« 1192 cancéreux non opérés qui vivent encore ou qui sont
« morts cancéreux, 18 ont vécu plus de trente ans après le
« développement de la maladie; tandis que sur 801 cancé-

« reux opérés, nous en trouvons seulement 4 dont l'exis-
« tence se soit prolongée pendant le même laps de temps.
« — Pour la période d'existence de 6 à 20 ans, nous trou-
« vons seulement 88 opérés et 228 non opérés. »

Par le traitement du D' de Bruc, pas de sang répandu!
les tumeurs les plus vasculaires sont, dès le premier jour,
modifiées de telle sorte qu'il n'y a plus d'hémorrhagie
possible. Elles s'atrophient, se dessèchent et tombent :
C'est la vie substituée à la mort.

C. DE BRUC. **Etudes nouvelles sur le mode d'action
des eaux minérales,** par le D' C. de Bruc. Prix, 1 fr.;
par la poste, 1 fr. 15.

S' THOMPSON. **Traité des maladies chroniques,** par
le D' S' Thompson, surnommé l'Hippocrate de l'Amérique
(traduit de l'anglais). Avec ce livre, chacun peut être son
propre médecin et se guérir de maladies chroniques rebelles, ou même déclarées complétement incurables.
Observations de guérisons de plus de 200 maladies chroniques qui avaient résisté à tous les traitements antérieurs. Prix, 1 fr.; par la poste, 1 fr. 15. A Paris, librairie
A. Delahaye.

AGABEG. **Du traitement de l'épilepsie et de sa guérison.** Broch. in-12, par le D' Agabeg (traduction fran-
çaise). Prix, 1 fr.; par la poste, 1 fr. 15.
Avec cet ouvrage, les malades peuvent se traiter eux-
mêmes et obtenir une guérison qu'on ne peut espérer que
par le traitement exposé par l'auteur de cette brochure.

BAZIN, médecin de l'hôpital Saint-Louis, etc. **Leçons sur
la scrofule,** considérée en elle-même et dans ses rapports avec la syphilis, la dartre et l'arthritis. 1 vol. in-8°,
2° édition, revue et considérablement augmentée. Paris,
1861.   7 fr. 50

BONNET. **La truffe.** Etude sur les truffes comestibles au
point de vue botanique, entomologique, forestier et com-
mercial. Grand in-8° de 144 pages. 1869.   3 fr. 50

CAZENAVE (A.), ancien médecin de l'hôpital Saint-Louis.
Pathologie générale des maladies de la peau. 1 vol.
in-8°. 1868.   7 fr.

CHEVALIER (Arthur). **L'étudiant micrographe.** Traité
théorique et pratique du microscope et des préparations.
Ouvrage orné de planches représentant 300 infusoires et
200 figures dans le texte. 2° édition, augmentée des
applications à l'étude de l'anatomie, de la botanique et
de l'histologie, par MM. Alphonse de Brebisson, Henri
van Heurck et G. Pouchet. 1 vol. in-8° de 563 pages.
1865.   7 fr. 50

CHEVALIER. **Manuel de l'étudiant oculiste,** traité de la construction et de l'application des lunettes pour les affections visuelles. 1 vol. in-18 jésus de 300 pages et de 90 figures intercalées dans le texte. Paris, 1868.   3 fr.

CONSTANS, inspecteur général du service des aliénés. **Relations sur une épidémie d'hystéro-démonopathie** en 1861. 2ᵉ édition, in-8° de 130 pages. Paris, 1863.   2 fr.

DUMONT (de Monteux), ancien médecin de la maison centrale du mont Saint-Michel, etc. **Testament médical philosophique et littéraire,** ouvrage destiné non-seulement aux médecins et aux hommes de lettres, mais encore à toutes les personnes éclairées qui souffrent d'une manière occulte, publié par une commission composée de : MM. Davaine, président; docteurs Blatin, Bourguignon, Cabanellas, Cérise, Foissac, Godin, avocat, baron Larrey, docteur Amédée Latour et docteur Moreau (de Tours). 1 beau vol. in-8° de 636 p. Paris, 1865.   8 fr.

GARROD. **La goutte,** sa nature, son traitement et **le rhumatisme goutteux,** ouvrage traduit par A. Ollivier, professeur agrégé à la Faculté de médecine de Paris, et annoté par J. M. Charcot, professeur agrégé à la Faculté de médecine de Paris, médecin de l'hospice de la Salpêtrière, etc. 1867. 1 vol. in-8° de 710 pages, avec 26 figures intercalées dans le texte, et 8 pl. coloriées.   12 fr.

FAJOLE (DE), médecin de l'Hôtel-Dieu de Saint-Geniez, etc. **La santé des femmes,** manuel d'hygiène et de médecine domestique, spécialement écrit pour les mères de famille et les personnes qui s'occupent de l'éducation des jeunes filles. 1 vol. in-12 de 426 pages. Paris, 1864.   3 fr. 50

GOSSELIN, professeur de clinique chirurgicale à la Faculté de médecine de Paris, etc. **Leçons sur les hernies,** professées à la Faculté de médecine de Paris, recueillies et publiées par le docteur Léon Labbé, professeur agrégé, chirurgien du Bureau central. 1 vol. in-8° de 500 pages, avec figures dans le texte. 1864.   7 fr.

GOSSELIN. **Leçons sur les hémorrhoïdes.** 1 vol. in-8°. 1866.   3 fr.

GUENEAU DE MUSSY (NOEL), médecin de l'hôpital de la Pitié, professeur agrégé à la Faculté de médecine de Paris, etc. **Causes et traitement de la tuberculisation pulmonaire;** leçons professées à l'Hôtel-Dieu, en 1859, recueillies et publiées par le docteur Wieland, ancien interne des hôpitaux de Paris, revues par le professeur. Paris, 1860. In-8°.   3 fr.

ANNER. **Guide des mères et des nouveau-nés.** Ouvrage couronné par la Société protectrice de l'enfance de Paris en séance publique du 23 janvier 1870. 1 vol. in-18 de 200 pages.   2 fr.

BAZIN. **Leçons sur le traitement des maladies chroniques en général, et des affections de la peau en particulier, par l'emploi comparé des eaux minérales, de l'hydrothérapie et des moyens pharmaceutiques**, professées à l'hôpital Saint-Louis par le docteur Bazin, rédigées et publiées par E. Maurel, interne des hôpitaux; revues par le professeur. 1 vol. in-8° de 480 pages. Prix, broché, 7 fr.; cartonné en toile,   8 fr.

BRINTON (W.). **Traité des maladies de l'estomac.** Ouvrage traduit par le docteur A. Riant, précédé d'une Introduction par M. le professeur Ch. Lasègue. 1 vol. in-8° de 520 pages, avec figures dans le texte. Prix du vol. cartonné en toile.   7 fr.

FOURNIER (ALFRED). **Fracastor : la syphilis, 1530; le mal français, 1546;** traduction et commentaires. 1 vol. in-12 de 210 pages.   2 fr. 50

HERVIEUX. **Traité clinique et pratique des maladies puerpérales, suites de couches.** 2° part., 1 vol. in-8° de 536 pages. L'ouvrage complet, 1 vol. de 1165 pages, avec figures dans le texte. Le vol. cartonné.   16 fr.

NYSTROM. **Du pied et de la forme hygiénique des chaussures,** avec une Préface du professeur Santesson, traduction de la 2° édition suédoise. In-8° de 46 pages, avec figures dans le texte.   1 fr. 50

TROELTSCH (DE). **Traité pratique des maladies de l'oreille.** traduit de l'allemand sur la 4° édition (1868), par les docteurs A. Kuhn et D. M. Levi. 1 vol. in-8° de 560 pages, avec figures dans le texte. Le volume cartonné en toile.   8 fr. 50

Revue photographique des hôpitaux de Paris. Abonnement à l'année courante. 1 vol. in-8 avec 36 photographies.   20 fr.

TABLE

DES

MÉDICAMENTS SPÉCIAUX RECOMMANDÉS

Dijon, imp. J. MARCHAND, rue Bassano, 12.